U0277959

张其成全解黄帝内经·素问

上册

张其成 著

华夏出版社
HUAXIA PUBLISHING HOUSE

图书在版编目（CIP）数据

张其成全解黄帝内经．素问：全三册 / 张其成著 . -- 北京：华夏出版社有限公司，2021.1（2024.3 重印）

（张其成国学经典全解丛书）

ISBN 978-7-5080-9975-0

Ⅰ．①张… Ⅱ．①张… Ⅲ．①《素问》－研究 Ⅳ．① R221.09

中国版本图书馆 CIP 数据核字（2020）第 120019 号

张其成全解黄帝内经·素问

作　　者	张其成
责任编辑	张　平　黄　欣

出版发行	华夏出版社有限公司
经　　销	新华书店
印　　刷	三河市少明印务有限公司
装　　订	三河市少明印务有限公司
版　　次	2021 年 1 月北京第 1 版 2024 年 3 月北京第 3 次印刷
开　　本	787mm×1092mm　1/16
印　　张	61.75
字　　数	1061 千字
定　　价	238.00 元（全三册）

华夏出版社有限公司　　地址：北京市东直门外香河园北里 4 号　　邮编：100028
网址：www.hxph.com.cn　　　电话：（010）64618981

若发现本版图书有印装质量问题，请与我社联系调换。

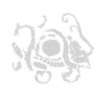

序 言

当代社会，最能代表中国国家形象的文化符号是什么？

从 2012 年开始，中国外文局对外传播研究中心连续在国内外开展"中国国家形象"的调查，结果显示，中医与中餐被国外受访者认为是最能代表中国国家形象的文化符号。而作为中医第一经典的《黄帝内经》已在 2011 年被联合国教科文组织列入《世界记忆名录》。

一、《黄帝内经》的文化地位

在我国的历史传说中，中医学的起源和三皇是分不开的，伏羲制作九针，神农尝遍百草，黄帝讲解医道，所以历代都尊奉伏羲、神农、黄帝为医神。

早在远古洪荒时代，先民们在劳动中不断摸索，制造出砭石和骨针等医疗器具来治疗疾病，后来逐渐发明了艾灸、推拿、酒剂、汤剂和导引等治病方法。从远古一直到周代以前，医疗技术主要掌握在巫师手里。巫师用各种巫术给人治病，所以最早的"医"（毉）字，下面就是一个"巫"字。可见早期巫和医是不分的。到了西周时期，医师已经从巫师中分离出来。经过春秋战国到了西汉时代，《黄帝内经》诞生了。

《黄帝内经》在中国文化历史中的地位，我用三个"第一"做一概括。

第一部中医学的经典。《黄帝内经》的诞生标志着中医学的形成。在这之前的简帛医书都是讲治法和药方的，中医学作为一个理论体系是从《黄帝内经》开始的，所以《黄帝内经》被认为是中医学的奠基之作，排在中医四大经典的首位。这部著作第一次系统讲述了人体的生理、病理、疾病、治疗原则和方法，几千年来护佑着中华民族战胜疾病灾难。

第一部养生学的宝典。《黄帝内经》第一次系统讲述了养生理念，不仅讲了怎样治病，而且讲了怎样才能不得病，也就是在没有得病的时候就预防它，最终能够不得病，这就是"治未病"。

第一部关于生命的百科全书。除了医学外，《黄帝内经》还讲了天文、历法、物候、地理、心理、社会等各学科知识，但所有知识都是围绕"生命"展开的，充满了人生哲理，所以它是教人健康快乐长寿的生命百科全书。

《黄帝内经》在中国文化历史中的地位，还可以用两把"钥匙"来进一步说明。

第一，**《黄帝内经》是解开生命密码的钥匙。**

《黄帝内经》把人体生命和宇宙自然看成一个整体，提出"气—阴阳—五行"模型，为我们提供了一把解开生命密码的钥匙。这个模型将人体的生理病理与天文地理有序地联系在一起，我们既可以从天地自然推测人体内在生命的秘密，又可以从人体生命活动推测天地自然的秘密。

第二，**《黄帝内经》是打开中华文明宝库的钥匙。**

《黄帝内经》提出了"阴阳五行，调和致中"的中医思维方法，这一思维方法不仅是对《周易》"阴阳中和"思想的继承和发展，而且与儒释道文化融通互补。中医文化一直最接地气，传承到今天，仍然活在人们的日常生活中。从《黄帝内经》中可以发现先秦儒家、道家及汉以前的人文科技文明之光，进而打开中华文明的宝库。

二、《黄帝内经》的成书

《黄帝内经》当然不是黄帝写的，只是托名"黄帝"，意在溯源崇本，表明这部书的起源和中国医药文化的发祥很早，与中华文明的形成是同步的。当然也不能说这部书和黄帝一点关系都没有，很可能是黄帝的思想经过后世口耳相传，不断补充、不断丰富，最终才形成了这部不朽经典。这本书采用黄帝和岐伯等大臣对话的形式，反映了黄帝以及先民们对人体生命的认识。考察书中的用字音韵和学说原理，可以发现这本书不是一时之言，也不是出自一人之手。究竟是什么时候汇编成书的呢？

我的师爷、中医泰斗任应秋先生认为，它是战国时期成书的。我的导师钱超尘先生考证过《黄帝内经》的用字，发现一些字用的不是战国时的字义，而是汉代的字义。如"豆"这个字始见于商代甲骨文及商代金文，它的字形就像高脚的盛食物的器皿，直到战国时期仍是高脚器皿的意思，可到了汉代却用来表示植物的豆子，《黄帝内经》的"豆"字就是作植物的豆子讲，而没有高脚器皿的意思。所以《黄帝内经》这本书应该是汉代成书的。我曾考证过《黄帝内经》中的引文和思想，除了引用老子《道德经》的话，还引用了司马迁《史记》的话，并受到了《淮南子》和董仲舒《春秋繁露》思想的重大影响，而这几本书都是在西汉中期写成的，所以《黄帝内经》不可能早于西汉中期，应该是在汉武帝之后。也就是说，《黄帝内经》虽然有一些内容形成于战国时期，但其主体部分最后成书是在汉成帝的时候。当时刘向受命负责校理宫廷藏书，领导了我国第一次大规模文献整理活动。其中御医李柱国负责校订医书，《黄帝内经》就是在这次校订整理中汇编成书的，距今约两千年。当然这还不包括《素问》的七篇大论，七篇大论是唐代王冰加上去的。

《黄帝内经》这本书的书名在刘向、刘歆父子所作的我国最早的图书目录《别录》《七略》中有所记载，遗憾的是这两部目录书已经失传，幸运的是它被东汉班固的目录书《汉书·艺文志》传承下来。《汉书·艺文志》是我国现存最早的一部目录书。它将所有图书分为六类，其中第六类书叫"方技略"，就是中医图书。中医图书又分为四类，其中第一类叫"医经"，共有七种书：《黄帝内经》十八卷、《外经》三十七卷，另外还有《扁鹊内经》《扁鹊外经》《白氏内经》《白氏外经》《旁篇》，遗憾的是除了《黄帝内经》外，其他六种都失传了，只剩下《黄帝内经》十八卷。可究竟是哪十八卷呢？《汉书·艺文志》中并没有记载，也没有记载《素问》和《灵枢》的书名。东汉医圣张仲景《伤寒杂病论·自序》中没有提到《黄帝内经》这一书名，但提到了《素问》和《九卷》的名称。到西晋皇甫谧才第一次提出《黄帝内经》包括《素问》和《针经》两个部分，他在《针灸甲乙经自序》中说："今有《针经》九卷，《素问》九卷，二九十八卷，即《内经》也。"《针经》也就是《九卷》，后来被改名为《灵枢》，两部分各为九卷，加起来就是《黄帝内经》的十八卷。从内容看，《素问》主要讲人体生命的基本原理，《针经》也就是《灵枢》，主要讲针灸、经络方面的问题。后来《黄帝内经》通行版本一共有 162 篇，其中《素问》81 篇，《灵枢》也是 81 篇。

这本书为什么要托名"黄帝"？因为汉代人最崇尚黄帝，尊奉黄帝为中华民族的人文始祖，司马迁《史记》的第一篇是《五帝本纪》，第一位帝王就是黄帝。所以，托名"黄帝"除了表明这本书起源早以外，还表明这部书的神圣性、权威性。

再看这本书的体例。这是一部问答式、对话体的著作，基本上是黄帝和他的大臣的问答，大部分是黄帝问、大臣回答，非常亲切轻松，仿佛两个人在聊天。黄帝有六个医臣，就是掌管医药的大臣，如岐伯、伯高、雷公等。其中最重要的一位叫岐伯。黄帝在统一天下之后，就"问道于岐伯"。他把岐伯称为天师。这不仅说明黄帝胸怀博大，更说明生命问题的重要。为了搞清楚生命的秘密，黄帝甘愿屈尊，不耻下问。《黄帝内经》的大部分篇章都是黄帝问、岐伯答。所以后来人们就用岐伯和黄帝这两个名字的开头"岐黄"表示《黄帝内经》，将《黄帝内经》称为"岐黄之书"，中医也被称为"岐黄之术""岐黄之道""岐黄之业"，以此纪念岐伯和黄帝这两位中医药学的开创者和奠基者。

《黄帝内经》为什么叫"内经"？当然是和"外经"对称的，不过《黄帝外经》已经失传了。有人曾问我："内经"是不是讲内科，"外经"是不是讲外科？显然不是，因为那时医学还没有分科。那为什么要分"内经"和"外经"呢？按照古书一般的体例，如果同样一本书分内和外，至少有两个意思：一是作者不同，"内"往往是作者自己写的，"外"往往是作者的弟子写的；二是重要性不同，"内"往往是主体部分，"外"往往是辅助部分。我想《黄帝内经》《黄帝外经》可能有这第二个意思，并且我认为"内经"的"内"字还隐藏一个秘密，那就是对待生命的方法——人体健康之道最重要的是"内求"，找内在的原因、内在的方法。《黄帝内经》就是通过"内求"以及其他多种方法去激发人体内部的潜能，激发体内本来就有的自组织能力、自我抗病和自我免疫的能力，从而达到健康、快乐的境界。

再看《素问》和《灵枢》这两个书名是什么意思？先看"素问"，一般都把"素"理解成平常、平素，"素问"就是平常的发问；也有人将"素"理解为根本，"素问"就是询问根本。其实我们只有了解了古人对宇宙生成的认识，才能明白"素问"的真正含义。在先秦时期有一位与老子、庄子并称的道家人物叫列子，他在《列子·天瑞》中将天地宇宙的生成过程分为四个阶段：太易、太初、太始、太素。"太易者，未见气也；太初者，气之始也；太始者，形之始也；太素者，质之始也。""太易"是第一阶段，这就是《易传》说的"易，无思也，无为也，寂然不动"的状态，这时元气还没有出现；到了第二阶段"太初"，元气开始出现；第三阶段"太始"，形状开始出现；第四阶段"太素"，质量开始出现，所以后来有了一个词叫"素质"。"素问"的"素"就是"太素"，就是"素质"，也就是人体生命的本质。《素问》就是指对生命本质的追问。所以《素问》主要讲人体生命的基本理论问题。

再看"灵枢"，繁体字的"灵"上面一个"雨"字，下面一个"巫"字，中间三个"口"字，本义是指能用咒语与天神沟通并能求雨的巫师，后来与"神"连

张其成全解黄帝内经·素问

用成"神灵"。神灵主宰人的生命，这个神灵在人体里面，就是灵气、神气。"枢"是枢纽，枢纽用今天的话说就是关键，泛指道路。灵枢，意思就是主宰生命的枢纽和关键，也就是神气、灵气运行的通道，这个通道就叫经络，经络是生命的枢纽和关键。《灵枢》原来称为《针经》，主要是讲经络和针灸的。

三、《黄帝内经》的流传

《黄帝内经》（包括《素问》和《灵枢》）西汉中期成书。在汉代一直到南北朝时期，这本书还是在民间流行的。可是晋代以后，这本书的流传命运实在是太坎坷了，差一点就散失了。

先看《素问》的流传。在南北朝时期，有一个叫全元起的医家曾给《素问》做过解释，可惜这个注释版本后来就消失了。到了唐代，《素问》这本书已经残缺不全了。幸亏在唐玄宗时代出了一位喜好《周易》、老庄和医学的大学者，叫王冰，他从他的老师那里得到了一个秘本，于是用了十二年的时间，注成《素问》24卷。王冰对运气学说很有研究，特地把运气七篇大论补入《素问》中，合为81篇。这个版本经过了北宋官方设立的校正医书局的整理，就是我们今天看到的《素问》的通行版本。也就是说，现存最早的《素问》版本是唐代王冰整理补充、北宋林忆等人校正的24卷本，共81篇。我解读《素问》用的就是这个版本。

再看《灵枢》的流传。《灵枢》就不那么幸运了。到了北宋时期，这本书在中国已经失传了，所以校正医书局没能够校正这本书。好在这本书保存在高丽国（朝鲜），当时高丽国提出一个条件，可以把这本书进献给我国，但必须和我国交换购买一本叫《册府元龟》的书，还有其他历代史书。《册府元龟》可是一部了不起的书，居宋代四部大书之首，记载了从上古到五代的君臣事迹，是一部政治、历史百科全书。高丽国的这个条件太苛刻了，所以遭到大名鼎鼎的苏东坡的坚决反对。当时苏东坡是礼部尚书，他给当时的皇帝宋哲宗写了一个奏本，陈述了换购的五大危害，但宋哲宗没有采纳苏东坡的意见，这样《灵枢》就传回了中国。到了南宋初年，有一个人叫史崧，他家里秘藏了这个《灵枢》版本，他不仅下功夫进行校对整理，而且公布于世。后来史崧的原刻本也不存在了，幸好元代和明代的一些刻书家根据史崧的版本重新翻刻了，这才保留下来。现存最早的《灵枢》版本就是南宋史崧校对整理的版本，分为12卷，81篇。

除了《素问》和《灵枢》，我还要再说一个版本，叫《黄帝内经太素》，这是唐代初年杨上善编撰的，是《黄帝内经》的早期传本之一。杨上善将《素问》和

《灵枢》两部分的内容按照不同的主题作了重新分类、注释，不过这本书后来在国内失传了。感谢唐代高僧鉴真和尚，他在66岁高龄又双目失明的情况下，经历5次东渡日本失败后，在第6次终于东渡到了日本，他随身带去的书籍中就有这本书。这本书一直藏在日本京都的皇家寺院——仁和寺里，直到19世纪中叶才被发现。我们要感谢一位叫杨守敬的中国人，是他花重金买了这本书的影印本，并带回了中国。

目前保存最完整、最早的《黄帝内经》版本是元代胡氏古林书堂刻本，这个版本距今680多年，现藏于中国国家图书馆。这就是我开头提到的被联合国教科文组织列入《世界记忆名录》的版本。

四、《黄帝内经》的理论精华

《黄帝内经》的理论精华可以概括为"阴阳调和，五行致中"。这与中华传统文化"天人合一，和谐共生"的价值观是完全相通的，这种价值观转换为中医整体调和的思维方式。因为中医药最贴近百姓生活，通过体验中医药就能了解中医思维，进而了解中华民族的价值观念和中华优秀传统文化的基本精神。所以说用中医药这把"钥匙"就可以打开中华文明宝库的大门。

天人合一的整体观是《黄帝内经》最基本的特征。《黄帝内经》用"阴阳五行"的思维模型，不但把人体生命和宇宙自然看成一个整体，而且把人体内在脏腑和外在肢体看成一个整体，将人体的生理病理与天文地理有序地联系在一起。我们既可以从天地自然推测人体内在生命的秘密，又可以从人体生命活动推测天地自然的秘密。

《黄帝内经》提出"天人相参"的命题，认为天人是同构同序的，人体形态结构与天地万物是相互对应的，人体生理功能节律、病理变化周期与天地自然四时变化的节律周期是一致的。《素问·阴阳应象大论》说："天有四时五行，以生长收藏，以生寒暑燥湿风。人有五脏，化五气，以生喜怒悲忧恐。"

人体生命和宇宙自然是靠什么构成一个整体的呢？是靠"气"。"气"是《黄帝内经》中出现频率最高的一个词。按照气在人体的不同部位和不同功能，可以分为元气、宗气、营气、卫气、脏腑之气、经络之气等等。《黄帝内经》认为"气"是宇宙万物包括人体生命的本原。《素问·宝命全形论》说"人以天地之气生，四时之法成"。人生在天地之间，必须依赖天地阴阳二气的滋养才能生存。

《黄帝内经》用阴阳五行构建了中医学的理论体系。阴阳其实就是两种气——

阴气和阳气，五行是对阴阳的进一步分类。五行就是木、火、土、金、水五种自然界的基本物质，其实代表的是五种不同的功能属性。《黄帝内经》用五行把天地自然分为五类：五时、五方、五谷、五色、五味、五气。同时，把人体也分成五类：五脏、五腑、五体、五窍、五志、五神。两者一一相对应。然后用五行相生相克说明人体正常的生理现象，用五行的相乘相侮（过分的生克）说明人的病理情况。

《黄帝内经》十分有趣地把人体看成一个国家，心就是国王，肺就是宰相，肝就是将军……它将人体生命以五脏为核心分成五大功能系统。五脏（肝、心、脾、肺、肾）和六腑（胆、胃、大肠、小肠、膀胱、三焦）构成阴阳表里关系，通过经络的沟通，联系筋、脉、肉、皮、骨及目、舌、口、鼻、耳等组织，从而构成一个有机的整体。

经络是中国人的一大发明。《黄帝内经》第一次系统地记载了经络系统。经络是气血运行的通道，十二经脉、十五络脉等构成人体功能的调控系统。

五、《黄帝内经》的实践精华

《黄帝内经》有一句名言："治病必求于本。"也就是要在各种复杂的临床表现中，找出疾病的根本原因，然后采取正确的方法解决这个根本原因。治病的根本就是"阴阳"。一个健康人的状态是阴阳调和、平衡的，如果打破这种平衡导致阴阳失调就会生病；医生治病就是要调和阴阳，也就是将失调的阴阳恢复到平衡的状态。

《黄帝内经》诊断疾病的方法可以概括为四诊，也就是"望、闻、问、切"。望诊主要是观面色，看舌苔；闻诊主要是听声音，闻气味；问诊主要是询问病人发病的情况以及日常生活情况；切诊主要是按压病人的脉象以获得诊断信息。这些都是通过由表及里的方法认识体内的病变情况。

《黄帝内经》重视对病因的分析。导致疾病发生的因素是很多的，可以分为三大类。一类是"六淫"（风寒暑湿燥火）致病，这是外因；一类是"七情"（喜怒忧思悲恐惊）致病，这是内因；还有一类是饮食起居不当、过度劳累等致病，这叫不内外因。

治疗疾病的核心方法是辨证施治，通过脏腑辨证、经络辨证、八纲辨证与六经辨证给出中药配伍、针灸配穴以及各种合适的治疗方案，最终达到阴阳的中和协调。

《黄帝内经》十分重视"治未病"，也就是在没有生病的时候就注意预防，从而不生病。这就需要"养生"。《素问》第一篇《上古天真论》就提出养生的一条总原则"法于阴阳，和于术数"，就是要效法阴阳的变化规律，找到适合自己的养生方法。然后讲养生有四个重要方法，那就是："食饮有节"，饮食要有节制，要合理搭配；"起居有常"，起床、睡觉等日常活动要有规律，要跟大自然的规律一致；"不妄作劳"，运动与劳动要适度，不能太过分；"形与神俱"，外形与精神要结合起来，尤其要保持精神安宁、情志平和。

最后还要再说一句，《黄帝内经》"调和致中"的理念和方法不仅可以用于治病，而且可以用于治家、治企、治国，这就是"上医治国，中医治人，下医治病"。

六、我与《黄帝内经》的缘分

我出生在传承了460多年、被列入国家非物质文化遗产的"张一帖"中医世家，我父亲李济仁是首届"国医大师"，是全国第一批七个《黄帝内经》硕士点研究生导师之一，一直以《黄帝内经》指导中医临床。在我小的时候，父亲就让我背《黄帝内经》中的一些精彩原文，渐渐地我喜欢上了《黄帝内经》。我发现《黄帝内经》太博大了，不单纯是讲治病的，它还讲了天文、地理、历法、音律、哲学、心理、五运六气。比如第三篇《生气通天论》，是讲人是可以和天相通的，人的九窍、脏腑、十二节都可以和天地之气一一相通。太神妙了！我经常向父亲请教问题，父亲说：你要真正搞懂《黄帝内经》，就必须先学习《周易》，药王孙思邈说："不知易不足以言大医。"当然还要学习《道德经》《论语》，不懂这些国学经典也就读不懂《黄帝内经》。父亲常跟我说："秀才学医，笼中捉鸡。"只要打好了文科基础，再学中医就太容易了。

父亲对我的影响是巨大的，1977年恢复高考，我就选择了中文系，先打好中国传统文化的底子。1985年我考取了北京中医学院医古文专业的研究生，在我的导师钱超尘教授指导下，研究《黄帝内经》的语言文字，我作的硕士论文就是日本丹波父子有关《黄帝内经》的训诂研究。前后工作十年以后，1994年我考取北京大学哲学系博士研究生，师从朱伯崑教授。虽然我作的博士论文是《周易》象数哲学，但涉及大量的《黄帝内经》象数内容，所以1997年从北京大学毕业后，我继续报考北京中医药大学博士后流动站，有幸成为全国第一个《黄帝内经》博士后，师从《黄帝内经》泰斗王洪图教授。王教授和我的父亲曾经是1965年第一届全国《黄帝内经》师资班的同学，私交很好。王教授主编的《黄帝内经研究大成》是一部里程碑著作，我也有幸参与写作。在做博士后的两年中，在王教授的倾心指导下，我专注于从《周易》出发研究《黄帝内经》的五行生命观。博士后出站后，我留在北京中医药大学一直从事以《黄帝内经》为代表的中医文化的教学科研工作。

另外我还要提一件事，2016年我有幸获得一个国家社科基金重大项目"以中医药文化助推中华优秀传统文化复兴研究"。作为首席专家，我决定从中华文化的大背景上探讨《黄帝内经》，因为《黄帝内经》不仅能护佑人体生命的健康长寿，而且能够助推中华优秀传统文化的伟大复兴。

由于我这种特殊的学术经历，所以我解读的《黄帝内经》和其他人是不同的。我的解读有三个特点：第一，立足中华传统文化的大背景、大视野，揭示《黄帝内经》与《周易》、老庄、孔孟、诸子百家以及天文、历法、地理的关系，展现《黄帝内经》作为一部国学经典的文化魅力。第二，立足《黄帝内经》元典的学术精华。《黄帝内经》一共162篇，原文有14万多字，我按照先"语译"、后"解读"的体例，全面解读《黄帝内经》元典，揭示《黄帝内经》学术思想的精华。首先对全部原文分段进行"语译"，然后对每段的学术思想进行全方位的解读，努力展现《黄帝内经》的魅力。第三，立足养生健康方法和"张一帖"的临证经验。针对当代人在养生、健康方面的困惑和误区，我会在解读相关内容时，把自己习练《黄帝内经》及儒释道的养生方法和功法介绍给大家，还会把我们"张一帖"家族尤其是我父母亲的临床经验分享给大家，希望大家身体力行、知行合一，找到并养成一种适合自己的、健康快乐的生活方式，最终能够不得病、少得病。

日出日落时，人生天地间。让我们一起走入《黄帝内经》神妙的世界吧！

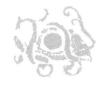

目 录

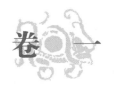

卷一

上古天真论篇第一

《上古天真论》作为开篇，着重为我们讲述了三方面的内容：首先，揭示了上古之人之所以能"度百岁而不衰"的核心；其次，介绍了人的不同生理阶段的主要表现；最后，阐述了不同层次的养生方式能使生命到达的层次。

昔在黄帝，生而神灵，弱而能言，幼而徇齐，长而敦敏，成而登天。

【语译】

很久以前有个人叫黄帝，生下来就聪明至极，小时候便善于言谈，年幼时能很快地领悟事物，长大后敦厚机敏，成年后就登上天子之位了。

【解读】

开篇《上古天真论》是《黄帝内经》的开端，它把《黄帝内经》最基本的思想和要达到的最高境界，都作了叙述。

一开始就写黄帝，这几句话实际上是出自《史记·五帝本纪》，是《史记》第一篇中记的第一个帝。《史记》从黄帝写起，所以说我们是炎黄子孙。

这几句话看起来是在描述黄帝，这跟我们讲医学、讲生命的本质有什么关系？这几句话太重要了，它不是在说黄帝，而是说我们每一个人，是说每一个人的生命过程。任何一个人的生命过程，就好比是黄帝的一样。因为黄帝是我们的祖先，黄帝都这么过了，我们作为后代也是这么过的。所以这几句话隐藏了很多含义。

首先头一个字"昔"是什么意思？大家都知道是"过去"的含义，但是这个"昔"字本身是太阳、水淹没的太阳。水淹没太阳的时候就是远古时代——洪荒，这里表示的是中国形成。开始第一个阶段，是洪水泛滥的时候。我们看任何一个民族，它的创世神话中，一开始总是有水。西方，洪水泛滥的时候，挪亚方舟拯救了人类；中国开始洪水泛滥，到后来又有大禹治水。黄帝远远早于大禹治水，那个时候是洪水泛滥的时候。那时的黄帝是我们的祖先，我们这个祖先"生而神灵，弱而能言，幼而徇齐，长而敦敏，成而登天"。

大家数一下这句话一共有几句？六句？其实就是一句。这一句的主语是黄帝——轩辕黄帝，这句话讲的是黄帝的一生。分几个阶段？五个。

这一句话其实是引用了《史记》第一篇《五帝本纪》的开篇："黄帝者，少典之子，姓公孙，名曰轩辕。生而神灵，弱而能言，幼而徇齐，长而敦敏，成而聪明。"五个阶段只改动了最后两个字。

这一句话太重要了，我们搞清楚轩辕黄帝一生的五个阶段，也就明白了人的生命过程的奥秘，所以我要非常细致地分析给大家听。

首先我们看黄帝的第一个阶段"生而神灵"。吴昆曰："神灵，智慧也。"张介宾曰："神灵，聪明之至也。"就是说黄帝生下来就有神灵。黄帝究竟是哪一年出生的呢？按照道教的历法，公元2018年道历是4715年，这是轩辕黄帝纪年，因为黄帝是在4715年以前统一天下，当了天子。于是他派手下两个大臣，一个叫容成制定了历法，一个叫大挠（náo）制定了甲子（天干地支）。而这一年黄帝20岁。这样推算起来，黄帝就是在4735年以前的阴历三月三这一天出生的。请大家注意，世界上历法很多，我们中国古代是黄帝纪年，直到今天道教历法还是黄帝纪年。

好，我们现在再来看这一句，黄帝一生出来就有神灵。大家听说过释迦牟尼佛降生的故事吗？释迦牟尼也是一生下来就有神灵，向四方走了七步，然后一手指天，一手指地，说了一句话："天上天下，唯我独尊。"请问这是真还是假？假的？你怎么知道是假？真的？你怎么知道是真？究竟是真还是假？不知道！对了！所以孔子赞美你了："知之为知之，不知为不知，是知也。"那么这里说的黄帝一生下来就有神灵是真还是假？不知道？这是真的！你会问了：你怎么知道是真的？我要告诉你，这不仅仅是说黄帝生下来就有神灵，而且是指我们所有的人生下来都有神灵。

大家想一想，所有的人生下来第一件事是什么？哭！为什么哭？按照科学的解释，人在娘胎里是胎息，一生下来在哭之前是什么？是吸气，然后是第一声啼哭，就变成口鼻呼吸了。如果按照佛家的说法，那就是"苦"啊。但这并没有说到生而神灵。大家再想想，人一出生除了哭还有什么？想想生出来的时候，手是什么样子？对了，握着拳头。大家握起来看看，什么样子？大拇指是不是放在外面？那就错了！大拇指是放在里面的。把四指打开，拇指不动，你会发现拇指尖压着一个穴位，在无名指和小指的下方，这个穴位叫少府穴，是心经的穴位。这条经是从心中开始的，属于心系统，《黄帝内经》说心主神明、心藏神。这说明所有人出生时神气都是很足的。这一点老子也说过。老子发现婴儿四大秘密，其中第二个秘密就是"骨弱筋柔而握固"，婴儿的筋骨最柔弱，可是握起拳头最坚固。请大家现在把左手的大拇指握在四指里面，然后用右手把左手掰开，试试看能不能掰开？是不是掰不开？所以我现在教大家一个养神的小窍门，是我老父亲教我的，就是没事的时候，像婴儿那样两手拇指含在里面，四指反复捏大拇指。不断按摩手掌中心经、心包经、肺经的穴位，养神健身。大家想一想，这是不是和在手里滚核桃或者滚球的原理是一样的？两手这么捏就不用滚一个实物了。

第一个阶段，所有人都是攥（zuàn）着拳头来到世上。后来我们手松开了。想一想，这一辈子在干什么？就干一件事，两手不停地抓，不停地在求东西。求什么？有的求财，有的求权，有的求名，到头来所有人都是撒手而归。手里求到了什么？什么也没有！我作为一个大学老师，在这里给所有人一个承诺、一个保证，如果实现不了，你来找我，好不好？听好了，当你临终的时候，你把两只手像婴儿那样紧紧地握住，我保证你死不掉！如果死掉了，你一定要来找我！我讲了那么多课，没有人提出反对的。有一次一个台湾的女企业家说："我外公去世的时候，手就是握着的。"我说不可能，她说真的。我说：哈哈！你姥爷来找我了。你姥爷的手想握起来，但是没握紧，对不对？她说对了！为什么？如果真握紧了，说明神气还没有断，怎么会死呢？所以从某种意义上说，生命的过程就是神气逐渐消亡的过程。你们说：生命最重要的是什么？是神气！养生最重要的是养什么？养神气！

我们所有人与黄帝一样，一生下来都是神气十足的。可以说，人从生到死就是一个神气从兴盛到衰亡的过程。

现在我们再来看生命的第二阶段："弱而能言"，意思是柔弱的时候会说话，这里并没有说是几天会说话、几个月会说话还是几年会说话，而是说会说话。什么意思？难道长大了就不会说话了？对，是的。我请大家想一想，小时候我们会说的一句话，可是长大了再也没说过了，是什么话？认真想一想。想起来了吗？有人说："我要抱抱。"不对！长大了，不用抱吗？"我要吃奶"？不对！早上喝牛奶不就是吃奶吗？"我要尿尿"？不对！上厕所不就是尿尿吗？想不起来了？我提示一下：小时候说得最多一类话是什么话？是问话！小孩子会追问。大人说："孩子，你要吃饭。""为什么要吃呢？""不吃身体不好。""为什么不好呢？"他会一直追问下去。其中有一句问话我们长大后再也没有说过了。哪一句？"妈，我从哪里来的？"当他知道人会死的时候，他又会问："妈，我会死吗？我死了到哪里去了？"有时他还会问："妈，我是谁啊？"这种问题，长大了你还会问吗？再也不问了。

小孩子问的什么问题？是哲学问题！人生有三个哲学问题：我从哪里来？我往哪里去？我是谁？小孩子思考这三个问题，我们长大了，再也不问这样的问题了。我们现在问的是什么问题？"你吃了吗？""你一个月拿多少钱？"这是什么问题？是物质问题。人越来越物质，越来越现实，也就越来越老了，幸福感越来越低了！

有人会说，长大了再问这种问题，不是太怪异了吗？不信的话，今天晚上你回家问你妈，你妈一定会说："你神经病啊。"有人说，不对！长大了，当然还有人问这三个问题。谁？小区保安！小区保安一天到晚就问这三个问题："你从哪里来？你到哪里去？你是谁？"请问：小区保安问的是不是哲学问题？当然不是！为什么不是？有人回答说：小孩问的是"我"，保安问的是"你"。不对！不是主语不同，而是他们要的那个答案是不同的。小区保安要的是具体答案，而小孩要的是终极答案。"我从哪里来？"问的是"生"的问题，"我到哪里去？"问的是"死"的问题，"我是谁？"问的是本质问题。

人只有像小孩子那样经常追问人生的哲学问题，保持初心，保持童真之心，不为物质的东西所左右，才会幸福。前几年中央电视台记者调查一个问题："你幸福吗？"问到你了吗？你怎么回答？后来问到普京总统那里："普京总统，你幸福吗？"普京回答："这是个哲学问题。"你看普京多有智慧！普京的意思是"幸福"这个哲学问题是没有标准答案的。其实我认为人只有多考虑哲学问题，考虑终极问题、精神世界的问题，才会幸福！不要一天到晚总想着钱、想着物质。人离物质越近，离幸福就越远；离物质越远，离幸福就越近。其实人的幸福和物质从终极上说是没有什么关系的。历史上有一个非常贫穷但非常幸福的人是谁？颜回！"一箪食，一瓢饮，在陋巷，人不堪其忧，回也不改其乐，贤哉回也！"颜回吃的是一小筐饭，喝的是一瓢白水，住在简陋的房子里，别人都不能忍受这种贫苦，可是颜回却不改变快乐。我认为幸福和快乐不是一回事，幸福是一种深层次的、持续的、不可改变的快乐！所以颜回是幸福的！再比如说，我今天挣了一百万，幸福不幸福？照样不幸福！我会想，为什么不是两百万？所以说到底幸福是和人的精神有关的。当然，健康也是和人的精神有关的。

我们再来看第三个阶段："幼而徇齐。""徇"就是"迅"，"齐"就是"疾"。当然，也有医家将"徇齐"做如下解释。吴昆曰："徇，从善无我也。齐，与善为一也。"张介宾曰："徇，顺也。齐，中正也。"他认为这两个字的含义更偏向于幼时内心天然的正直。这句话的意思是说幼小的时候行动迅速、快捷。你看，第一个阶段是刚生下来，第二个阶段是会说话，第三个阶段是会做事。小孩子做任何事都比大人迅速、快捷。比如一个孩子看到远处有一朵花，他会不顾一切，直接跑过去。他不管路上有什么东西绊着他，也不管花上有没有刺、有没有毒，他会直奔目标，一把把花摘下来，非常迅速。可是长大以后呢？我们会左看看右看看，看看周围有没有人，路上有没有东西挡着，花上有没有刺、有没有毒，然后再把它摘下来，就没有那么迅速、快捷了。

在人生前三个阶段，谁都一样，就是"天真"，天真就是我们婴幼儿、童年的那种天然、率真，那种单纯、质朴。人只有保持这份天真，才能健康、长寿。大家想一想所有的高寿老人，他们的生活方式、养生方法可能都不相同，但哪一位不是充满了天真，不是老小孩？你们看见过一天到晚怒气冲天、怨声载道、愁苦满面的高寿老人吗？这是第一篇的标题《上古天真论》中"天真"的第一个意思。"天真"还有一个更重要的意思，我们后面会讲到。

人生的前三个阶段人人都一样，可是到了第四个阶段就不同了。黄帝是"长而敦敏"，字面意思是长大了敦厚、敏锐，实际意思是长大了还能保持儿时的天真。经过前面三个阶段，然后长大了，按照古代的礼仪，二十而冠，冠就是戴帽子，之后就可以称作"长"了。过去男人到20岁的时候，表示成年，而女子按照古代的礼仪是"女子十五而笄"，就是盘发髻，把头发梳起来，用一个簪插上去，表示女子成年了，是15岁了，这是古代的礼仪。现在是18岁就有公民权了，表示成年了。成年之后，就"敦敏"。"敦"是敦厚、朴实，"敏"是敏捷。这两点看起来是对立的："敦"是比较诚信、老实，敦实，而"敏"是敏捷迅速的意思。这看起来有点矛盾。人成年之后应该怎样？是应该老实一些还是敏捷一些？好多人没有解释清楚。"敦敏"实际上就是讲阴阳——"敦"偏阴，"敏"偏阳，也就是说阴阳和合、阴阳平衡，该敦厚的时候要敦厚，该敦实的时候要敦实，该敏捷的时候要敏捷，这个时候人就成年了。

所以第五个阶段就能够"成而登天"，"成"就是有成就，成功的时候就可以登天了。每个人的登天是不一样的，这里讲的是黄帝的登天。黄帝登天是什么意思？登上了天子之位，做了皇帝了。男子成年是 20 岁，这一年轩辕黄帝一统天下，登上了天子之位。我们现在长大了吧？过了第四阶段了吧？我们能不能保持这份天真？如果可以，我们也能"登天"。你说：不可能！我们都能当天子吗？错了，从生命的角度看，这个"天"就不是天子的意思，而是指后文提到的"天年"，就是人超过百岁的正常寿命。这是时间的"天"。还有一个意思，是空间的"天"，就是人生的健康、快乐的最高境界。当然，关键就在于是不是保持这个"天真"。

黄帝实际上是我们的一个生命符号，也是我们中国人的人文的第一符号，通过这个符号，展现了一个生命的美丽的发展过程。这对我们每个人都有启发，我们每一个人都要按照这个来做。

乃问于天师曰：余闻上古之人，春秋皆度百岁，而动作不衰。今时之人，年半百而动作皆衰者，时世异耶？人将失之耶？

【语译】

黄帝问天师（岐伯）：我听说上古时代的人，年龄都超过百岁，做起事来动作并不迟缓；现在的人，年过半百，动作就都已经迟缓无力了，这是时代不同所导致的吗？还是现在的人的过错所造成的呢？

【解读】

接下来的部分都是黄帝与他的导师岐伯的问答。人类早期，即"轴心期"时代，很多伟大的著作都是对话体，如《苏格拉底语录》（*The Socratic Dialogues*）、《柏拉图对话》（*The Dialogues of Plato*），还有中国孔子的《论语》。《黄帝内经》同样是通过对话，在一问一答当中，开启自己的智慧。

上面我讲了轩辕黄帝一生的五个阶段，到了 20 岁"成而登天"，登上了天子之位。那么他当了天子以后，最关心什么问题呢？当然是民生问题。而在所有民生问题中，健康、快乐、长寿又是第一位的问题。于是黄帝向天师发问：我听说上古的人，年纪都过了100岁，但动作还不显得迟缓；可是现在的人，到了50岁动作就迟缓了。这是时代环境不同了，还是人失去了养生之道了？

话题是有关上古的人。"我听说上古的人春秋皆度百岁，而动作不衰。"也就是说下限就是100岁，上限没说。大家都知道"春秋"就是年龄，但是为什么一个人的年龄叫"春秋"而不叫"冬夏"？一年有春夏秋冬四时，为什么孔夫子作的是《春秋》，而不是《冬夏》呢？

春秋和冬夏是两组季节，春主生发，秋主收藏、收敛。春夏秋冬，春生、夏长、秋收、冬藏。我们都知道《易经》，而《易经》能够通于一切就在这里，在阴阳的道理。中国文化从某种意义上说就在阴阳之道，《黄帝内经》更是这样。从阴阳来说这个四季哪一个是阴，哪一个是阳？上半年为阳，即春夏为阳，秋冬为阴，所以春秋是指阴阳的开始。因此，一切都重视这个开始。

上古的人能活到100多岁，"而动作不衰"，身体的灵活度、灵敏度仍不衰竭、不衰退；"而今时之人，年半百而动作皆衰"，动和作是有区别的，否则的话也不会用一个"皆"字。什么是"动"，什么是"作"？"动"和"作"这两个字，"动"是偏下，是第一位的，开口有动。"动"，一般指行为这种运动。而"作"就是思维方式的创作。所以"动"偏向于身，"作"偏向于神；"动"偏向于形，而"作"偏向于神。合起来也就是"形神"，形体和神灵。现在的人，"半百"，50岁的时候，无论是身体还是思维都衰退了。这是指黄帝那个时候，现在更是不如那个时候了，所以后面提到的"法"太重要了。

这是黄帝替我们问的第一个问题。《黄帝内经》一共问了近千个问题，这是排在第一位的问题，我把它称为人生第一问。这个问题可以简化为"人怎么活过百岁？"问谁呢？问"天师"。天师是谁？就是岐伯。岐伯是黄帝手下掌管医药的大臣，他不仅是一位高明的医生，而且是一位上知天文下知地理中通人事的大师，所以称为"天师"。

黄帝的这个问题，包含有三层意思，在今天的人看来都是值得怀疑的：第一，上古之人真的都能活过100岁吗？第二，现在的人究竟是不是50岁就衰退了？第三，这究竟是什么原因？我们来分析一下。

首先，上古之人真的能不能活过100岁？我前几年常在电视上讲《黄帝内经》，有一次，我收到一封邮件，是一个观众给我发来的。他说："你讲错了！古人怎么可能活 100 多岁，而后来人 50 岁就衰老了，这不符合客观事实。人的寿命总是越来越长。"这封邮件我没有回复。我原来讲课时总是这样说的：上古之人能不能活 100 多岁，我也不知道。别说我不知道，就是黄帝他也不知道，他说："余闻"，就是"我听说"，还没法证实。所以这可能是想象，也可能是事实。历史记载彭祖活了 800 岁，老子活了 160 多岁或者 200 多岁。原来我都是这么说的，可是后来我去了一个地方，我才发现《黄帝内经》说的"上古之人，春秋皆度百岁，而动作不衰"，是对的！

我去的这个地方就是广西的巴马。这里被称为"世界长寿之乡"，有很多百岁老人。巴马人为什么长寿？研究的人可是太多了。有人说是这里的环境好、山好（喀斯特地貌）、水好（盘阳河）、空气好、吃的食物好（火麻），这里的人爱劳动，心态好，很快乐，早睡早起，等等。大家把什么问题都研究到了，研究得那叫一个底朝天，但有一个问题谁也没说到。我到那里，突然发现了，我就感叹《黄帝内经》讲的这句话原来是真的！什么问题？就是他们都生于斯、长于斯、老于斯、归于斯，从来没有离开过居住地。什么意思？就是他们生活的这种环境和上古之人生活的环境是一样的，是相对封闭的，也就是老子《道德经》中说的"小国寡民""邻国相望，鸡犬之声相闻，民至老死不相往来"。你看，在这种封闭的、原始的环境中不是照样长寿活到 100 岁吗？

所以不要轻易否定《黄帝内经》。对古代经典记载的东西我们可以怀疑，但最好不要轻易否定！当然，上古之人能不能活 100 岁的问题，我们不管它了。我们来看第二个问题：现在的人究竟是不是 50 岁就衰退了？黄帝那个时候"年半百而动作皆衰"，就是 50 岁就衰推了、衰老了。从黄帝那时到现在接近五千年了，我们现代人衰老的时间是提前了还是推后了？也就是说我们现在人是不到 50 岁就衰老了还是过了 50 岁才衰老的？你可能会说：当然是推后了！我告诉你：错！是提前了！我在上课时经常问这个问题，我让女同胞回答，男同胞不许说话。结果好多年轻的女同胞举手说推后了。我说你怎么知道？不对，是提前了！何以见得？因为女性的更年期、绝经期提前了。女性应该多少岁绝经？这一篇《上古天真论》后面说"七七四十九岁"，也就是 50 岁左右，可是现代女性的绝经期普遍提前了。

有一次我在广东南昆山给一个女企业家班讲《黄帝内经》，讲了三天，除了讲课，还带她们练功，早晚都要练功，结果第三天下午，她们班的班长悄悄对我说："张老师，告诉你一个秘密。""什么秘密？""我们班上几个大姐来例假了。""多大岁数？"一个41岁，已经一年多没来了；一个44岁，已经两三年没来了。"什么原因？本来就不该绝，通过练功，使得气血通畅，恢复了正常的生命功能。你看《黄帝内经》说得没错吧？

我们再来看第三个问题：这究竟是什么原因？"时世异耶？人将失之耶？"这句中的"将"不是"将要"，而是"还是"的意思，"人将失之耶"应该是"将人失之耶"。这句话是一个选择题，衰老提前的原因，是时代环境不同了，还是人失去了养生之道了？前者是外在的原因，后者是内在的原因。大家先回答一下，是什么原因？当然是两者都有。你看现在环境被破坏、湖水被污染、生态失衡，还有严重的雾霾。更加严重的是食品安全问题，人们从食品里吃出了有毒的东西：从牛奶里吃出了三聚氰胺，从大米里吃出了重金属镉，从鸭蛋里吃出了苏丹红，从活鱼里吃出了孔雀石绿，从白酒里喝出了塑化剂！

这些都是外在原因，当然还有内在的原因。内在原因究竟是什么？我们又应该怎么应对呢？请接下来看岐伯的回答。

岐伯对曰：上古之人，其知道者，法于阴阳，和于术数，食饮有节，起居有常，不妄作劳，故能形与神俱，而尽终其天年，度百岁乃去。

【语译】

岐伯答道：上古时代，那些懂得自然之道的人，行为效仿天地阴阳变化的规律，调和养生的方法，饮食有节度，作息有规律，也不会随便使身体过度劳累，所以能够做到形神合一，一直活到天赋的自然年龄，超过百岁才去世。

【解读】

黄帝作为一个大智慧者，面对这样的疑问也要去问一个比他有更多智慧的人，那就是岐伯。"岐伯对曰：'上古之人，其知道者，法于阴阳，和于术数，食饮有节，起居有常，不妄作劳，故能形与神俱，而尽终其天年，度百岁乃去。'"这段话太重要了，这就把上古之人为什么能"度百岁乃去"的原因说出来了。

岐伯这一回答提出了养生的两大问题：第一，养生的一大总原则；第二，养生的四大方法。我们先来看这一大总原则，就是"道"。上古之人因为"知道"，所以活到100多岁。这个"知道"不是今天所说的"知道不知道"的"知道"，在古代它是两个词"知"和"道"，也就是了解、掌握"道"，什么"道"？天然之道，天道，自然而然的道。吴昆曰："知道，知全真之道也。"他们"法于阴阳，和于术数"。吴昆又曰："法，则也。阴阳，四时昼夜也。和，济也。术，调神之术。数，调气之数。""道"即符合天地和人体的规律，就是养生之道——养生的总原则。但光"知道"是不行的，还要"做到"。"知道"和"做到"相差十万八千里。只有"知道"并且"做到"，才可以活到100岁。那么这个"道"也就是养生的总原则是什么呢？就是八个字："法于阴阳，和于术数"。请大家记住这八个字，意思就是"效法阴阳的大规律，与术数相和谐"。这里有两个主题词，一个是"阴阳"，一个是"术数"。

　　"阴阳"是《黄帝内经》的总纲领。"阴阳"当然来源于《易经》，虽然《易经》的原文中没有提到"阴阳"两个字，但《易经》通过两个符号表达了阴阳思维却是不可否定的，这一点我在讲读《易经》的课程里已经说过了。要想养生，首先要搞清楚"阴阳"。现在出现了各种各样养生的说法。几年前有一个所谓的"养生大师"说养生就是要吃绿豆，结果大家浩浩荡荡吃绿豆，把绿豆吃得涨价、吃得缺货；又有一个"大师"说，你们都要吃生泥鳅，结果好多人吃了以后得了寄生虫病，到医院去抢救。还有很多稀奇古怪的说法，这些说法都犯了一个基本错误，就是没有分别阴阳！人的体质是分阴阳的，人的健康情况、疾病情况是分阴阳的，食物、药物都是分阴阳的，不同的人不可能都吃同一种食物或药物。还有一点，人的日常生活一定要和天地日月的阴阳变化相符合，比如人的作息、起居、饮食、运动都要效法一天的昼夜旦夕、一个月的晦朔弦望、一年的春夏秋冬等阴阳变化规律，不能违背。一旦违背，必定生病。

　　再看术数，前一个字是技术的"术"，后一个字是数字的"数"，意思就是方法、技术，而这些方法、技术都可以用数字来表示。"和于术数"，就是说养生的各种方法都要与阴阳大规律相吻合、相和谐。

　　如果把"法于阴阳，和于术数"这八个字压缩成四个字，是哪四个字？"阴阳"两个字一定要有。再加"术数"两个字？不对！术数其实就是阴阳的具体体现。以数字为例，古代有几个数字？十个。哪十个？不是〇到九，而是一到十。其中五个阳数、五个阴数，一三五七九为阳数，二四六八十为阴数。所以数字就是阴阳的体现，说了"阴阳"就可以不用再提"术数"了。

　　"和于术数"中的"和"字非常重要，一定要有。还差一个字。有人说和谐，有人说调和，都不错。但我认为应该是"中"字，合起来，养生的一大基本原则就是"阴阳中和"。我曾在《易经》课程中提到过中华民族的核心价值就是"阴阳中和"，从儒、释、道三家来说，都讲"中和"：儒家讲"中庸之道"，道家、佛家讲"中道""中观"；儒家讲"仁和"，道家讲"柔和"，佛家讲"圆和"。中医更是讲调和致中。所以我要说：中医养生其实就是中国文化在日常生活中的应用，中医养生的原则其实就是中国文化核心价值的体现。

一个人要想身体健康，要想快乐，要想长寿，最重要的就是要"阴阳中和"。先说说阴阳的"和"——和谐，可以分为三个层面：

第一，要与大自然和谐，这叫天人合一。天和人这一对关系中，谁是阳？谁是阴？天是阳，人是阴，也就是说，人要服从大自然。人为阴，是处于从属地位的；大自然为阳，是起主导作用的。人不能破坏自然环境，那是我们赖以生存的基础。可是大家看看现在的情况，由于人不尊重自然、破坏自然，结果怎样？受到报复了吧？生态失衡、环境恶化、雾霾肆虐，导致各种恶性疾病发生。这都是天人不和的必然结果。

第二，要与社会和谐、与其他人和谐，这叫人我合一。在人与我这一对关系中，谁是阳？谁是阴？有人说人是阳，我是阴。如果从所处的空间位置来说，这是对的。别人是外面，我是里面，外面是阳，里面是阴。但如果从作用上看，这就错了。在人和我、别人和自己这一对关系中，谁起主导作用？当然是自己。自己和别人的矛盾是谁造成的？是自己。人生最大的敌人就是自己，战胜了自己就战胜了世界。

第三，自己的身体和心理要和谐，也就是形体与精神要和谐。这叫形神合一。在形体与精神这一对关系中，谁是阳？有人说身体，有人说精神。按照《黄帝内经》的说法是精神。前面我们说过，人一生下来神气充足，后来长大了，神气慢慢衰退了。神气全部衰尽的时候，人就死了。养生说到底就是养神。精神好、心态好、神气足，人就不会得病。

就儒、释、道三家而言，都注重这三个层面的和谐，但相比较而言，道家更偏重于人与自然的和谐，儒家更偏重于人和社会、人与人的和谐，而佛家则偏重于人心灵的和谐。

再说说"中"，就是要做到不偏不倚，既不太过，也无不及。但"中"不要简单看成中间，"中"主要是适中、恰到好处的意思。"中"就是"唯变所适，唯义所在"，"唯变所适"，只有随机应变才能适应各种不同的环境。"唯义所在"的"义"就是适宜、合适，只要合适了就行，不要拘泥于各种各样的条条框框。养生正是如此，不同的人要采用不同的养生方法。我给养生下过一个定义：养生就是养成一种适合自己的、健康快乐的生活方式。

那么养生有几个方面呢？岐伯提出养生有四个方面，就是饮食、起居、运动、情志，即有四大方法，就是食饮有节，起居有常，不妄作劳，形与神俱。上古之人就是按照这一大原则、四大方法来做的，所以能够"尽终其天年，度百岁乃去"，也就是能达到正常的生命寿限，度过100岁才离开这个世界。

这里有一个词"天年"，就是天然的寿命、正常的生命寿限。人的正常寿命究竟是不是100岁或者120岁？计算寿命的方法有很多，有一种是用细胞分裂来计算的，人的寿命等于细胞分裂的次数乘以细胞分裂的周期，细胞分裂的次数是50次，分裂的周期是2.4年，$50 \times 2.4=120$（岁）。岐伯认为人可以活到120岁，但必须在这个大原则的指导下按照四大方法来做。

现在我就来说说这四大方法。第一，"食饮有节"，就是说吃东西、喝酒都要节制。大家想一想，《黄帝内经》说的是几千年以前的人吧？那个时候的人基本上都吃不饱、穿不暖、营养不良，但还要"食饮有节"。再来看看我们现代人，都吃得饱、穿得暖吧？不是吃得饱，是太饱了，营养过剩了。所以在饮食上更要节制。我们都知道吃饭要吃七八分饱，七八分饱啥感觉？就是胃里还没觉得满，但进食欲望已经明显下降，进食的速度也明显变慢，在还能再吃几口的时候就不吃了。我们都听说过这句话：早上吃得好，中午吃得饱，晚上吃得少。有人还听说过一句话：早晨吃得像皇帝，中午吃得像平民，晚上吃得像乞丐。为什么？这就是"法于阴阳，和于术数"，吃饭也要顺应人体的代谢规律，要顺应一天阴阳的变化规律。因为早上是人体代谢率最高的时段，也是各种细胞最需要能量的时候，所以早餐一定要吃好；中午人体代谢率处于平稳的中间阶段，此时需及时补充能量，维持人体正常运转；晚上人体各个器官开始进入休息状态，代谢速度明显减慢，代谢率大概只有白天的一半，所以只需适量饮食，维持一定的能量就可以了。

但是现在很多人却做不到这一点，甚至恰恰相反。有的上班族早晨匆匆忙忙起床，或者不吃，或者拿上一个面包边赶路边吃，中午吃个盒饭，晚上狠狠吃一顿；由于要熬夜，晚上还要加餐。长此以往，身体不垮都不可能。大家想一想，我们的宴会是不是都安排在晚上？

我这里重点要说一说晚上多吃的危害。晚上人体代谢速度明显减慢，如果晚餐吃得太饱，会加重胃肠道负担，引发肠胃疾病，导致胃液无法消化大量的食物，对肠道菌群也是一种破坏，引起胃痛，导致各种胃炎，久之会增加患胃癌、肠癌的风险。晚餐吃得太多会超过消化器官的消化能力，再不运动，倒头就睡，导致

张其成全解黄帝内经·素问

食物不能被完全消化、吸收，代谢不掉，就容易产生脂肪堆积，导致肥胖。肥胖如今被称为"健康的头号杀手"。晚餐吃得太多或过于油腻，会导致胰岛素过度分泌。如果胰脏长期负担过重，就会被"累坏"，致使它不能很好地调节血糖，继而引发糖尿病。晚饭吃得太多、太油腻，容易使人体内血脂升高，导致肝脏合成的血胆固醇明显增多，人体的血液在夜间经常保持高脂肪含量，并逐渐堆积在血管壁上，形成动脉硬化，最终可能发展成冠心病。吃得太多还会使血液集中于胃肠道，导致心脏供血相对不足，也可能诱发心绞痛。

总之，晚餐吃得太多、太饱有百害而无一利，所以佛家讲究"过午不食"是有一定道理的。按照佛家的说法，早晨是菩萨吃的，中午是人吃的，晚上是畜生吃的。当然不是说晚上一律不能吃，但少吃是必需的。

那有时吃饱了怎么办呢？就我自己而言，我经常在全国各地讲课，中午吃了饭是要休息的，只有晚上有时间到外面吃饭，各地美食又那么多，偶尔会多吃。怎么办？立即排掉！当然不是吃药排泄，这需要练功，慢慢就可以做到及时排泄。我们都不想死吧？"若想不死，肠中无屎。"我们都想长生吧？"若想长生，肠中长清。"我们一定要控制"进口"、鼓励"出口"。

这第一种方法"食饮有节"，还只是讲了"食"。我再来讲讲"饮"。中国人有三大饮：饮酒、饮茶、饮水。岐伯这里讲的"饮"是指饮酒，饮酒也要节制。孔子说过"唯酒无量"，不少人理解为只有酒可以不限量地喝，这样理解是错的。这句话的意思是说，只有喝酒是没有统一限量标准的，因为不同的人酒量有大有小。无法限量，是不是可以随便喝呢？当然不是，我们要注意这四个字后面还有三个字"不及乱"，就是不要达到乱性的程度，也就是不要喝醉。岐伯在后面讲到，现代人早衰的原因之一就是有酒必喝、一喝必醉。所以饮酒要"阴阳中和"，要根据自己的体质、酒量，少喝为好。

我们再来看饮茶。我们都知道茶分为六种：绿茶、红茶、青茶、白茶、黄茶、黑茶。我按照五行把茶分为五类，五类茶和五行一一相配，特别有意思。上次我和浙江大学茶学系的一个博士讨论，他觉得很有道理。以后我在讲到五行和食物相配的时候再向大家详细介绍。我这里要强调的是，饮茶也要按照"阴阳中和"的总原则，《黄帝内经》把人分为五种体质，配上五行，不同体质的人要按照五行原理喝不同的茶。

最后说饮水。有专家说：每人每天应该喝八杯水。这个说法没错，但太绝对了，还是要按照养生总原则，因人而异。水为生命之源，水分主要用于补充细胞内液和细胞外液，喝水是维持生命新陈代谢的重要一环。不要等到口渴了再喝，缺水对人体危害很大。要经常喝水，当然也不能过量，水过多甚至会导致水中毒，不过这种情况正常人极少出现，一般多见于肝、肾、心功能异常的人。那么我怎么知道喝水多了还是少了？这里有个小窍门，可以根据自己尿液的颜色来判断。一般来说，人的尿液为淡黄色，如果颜色太浅，则可能是水喝得过多；如果颜色偏深，则表示需要多补充一些水了。

第二，"起居有常"。吴昆曰："动谓之起，息谓之居。"就是说起居要有规律。广义的起居指一切日常生活作息，包括一年春夏秋冬、一个月晦朔弦望的生活起居；狭义的起居专指一天的起床与睡觉。起居同样遵循"法于阴阳，和于术数"的总原则，按照太阳升降的规律来作息，千万不要违背。

就一天而言，有 24 个小时，古代分为 12 时辰，也就是 2 个小时为 1 个时辰。按照中医哲学天人合一的原理，人体 12 条经脉、12 脏腑正好对应着一天的 12 个时辰。由于时辰在变，因而不同经脉中的气血在不同的时辰也有盛有衰。所以人一天的起床、睡觉、劳动、工作应该遵循一天 12 时辰的变化规律。如果顺应了这个规律，身体就健康；如果违背了这个规律，就生病衰亡。

这里我重点介绍一下 12 时辰中的 4 个时辰——子、午、卯、酉的起居特点，也就是半夜 11 点到 1 点子时、中午 11 点到 1 点午时、上午 5 点到 7 点卯时、下午的 5 点到 7 点酉时的起居特点。应该怎样起居、作息呢？要按照时辰阴阳变化的规律。先从子时说，子时是一天中最黑暗的时候，是阴气最旺盛，也就是阴气到了尽头、阳气马上要生发的时候。这个时候夜深人静，到了深度睡眠的时候。子时为水，水是万物滋生的源泉，此时是元气生发的时候，如果这个时候还在用神不宁，劳作不息，就会干扰阴阳交合，使元气生发受到损伤。按照中医子午流注的说法，半夜子时是胆经当令，"当令"就是当班、值班的意思。《黄帝内经》里有一句话叫作"凡十一脏皆取决于胆"。也就是说五脏六腑都取决于胆的生发，胆气生发起来，全身气血才能随之而起。所以子时必须深度睡眠。注意，是深度睡眠，也就是说，子时之前就是晚上 11 点以前必须入睡，才能保证子时深度睡眠。

到了卯时也就是早晨的 5 点到 7 点，这个时候，天也基本上亮了，天门开了，5 点醒是正常的。这个时候是大肠经当令，所以起床后要正常地排大便，把垃圾毒素排出来。天亮是天门开，所以这个时候地户也要开，地户就是肛门，要养成早上排大便的习惯。

到了午时也就是中午 11 点到 1 点，这个时候阳气最盛。我们都知道，经过一上午的劳动、工作，到中午时就疲惫了，觉得有点犯困。这时是心经当令。西班牙和美国的一项研究表明，早晨6点到中午12点是心脑血管疾病的危险期，是魔鬼时间，所以中午这个时候要睡午觉。有人说，我睡不着或者没有条件睡。睡不着闭一会儿眼睛都有好处。最好是练一会儿静功，我在后面会教大家练一种呼吸静功。

到了酉时也就是下午5点到7点，这个时候是肾经当令。肾主藏精。什么是精？人的肾精，是生命的本源，就像是水，它可以滋润万物。人体细胞组织哪里出现问题，"精"就会变成它或帮助它。当你需要什么的时候，把精调出来就可以得到这个东西。比如你缺红细胞，精就会变现出红细胞。所以这个时候需要补充肾精，使肾水不要枯竭、不要静止。应该怎么做呢？需要运动。这里教大家一个简单的按摩方法，就是按摩两个穴位：一个是关元穴，一个是命门穴。关元穴在肚脐眼下三寸，四个手指并拢横放在肚脐眼下；命门穴在肚脐眼正对的后背位置。两手掌心搓热，左手竖着放，手掌心对准关元穴，右手横着放，手掌心对准命门穴，然后两手同时搓，将这两个穴位搓热，搓得很热。希望大家坚持做，必有好处。

我们简单总结一下，子时阴气最盛，午时阳气最盛，所以这两个时辰要以静为主，要睡眠或者练静功，这叫"睡子午觉"。为什么？因为子时和午时都是阴阳交接的时候，是天地气机的转换点，人体也要适应这种天地之气的转换，不要干扰天地之气，不要打搅它，只有在安静中才能完成阴阳交接。卯时是阳气上升了一半，酉时是阴气下降到一半，所以这两个时辰要以动为主，适当运动或者做动功。因为这两个时辰阴阳之气各升降了一半，是运动到了一个节点，所以人体也要跟着运动。

什么时候起床，什么时候睡觉，这都是日常生活。当然，这个起居不仅仅是指起床和睡觉，比如说睡觉的时候，男女之间要交合，所以这个起居还包括了一些房事。男女之间的房事，什么时候行房，什么时候不行房，都是有规律的。按照规律来，就能"度百岁乃去"。这就叫"起居有常"，起居养生也非常重要。

第三，"不妄作劳"，"作劳"就是劳作、劳动，对养生而言就是运动；"不妄"就是不要太过分，即运动量不要太过分，按照现代的说法就是不要做无氧运动，要做有氧运动。无氧运动是指人体肌肉在"缺氧"的状态下高速剧烈地运动，这种运动强度太大、运动量过大，使人肌肉酸痛，累得气喘吁吁、大汗淋漓、筋疲力尽。这种运动对人体是不利的。要做有氧运动，在氧气充分供应的情况下运动锻炼。有氧运动的特点就是强度低、有节奏、持续时间较长。这种运动可以提升氧气的摄取量，能更好地消耗体内多余的热量、脂肪，增强和改善心肺功能。常见的有氧运动项目有：走路、慢跑、游泳、骑自行车、跳健身舞、做韵律操等。当然，打太极拳、八段锦，练五禽戏，练瑜伽，这些活动不仅是很好的有氧运动，而且是形神合一的高级锻炼。

我要再强调一下，运动量的大小也要"法于阴阳，和于术数"。怎样判断运动量是不是合适呢？以运动时的心率跳动为例，不同年龄段的人运动心率是不同的。告诉大家一个公式，合适的运动心率是"170－年龄"。如一个 50 岁的人，运动心率控制在 120 次 / 分钟为宜，过快说明运动量过大，达不到锻炼效果。

我还要提醒大家一下，养生是自己的事，是因人而异的，不是集体行为，不是所有人都适合一种统一的运动。比如现在不少地方提倡暴走，暴走不是人人都合适的，有的人适合，有的人就不适合，千万不能在体力不支的情况下为了赶上大部队勉强坚持，要量力而行。总之运动量不能太大。

就运动时间而言，一般以半个小时到一个小时为好。不低于半小时，否则起不到作用；一般不要超过一个小时。有上班族就问了：我天天上班哪有时间锻炼啊？其实我们可以利用上下班的时间，尽量多走路，能走路就不要坐车。管住嘴，迈开腿，健康全靠你自己。

第四，"形与神俱"是什么意思呢？就是要形神合一，这是养生最重要的方法了！前面讲的都是在"形"层面的，所有有形的东西都要和精神、情志相结合，不能分离。比如前面讲的饮食、睡觉，要"食不言、寝不语"，吃饭和睡觉时不要说话，要安心、全神贯注。历史上活得最长的皇帝乾隆皇帝，活了 89 岁，他的养生之道有四个字，叫"十常四勿"，就是十件事经常做，四件事不做。哪四件？就是食勿言、寝勿语、酒勿醉、色勿迷。现在我们吃饭很少有人安安心心地吃，吃饭时要聊天、要谈生意。对今天的人来说，睡觉时不说话这一条我改了一下，睡觉时不看手机。只有以一颗平静的心入睡，才能及时睡眠，保持子时的深度睡眠。运动也是如此，做任何运动都要形神合一，全神贯注，不要一边运动一边聊天，或者身体的运动和思想神志完全是分开的。有一次我给一个企业家班上课，听到他们班主任在下午上课之前对学员们说："我们先来做一下上午张老师教我们的健身操。"我一下子冲了进去："什么操？不是操，是功。"操和功的区别是什么？操是形神分离，功是形神合一。就形与神而言，神是最重要的，神志要安宁，精神要集中、专注，要用"神"指挥所有有形的东西。

这就是《黄帝内经》提出的养生四大方法：食饮有节，起居有常，不妄作劳，形与神俱，即饮食有节制，起居有规律，运动不过度，精神要专注，它们表现在饮食、起居、运动、精神等四个方面。

我们来看看世界卫生组织（WHO）提出的健康四大基石：合理膳食、适当运动、心理平衡、戒烟限酒。和《黄帝内经》对比一下，我们会发现，这几点《黄帝内经》都讲到了，而且还多了一个起居。可见《黄帝内经》说得更加全面。你会说《黄帝内经》没有讲戒烟限酒。限制饮酒讲了，"食饮有节"。戒烟当然没讲，为什么？因为香烟是明代才从菲律宾的吕宋岛传过来的，所以最早香烟叫"吕宋烟"，距今才400多年。我们再来看看世界卫生组织提出的健康四大方法各占百分比多少，大家可以猜一猜。结论是：合理膳食25%、适当运动15%、心理平衡50%、戒烟限酒10%。可见心理平衡是最重要的。《黄帝内经》讲的四大方法中"形神合一""以神统形"才是最重要的。

我和美国芝加哥大学的一个教授做过一个研究，是关于中西养生的比较研究。这个教授是美国人类学会文化人类学峰会的主席。2004年，我们就在北京什刹海做市民的养生情况的调查，结果发现，我们的市民在养生的时候排第一位的，基本上是"让我心里高兴，我很快乐"，尤其是退休人群，这就是养生。问他们什么是养生，回答说"活得快乐"，然后还有一个说法是"我们退了休之后，比以前更忙了"。在说很忙的时候，他们是非常骄傲、自豪的，意思就是说我还有很多事在做——早晨一大早起来就要到公园去锻炼，锻炼到九十点钟，大家一起唱歌；接着去爬香山，就带一个馒头去爬香山，然后在香山某个地方，大家又聚在一起唱歌，然后再赶回来，到家时已经八九点钟了，着实很忙。

很自豪，也就是心态好，精神方面好。这对我们来说习以为常是吧？但是那个美国的教授非常奇怪，她觉得精神养生有这么重要吗？后来在美国一个州进行了调查，调查了50个人，因为在美国做调查太难了。问他们什么是养生，养生这个词不好翻译，最终翻译成："怎么能健康？健康要注意什么？"大多数人认为：健康主要是两个方面——一个就是要运动，要锻炼，如形体运动，所以要练块儿，练肌肉；第二就是吃，饮食。但是第一位就是要运动。然后问被调查人精神方面的重要性，他说精神方面是心理学家的事情，他不管精神。他是分开看待的。

而我们的古人认为精神太重要了，有形的东西最后都要由神来统领，形与神俱，只有这样，才能"尽终其天年，度百岁乃去"。关于天年，张介宾曰："天年者，天界之全。百岁者，天年之概。"后面《灵枢》中专门有一篇《天年》。天年，天然的寿命，天定的这个寿数。然后才能度百岁乃去，才能活过100多年，"去"就是去了、离开了。

今时之人不然也，以酒为浆，以妄为常，醉以入房，以欲竭其精，以耗散其真，不知持满，不时御神，务快其心，逆于生乐，起居无节，故半百而衰也。

【语译】

现在的人就不是这样了，他们把酒当作汤水，把毫无节制地使用身体当作常态，醉酒行房，纵欲使自身的精气枯竭，因满足喜好而使真气耗散，不知道保持精气充盈（或理解为不知满足），不善统御精神，只贪求一时的享乐，却违背了生命的乐趣，起居作息都没有规律，所以年过半百就衰老了。

【解读】

接下来岐伯回答了今时之人为什么到半百的时候就衰退了的问题。他说"今时之人，不然也"，现在的人不是像上面提到的那样，而是"以酒为浆，以妄为常，醉以入房，以欲竭其精，以耗散其真，不知持满，不时御神，务快其心，逆于生乐，起居无节，故半百而衰也"。

这就跟上古之人的做法完全不同。吴昆曰："不同于上古之道。古人每食必啜汤饮，谓之水浆。"今人是"以酒为浆"，把酒当作那个浆来喝，浆是米汤一样的东西，后来还有豆浆，做成那种带有甜味的。这就叫饮酒无度，这句话是对着上古之人的食欲有节来的；"以妄为常"是对着上古之人的不妄作劳，把"妄"就是反常的东西当作正常。形体养生包括房事都太过度了，而把这个过度当作正常，当作一种习惯，这对生命是绝对有害的。"醉以入房"，具体表现就在房事上面，喝醉了之后行房事，男女交合，而男女交合的大忌就是喝酒以后，而且是醉了以后，这是一个大忌讳。醉酒的时候神志丧失，行房事就是男女媾精，精主要是肾精，肾藏精，醉了之后对什么有影响呢？按现在的说法醉酒后首先是肝受累，但是对古人来说是醉了以后迷糊、神志丧失，神志一丧失就是心的问题了，而心直接主管的就是肾，叫"心肾要相交"。心神不在，心肾就不交，心肾不交的时候这个"精"肯定是不健康的。这个时候行房事，如果有了孩子，这个孩子很容易是不健康的。后面两句"以欲竭其精，以耗散其真"，把肾精都耗尽了，完全按照欲望来行事，逞一时之快，只要有快感，就去耗精气。张介宾曰："不同于古也……甘于酒也……肆乎行也……酒色并行也……欲不可纵，纵则精竭。精不可竭，竭则真散。盖精能生气，气能生神，营卫一身，莫大乎此。故善养生者，必宝其精，精盈则气盛，气盛则神全，神全则身健，身健则病少，神气坚强，老而益壮，皆

张其成全解黄帝内经·素问

本乎精也。"但如今很多人就这样把精气用尽了，所以"竭"是用尽，"以耗散其真"，这个"耗"实际上通"喜好"的"好"，按照自己的喜好把真气遗散了、丧失了。真气就是元气，把元气耗散了。

"以欲竭其精"，直接受影响的是肾、肾精；"以耗散其真"，直接受影响的就是肺、肺气；"不知持满"，不知道满足，简单地说是不知足，不知足这个生命就快要完结了，所以不知足是最可怕的。其实，养生从某种意义上说就是要知足。因为不知足肯定就要想尽一切办法去获取，比如说饮食上，贪多；房事上，贪多；运动方面，贪多。

当然，生命在于动静结合，准确地说就是阴阳结合，但是针对"生命在于运动"来说，"生命在于静止"也是有价值的。过分地运动伤耗太严重了，所以一定要知足，微微出汗就可以了，不能太过分。干任何事情都是如此。所以不知足是大忌，养生的大忌讳。老子就说了，知足者乐，知足者富。知足了才富贵，不是真的占有多少钱才富贵。有一块钱富贵吗？我有一块钱，但是我很满足了，这些够了，那我就富贵了。所以富和贵是要知足才能得来的；对外在的东西越不知足，心里就越不快活，越不快活你越不富贵。

"不时御神"，现在的人不按时来驾驭精神、运用精神，也就是不按时调养神。现在的人不知道这一点了，只是一味地"务快其心"，"快"是痛快，只是求得心里的痛快。"逆于生乐"，违背了生命正常的乐趣。生命的乐趣在于什么？在于少，在于知足，知足就是少啊。越少越快乐，不是越多越快乐，少则得，多则惑。"起居无节"，起居方面也是没有节制、没有规律，所以半百而衰也。

这一段回答提出了一个重要问题，就是生命的三大要素——"精气神"。精气神号称生命三宝：天有三宝日月星，地有三宝水火风，人有三宝精气神。这三宝又是人生最重要的三味药物："上药三品，精与气神"。说到底养生就是养精气神，我曾经专门写过一本书就叫《精气神养生法》。

精、气、神三者并称早在《周易》里已经有苗头了。最早见于西汉皇族淮南王刘安及其门客编写的《淮南子》，书中提到了形、气、神。《淮南子·原道训》："夫形者生之舍也，气者生之充也，神者生之制也。一失位则三者伤矣。"而明确提出精、气、神的，是东汉时期道教的开创性经典之一《太平经》："三气共一，为神根也，一为精，一为神，一为气，此三共一位，本天地人之气。""神者受于天，精者受于地，气者受于中和……故人欲寿者，乃当爱气、尊神、重精也。"（《太平经钞·癸部》）

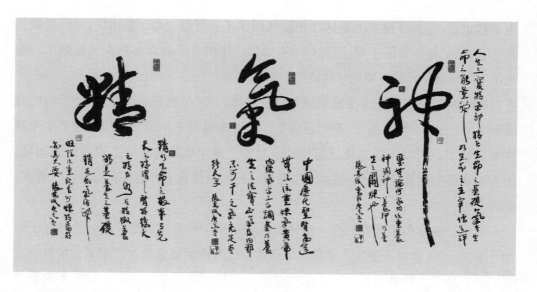

　　道教重视生命、练养生命，这显然受到了《黄帝内经》的影响，所以《黄帝内经》还被收入道教著作总集《道藏》中。岐伯说的这一段话，明确提出"今时之人"因为伤害了"精气神"，所以 50 岁就衰了。岐伯说的"精"是指肾精，性生活过度会耗散肾精，耗散真气。原文"以耗散其真"的"真"太重要了，"真"就是真气，就是这一篇篇名《上古天真论》中"天真"最主要的意思。我在这一篇的开头讲了"天真"的第一个意思，就是婴幼儿时代那种天然、率真、单纯的天性、状态，这是天真的第二个意思，就是"先天的真气"，这一点更加重要。怎样活过 100 岁？就是要保持先天的真气。先天的真气就藏在肾精中，但精和气又受到神的支配。

　　精、气、神三者相辅相成，构成生命的三大要素。我琢磨了几十年，才琢磨出三句话：精是生命最精微的物质，气是生命的原始能量，神是生命的最高主宰。三者体现了阴阳关系，精是阴，神是阳，狭义的气在阴阳之间，广义的气充满了生命，精里面有气叫精气，神里面有气叫神气。庄子就说过一句话："通天下一气耳。"养生就是养精气神，三者的关系，我琢磨出三句话：养精是养生的基础，养气是养生的途径，养神才是养生的关键。后来道教内丹学、内丹功就是专门修炼精气神的，内丹功小周天、大周天就是炼精化气（炁）、炼气化神、炼神还虚。

　　从某种意义上说，把精气神学好了，一部《黄帝内经》也就学会了。

　　夫上古圣人之教下也，皆谓之虚邪贼风，避之有时，恬惔虚无，真气从之，精神内守，病安从来。

张其成全解黄帝内经·素问

【语译】

上古时期那些圣人教育老百姓时总要讲到，对于虚邪贼风等致病因素，应按照相应的时间避开，内心要恬淡虚无，真气顺从而运行，精和神在体内守住，如果能这样，疾病还从哪里来呢？

【解读】

"夫上古圣人之教下也"，上古的圣人教导我们的时候都说："虚邪贼风，避之有时，恬惔虚无，真气从之，精神内守，病安从来。"这四句话是名句。

首先，什么叫"虚邪贼风"？具体的体现是"八风"，八种风，八种从四面八方、在四时八节的时候吹过来的风，具体的描述就在《灵枢》的《九宫八风》中。

稍稍展开来讲，"虚风"就是冲位、相冲。张介宾曰："虚邪，谓风从冲后来者，主杀主害。"即从位置上讲，子午相冲，子是指北边，午是南边。这就是相冲的一个位置了。本来它应该从北边来，但是它从南边来了——这就叫"虚风"。这种虚邪贼风实际上指的是有害于人体的一个外部的力量，所以中医讲，人得病有三个原因，第一个是内因，第二个是外因，第三是不内外因。内就是里面，外就是外面；不在里不在外的这个原因，就是不内外因。这里讲到的"虚邪贼风"属于外因。

慢性病的形成既有内因也有外因。内因就是遗传，外因就是环境。经过研究，在使人得病的要素当中，遗传只占 15%，社会因素占 10%，气候因素占 7%，医疗条件占 8%，而个人的生活方式占 60%。另有数据说，个人的生活方式占 75%。所以大多数疾病都是自己制造出来的。

"虚邪贼风"只是一个外部的原因，要"避之有时"。中医讲的第一外因或称外邪，就是风邪。"风寒暑湿燥火"，六因中风是第一位的，所以对外因要注意，要按照时间来避开它。

但其实内因才是最重要的。后面开始论述内因，"恬惔虚无，真气从之，精神内守,病安从来"。"病安从来"后面应该是问号。"恬惔虚无"，"惔"，淡泊，就是少，就是心就简单了。简单的心，就平和了、安静了，就叫"恬惔虚无"。要少到空，即有一种恬淡的、虚无的心，这样的话他就不会得病了。所以内因是最重要的，所以要恬淡虚无。然后"真气从之"，真气就是元气，先天之气；"从之"，"从"就是顺从，"之"就是人的身体，具体来说，"真气从之"，顺应身体的运转。这个"之"主要是指经脉，真气要在经脉里面运转。最重要的经脉是什么？任督二脉。所以后来道家就按照这句话发明了真气运行法。这一套方法认为，如果真气在任脉、督脉中运行，叫"小周天"；如果打通了十二经脉，那叫"大周天"。

"精神内守，病安从来"，都在强调"内"，内在的原因是最重要的。精主要是在肾里，肾与心又有很深的关系，"精神内守"，就是心肾之气要内守，心神之气要内守，不要外泄，精神内守以达到心神相交的境界。心肾相交在《周易》中是一个什么卦呢？心是火，是离卦，肾水是坎卦，就是水火相交，这是既济卦。中医经常讲，水火既济，心肾相交，如果心肾不交，比如说有失眠，这也是心肾不交的一种表现。除了吃药，我们可以通过按摩促进心肾相交。找到心经和肾精的两个穴位：在脚上有一个穴位叫作涌泉穴，在脚板中间；在手掌心有一个劳宫穴。将劳宫穴对准涌泉穴摩擦搓热，就能心肾相交。因为涌泉穴是肾经的一个穴位，而劳宫穴属心包经，心包实际上代表了心，在心的外面代心发号施令。两侧的穴位对着搓，即左手搓右脚，同时保持精神内守，就可以心肾相交，所以这么一搓马上就睡着了。

这几句太重要了，这是教人不得病的方法。首先要回避虚邪贼风，即一切可以致病的外在邪气，特别是六淫邪气，就是风、寒、暑、湿、燥、火，要尽量躲开它，不要触犯它，有时候回避不了，比如现在的雾霾，也要尽量采取防范措施，戴防雾霾口罩。"避之有时"的"时"很重要，要知道时节的变化，早早采取回避措施。其次要内守，这是最重要的方法，什么是"恬惔虚无"？"恬惔"就是淡泊，少欲望，不追求名利。老子说过："恬淡为上，胜而不美。"恬淡是上等做法，争强好胜并不美好。其实恬淡是可以做到的，但"虚无"却难以做到，"虚无"是最高境界了，是道家所说的"道"的境界，老子说："致虚极，守静笃。"——要达到极度的虚无，守住极度的宁静，"无名天地之始"——无是天地万物的开始、本原。《庄子·刻意》说："夫恬淡寂寞，虚无无为，此天地之平而道德之质也。"——"虚无"是天地的本来面目，也是道德的本质，但也不是完全达不到，只要明白了天地万物的本体、本质，然后按照内守的功夫不断修炼，就可以达到。怎么修炼？首先是精神内守，就是在体内守住精气和神气，不让它外泄，然后是真气从之，就是真气顺从它运行。顺从什么？"从之"的"之"指什么？后人有很多理解，我认为首先是人体的两条大脉——任脉和督脉，然后是十二经脉，最后要吸收天地万物的真气于体内，达到天人合一。如果能做到这一点，肯定就不会得病了。"病安从来"，病还从哪里来？病还怎么能来呢？这个"安"是"哪里、怎么"的意思，比如苏东坡说："固一世之雄也，而今安在哉？"李白说："安能摧眉折腰事权贵，使我不得开心颜？"

是以志闲而少欲，心安而不惧，形劳而不倦，气从以顺，各从其欲，皆得所愿，故美其食，任其服，乐其俗，高下不相慕，其民故曰朴。

【语译】

所以情志能控制并且欲望很少，心安宁而不恐惧，身体劳动但不疲倦，正气调顺畅了，那么每个人的欲望就都会得到满足，每个人的愿望也都能实现。不管吃什么样的食物都觉得甘美，不管穿什么样的衣服都觉得合适，不管有什么样的习俗都觉得快乐，不管地位是高还是低都不羡慕，这个时代的人真是朴实啊。

【解读】

"志闲而少欲"，心志要放闲适，这里单讲心志，不要想太多，欲望就不会被激起。当下我们的花花世界时时刻刻在刺激着我们的心志，让它不能安定，于是乎我们的欲望不断膨胀，甚至吞噬了我们自己。所以要适当减少对心志的刺激，无论是外在的还是自发的，这样才能平息莫须有的欲望。这个"闲"字不是休闲的意思，这个字外面是大门，里面是个木字，就是栅栏（zhà lán），表示把自己的情志和思想挡住、控制住，不让它们随意发展。

"心安而不惧"也是相类似的逻辑。只有心安才能无所畏惧，不悲不喜，即使劳累、辛苦也不知疲倦，可见"心安"是多么重要。我想起慧可为了向达摩大师求得安心之法，竟用刀砍断自己的左臂，奉献达摩座前。慧可说："我心未宁，乞师与安。"祖师回答道："将心来，与汝安。"慧可禅师沉吟了好久，回答道："觅心了不可得。"祖师于是回答道："我与汝安心竟。"慧可禅师听了祖师的回答，当即豁然大悟。原来并没有一个实在的心可以安，当你领悟到心本来是虚空的时候，不安的心也就安住了。早在《黄帝内经》时代，岐伯就意识到心安的重要性。

"形劳而不倦"，身体要劳动但又不能太过疲倦。

其实以上三句都是在阐述"中"之于养生的作用。对于大多数人来说，心志都被过分刺激了，所以不能让它过于繁忙；内心要居中安定；身体也过分使用了，要掌握好劳作的程度。这些都强调了适当的重要。这么做以后，真气的运行就顺当了，内心也不会有太不切实际的欲望，而后也就懂得了知足，懂得了满足。

"美其食"，我们吃任何东西都要觉得味道很好，要经常这么想。要保持一种高兴的情绪，觉得很好吃。再怎么不好吃的东西，只要内心觉得它好吃，它可能真的就会变得好吃了。

"任其服"，穿的衣服不在于质量好坏、价钱的高低，只要觉得它好，觉得它合身，它对于你来说就是一件好衣服。反之，一件名贵的衣服穿在身上，但如果总觉得还有比这更名贵的，总觉得不合适，那么这件衣服对我们来说也是没有价值的。

"安其居"，居住的地方就是心灵的避风港，无论是大还是小，哪怕是陋室、是小屋，因为是自己的，就要觉得它很安适、很安稳。

"乐其俗"，只要对自己的习俗、自己所处的风俗环境感到很满意，就会快乐起来。

这里引用了老子《道德经》第八十章的话："甘其食，美其服，安其居，乐其俗。"这四句话的第一个字都是意动词，是主观上觉得是这样，觉得食物很甘甜，觉得衣服很美，觉得住房很好，觉得生活很快乐，那就一定是这样。久而久之，它就进入你的潜意识里，就形成一种习惯。这是一种随遇而安的人生态度，这样的人一定是快乐幸福的。"朴"也是老子倡导的："见素抱朴，少私寡欲""复归于朴"。"朴"的本义指没有经过加工的木材，表示自然而然的、无智无欲的本真状态，其实就是得道状态。所以说，养生的最高境界其实就是回到最原始、最淳朴、最本真的状态。

是以嗜欲不能劳其目，淫邪不能惑其心，愚智贤不肖，不惧于物，故合于道，所以能年皆度百岁，而动作不衰者，以其德全不危也。

【语译】

正因为如此，所以各种感官享受也不能吸引他的耳目，各种淫乱邪行也不能迷惑他的心智，无论是愚蠢还是聪明，有才能还是没有才能，都不被外物所干扰，因此符合生命之道。他们之所以都能活到100岁而动作还不显得衰老，是因为他们领会和掌握了修身养性的方法而使身体不被内外邪气所干扰、危害。

【解读】

这一段话是说，因为"心安"，所以各种感官刺激、各种淫乱邪行都无法干扰他。这里提出的"德全不危"四个字很重要。什么是"德"？我们常说道德，

"道"和"德"究竟什么关系？"德"有人解释为十四人一条心，这是望文生义、胡解一气。"德"这个字从甲骨文的形体来看，它的左边是"彳"（chì），它在古文字中多表示"行走"之义；右边是一只眼睛，眼睛上面有一条直线，表示眼睛要看正，要直视所行之路、所走路的方向，有"行得正，看得直"的意思。金文的形体与甲骨文的形体基本相似，只是右边的眼睛下加了一颗心，表示不仅要"行正、目正"，还要"心正"。可见"德"字的本义是指正确的标准，后来指人们的行为准则、道德规范。那么"德"和"道"是什么关系呢？按照《道德经》的解释，"道"是看不见、听不到、摸不着的，而"德"是看得见、摸得着的；"道"是本体，"德"是"道"的具体体现。"道"只有通过我们的心去感知，"德"是我们感知之后所进行的行为。"道"是不分高低上下、全面还是不全面的，"德"是可以分高低上下、全面还是不全面的。这里岐伯说只有返璞归真，保持"心安"，才能"德全不危"。

"德全不危"，德要全，而不要有缺失。《灵枢·本神》说："天之在我者德也，地之在我者气也，德流气薄而生者也。"这说明德是与生俱来的，生下来时就存在的一种天然本性，符合本性就叫有德。这个德就是天真。心地善良就是要保持一颗淳朴、天真的心。只有保持天然的真气、天然的品德，才能做到心地善良。《黄帝内经》对此有着详细的论述。

什么是健康？世界卫生组织曾经给健康下定义，这个定义有几次修改。一开始的定义是要身体健康。后来发现仅仅身体健康还不行，所以加了心理要健康。后来发现身体健康、心理健康还不算真正的健康，还有社会适应要良好。1989年世界卫生组织又一次深化了健康的概念，认为健康包括躯体健康、心理健康、社会适应良好和道德健康。也就是说，人要有一个淳朴的、良好的品德，这在《黄帝内经》看来是非常非常重要的。

可见《黄帝内经》深刻反映了道家的思想。

帝曰：人年老而无子者，材力尽邪？将天数然也？岐伯曰：女子七岁，肾气盛，齿更发长；二七而天癸至，任脉通，太冲脉盛，月事以时下，故有子；三七，肾气平均，故真牙生而长极；四七，筋骨坚，发长极，身体盛壮；五七，阳明脉衰，面始焦，发始堕；六七，三阳脉衰于上，面皆焦，发始白；七七，任脉虚，太冲脉衰少，天癸竭，地道不通，故形坏而无子也。

黄帝说：人年老时不能生育子女，是由于精力衰竭了呢，还是受自然规律的限定呢？岐伯说：女子到了 7 岁，肾气旺盛，乳牙更换，头发长得茂盛了。14 岁时，天癸产生，任脉通畅，太冲脉旺盛，月经按时来潮，具备了生育能力。21 岁时，肾气充满，智齿长出，身体也长到最高了。28 岁时，筋骨强健，肌肉丰满，头发长得最茂盛，身体最强壮。35 岁时，阳明脉渐衰，面部开始憔悴，头发也开始脱落。42 岁时，三阳经脉气血都衰弱，面部憔悴无华，头发开始变白。49 岁时，任脉气血虚弱，太冲脉的气血也衰少了，天癸枯竭，月经断绝，所以形体衰老，失去了生育能力。

【解读】

早在两千多年前，我们的古圣先贤就发现人体一生的生命周期。西方科学家只是发现体力、情绪和智力的节律周期，《黄帝内经》则发现了人一生五脏气血的盛衰和肾气、生命力、生殖力盛衰的周期。岐伯在这里提出了生命的一种周期，这种周期很有意思，是把男人和女人区分开来的。

"帝曰：人年老而无子者，材力尽耶？将天数然也？"黄帝问：一个人年老了不能再生孩子了，这是因为精力耗尽了，还是自然生长规律决定的呢？这一句中的"材力"是指精力，因为生孩子跟肾精有关。"天数"就是老天的命数、定数，是一种人所不能改变的上天的安排，这里讲的就是人体生老病死的自然规律。黄帝问的第一个问题是关于自身的长寿问题，这第二个问题马上涉及繁衍后代的问题：为什么年纪大了就不能生孩子了？生育有没有规律？生育期能不能延长？

岐伯对此作了回答，他的回答第一次提出一个词叫"天癸"。天癸的"天"是指先天，人出生以前叫先天，说明是从父母那里遗传来的，从出生就存在，自身本来就有的；天癸的"癸"是十天干最后一个，我在《易经》课程中讲了十天干和五行是怎么相配的，其中癸五行属水。"癸"这个字，在甲骨文当中写作"𤇾"，《说文解字》的解释是"象水从四方流入地中之形"。它在《易经》中是坎卦，外阴内阳，是阳中之阴、天一之阴气。五脏中肾是属水的，所以"天癸"就是先天的肾水。但天癸又不能等同于肾水，它藏在肾水、肾精里面，是肾精的一部分。天癸只有一个功能，就是主管生孩子，一个人有了天癸就能生孩子，没有天癸就不能生孩子。它是一种促进人体生殖功能成熟、具备生育功能所必需的物质。人可以没有天癸，大不了就不能生孩子，但人不能没有肾精，没有肾精这个人就活不了啦。肾精是人一生下来就有的，但天癸却不是一生下来就有的，它是肾中精气充盈到一定程度才产生的。因此，天癸来源于先天之肾精，具有化生精血的作用，从而使男女具有生殖能力。

我们来看岐伯的回答，他先回答了女子天癸的周期，是以 7 岁为周期的：

"岐伯曰：女子七岁，肾气盛，齿更发长。"女子 7 岁的时候，肾气旺盛，表现为牙齿更换了，头发长得茂盛了。牙齿和头发都是肾主管的。请女同胞回忆一下你是不是 7 岁左右换牙齿的？

"二七而天癸至，任脉通，太冲脉盛，月事以时下，故有子。"14 岁，天癸来了、产生了，这个时候任脉通畅，太冲脉旺盛，月经开始按时来潮，这时就有生育能力了。我们都听说过任督二脉，这里又提到太冲脉，也叫冲脉，这三条脉我把它称为"一源三流"，一个来源就是肾水，三条河流就是任脉、督脉、冲脉，这三条脉都起源于胞中（女子的子宫、男子的精室），然后从会阴出来，会阴在前后阴之间，也就是生殖器和肛门中间。一条叫任脉，从前面走，沿着腹部、胸部正中线到达咽喉部（天突穴），再上行到达下唇内，环绕口唇，与督脉相交；一条叫督脉，从会阴出来后向后面走，沿着腰部、背部、头部的正中线从下往上走，到头顶百会穴，继续往前往下一直到上嘴唇里面与上齿龈相接的地方（龈交穴），在这里与任脉接上了；第三条叫冲脉，从会阴出来后分为三条路线，其中一条沿腹中线两侧 0.5 寸、胸中线两侧 2 寸，散布于胸中，所以女子 14 岁第二性征乳房隆起，再向上行，经咽喉，环绕口唇，所以男子二八 16 岁第二性征胡子长出来。这里为什么只提到任脉和冲脉？因为这两条脉都与女人的生殖功能有关，任脉主要有调节阴经气血、调节月经的作用，冲脉又称血海，有调节月经的作用，冲脉和任脉旺盛了，月经才能正常排泄。

现在好多人解释"天癸"就是"月经"，有的大学老师上课也是这么讲的，这就错了！月经只是来天癸的一种外在表现，它本身并不是天癸，因为天癸是要保持的，而月经是要定期排泄的。大家想一想，我们现在的女孩子是不是 14 岁来月经？不是，大部分都提前了，有的是大大提前了。什么原因？你看现在孩子都喜欢吃什么？吃肯德基、麦当劳这样的高热量、高脂肪食品，生活太享受，营养过剩。

"三七，肾气平均，故真牙生而长极。"21 岁，肾气充满了，表现为智齿长出来，人的身高也长到极点，发育到极点了。智齿是哪颗牙齿？就是从正中的门牙往里数刚好是第八颗牙齿。请问女同胞们，你们是不是 21 岁左右长智齿的？如果有人超过这个岁数还没长智齿，那要恭喜你，你还在发育。当然这是开个玩笑。

"四七，筋骨坚，发长极，身体盛壮。"28岁，筋骨坚实，肌肉丰满，头发长得最茂盛，身体最强壮。这也是天癸最盛时期，是怀孕生子的最佳时期。

"五七，阳明脉衰，面始焦，发始堕。"35岁，阳明脉衰退了，面部开始憔悴，头发也开始脱落。阳明脉要经过头面部，阳明脉的气血衰退，面部肯定要憔悴、焦枯，头发也开始掉了。

"六七，三阳脉衰于上，面皆焦，发始白。"42岁，三条阳脉气血都衰弱，整个面部都憔悴、枯焦了，头发开始变白。三条阳脉除了阳明脉外，还有太阳脉、少阳脉，这三条阳脉都经过头面部，所以面部全都憔悴，头发也变白了。那么怎样才能保持面部美丽、头发又不掉呢？当然要使这三条阳脉气血旺盛。教大家一个小方法，两个动作：第一干洗脸，将自己的双手搓热，然后用整个手掌从下往上搓脸，然后往下，注意往上要用力，往下不要用力。反复做5分钟。第二干梳头，弯曲十指插入头发，从前往后、从里往外梳头，做5分钟。坚持下去，能使头面部的气血旺盛。

"七七，任脉虚，太冲脉衰少，天癸竭，地道不通，故形坏而无子也。"49岁，任脉气血虚弱，冲脉的气血也衰少了，天癸枯竭了，月经断绝了，所以形体衰老，失去了生育能力。49、50岁左右正是女人的更年期，可是现在女人更年期普遍提前了，因为天癸枯竭的时间提前了。天癸一枯竭，当然就不能生孩子了。

丈夫八岁，肾气实，发长齿更；二八，肾气盛，天癸至，精气溢泻，阴阳和，故能有子；三八，肾气平均，筋骨劲强，故真牙生而长极。四八，筋骨隆盛，肌肉满壮；五八，肾气衰，发堕齿槁。六八，阳气衰竭于上，面焦，发鬓颁白；七八，肝气衰，筋不能动，天癸竭，精少，肾脏衰，形体皆极；八八，则齿发去。

【语译】

男子到了8岁，肾气逐渐充实，头发长得茂密，乳牙也更换了。16岁时，肾气旺盛，天癸产生，精气盈满而外泄，两性交合，就能生儿育女。24岁时，肾气充满，筋骨强健有力，智齿长出，身体长到最高。32岁时，筋骨丰隆坚实，肌肉丰满健壮。40岁时，肾气衰退，头发开始脱落，牙齿也开始松动脱落。48岁时，人体上部的阳气逐渐衰竭，面部憔悴无华，头发和两鬓开始变白。56岁时，肝气衰退，筋骨活动不能灵活自如，天癸枯竭，肾脏精气衰少，形体衰老。64岁时，牙齿头发脱落。

【解读】

人生育孩子、繁衍后代有没有规律？岐伯回答：有。但男人和女人的生殖功能周期是不同的，女人以 7 岁为周期，男人以 8 岁为周期。这个周期的变化都是由"天癸"决定的。"天癸"是《黄帝内经》提出的一个重要概念，是一种主管人体生殖生育、像水一样的物质。前面我讲了女人的天癸周期，现在我们来看一看男人的天癸周期。

岐伯说，"丈夫八岁，肾气实，发长齿更。"男人 8 岁的时候，肾气充实，表现为头发长得茂盛、牙齿更换了。请男同胞回忆一下你是不是 8 岁左右换牙齿的？

"二八，肾气盛，天癸至，精气溢泻，阴阳和，故能有子。"16 岁，天癸产生了，精气盈满外泄了，遗精了，这个时候如果男女交合，就可以生孩子。

"三八，肾气平均，筋骨劲强，故真牙生而长极。"24 岁，肾气充满，筋骨强劲有力，智齿长出来，人的发育到极点了。智齿，我前面说过，就是从正中的门牙往里数第八颗牙齿。请问男同胞们，你们是不是 24 岁左右长智齿的？如果你们还没长，说明你们还处于青春期，还在发育呢。当然这还是个玩笑，有人一辈子也不长。

"四八，筋骨隆盛，肌肉满壮。"32 岁，筋骨丰隆坚实，肌肉丰满健壮。这也是天癸最盛时期，是男人和女人交合生子的最佳时期。

"五八，肾气衰，发堕齿槁。"40 岁，肾气衰退了，头发开始脱落，牙齿也开始松动脱落。比较一下，女人的第五个阶段是阳明脉衰，而男人是肾气衰。男人的衰老从肾虚开始。

"六八，阳气衰竭于上，面焦，发鬓颁白。"48 岁，人体上部的阳气开始衰竭，面部枯焦，鬓发斑白。这里还有一个秘密，就是"花不花，四十八"，就是说是不是眼花，就看 48 岁，因为这个时候人体头面部的阳气都开始衰竭了，所以不仅面部枯焦、头发斑白，而且开始花眼了。

"七八，肝气衰，筋不能动，天癸竭，精少，肾脏衰，形体皆极。"56 岁，肝气衰退，筋骨活动不便，天癸枯竭，肾脏精气衰少，形体疲惫不堪。五脏中肝是主管筋的，肝气不足，不能养筋，筋骨活动就不便利，动作迟缓。这里还有一个秘密，女人没有的、男人特有的那根筋也不利了，阳痿了。男人和女人一样，到了第七个阶段，天癸也枯竭了。不过男人还可以再持续一个周期。

"八八，则齿发去。"64 岁，牙齿头发都脱落了，说明这时肾气大衰了。

肾者主水，受五脏六腑之精而藏之，故五脏盛，乃能泻。今五脏皆衰，筋骨解堕，天癸尽矣，故发鬓白，身体重，行步不正，而无子耳。帝曰：有其年已老而有子者，何也？岐伯曰：此其天寿过度，气脉常通，而肾气有余也。此虽有子，男不过尽八八，女不过尽七七，而天地之精气皆竭矣。帝曰：夫道者年皆百数，能有子乎？岐伯曰：夫道者，能却老而全形，身年虽寿，能生子也。

肾主管水，接受并贮藏其他脏腑的精气。所以五脏精气旺盛，肾脏才能精气外泄。现在五脏的功能都已衰退，筋骨懈惰无力，天癸竭尽。所以头发和两鬓都变白，身体沉重，走路不稳，也不能生儿育女了。黄帝说：有的人虽已年老，却还能生育，这是什么道理呢？岐伯说：这是因为他的先天禀赋超过常人，气血经脉保持通畅，肾气有余。这种人虽然还能生育，但男子一般不超过64岁，女子一般不超过49岁，因为这时体内的精气已枯竭了。黄帝说：那些掌握了养生之道的人，年龄都到了100岁，还能生育吗？岐伯说：掌握了养生之道的人，能防止衰老，使身体健康，虽然年事已高，也能生育。

【解读】

"肾者主水，受五脏六腑之精而藏之，故五脏盛，乃能泻。今五脏皆衰，筋骨解堕，天癸尽矣。故发鬓白，身体重，行步不正，而无子耳。"肾是主管水的，肾处在五脏最下方，接受五脏六腑的精气并且储藏它。肾藏精，所以五脏精气旺盛，肾脏的精气才能盈满溢泻。因为精气除了与生俱来的"先天之精"外，还需要其他脏腑"后天之精"的补充，而这个时候五脏的精气都衰竭了，筋骨懈惰无力，天癸竭尽了，因此鬓发斑白，身体沉重，走路不稳，所以就不能生育子女了。男人和女人天癸竭尽的时间是"七七八八"，女人49岁、男人64岁天癸没有了。我想起我上中学的时候，我们班上有一个男同学，他有个外号叫"八八"，就是因为他父亲是64岁生他的。听友肯定会质疑：难道男人64岁以后就不能生孩子了吗？这也是当年黄帝的质问。

"帝曰：有其年已老而有子者，何也？"有的人年纪已经很老了但仍然能生孩子，这是什么原因呢？"岐伯曰：此其天寿过度，气脉常通，而肾气有余也。此虽有子，男不过尽八八，女不过尽七七，而天地之精气皆竭矣。"这是因为他的先天禀赋很好，经脉气血仍然通畅，肾气有余，肾脏功能还没有完全衰退。但总体来说，能生孩子的时间，男人一般不超过 64 岁，女人一般不超过 49 岁，因为这个时候体内的阴精和阳气都已经枯竭了。这句中的"天地之精气"，"天地"就是阴阳，天为阳、地为阴；"精气"分开来看，精是属阴的，气是属阳的。

看到这里，男同胞们一定不服气吧？那有的男人怎么八九十岁还能生孩子？不要急，你看黄帝已经替我们问了："帝曰：夫道者年皆百数，能有子乎？"那些得道之人年纪到了 100 岁还能生孩子吗？"岐伯曰：夫道者，能却老而全形，身年虽寿，能生子也。"岐伯回答："那些得道之人不仅能做到防止衰老，并且还能保持身体的健康，所以年纪虽然老了，但还能生孩子。"所以能不能生孩子的关键就在于是不是得道。什么道？一般都理解为养生之道，这是不够的。按照《易经》的说法应该是三才之道，三才就是天、地、人，三才之道就是天道、地道、人道。人的养生之道，必须符合天地自然之道，人只有按照天地自然之道来养生，只有吸收天地自然的精气，才能延长天癸的周期。

对于天癸的周期"为什么女人以七为周期、男人以八为周期"这个问题，后人有很多解释，其中唐代著名医家王冰用《易经》阴阳和合的原理做了解释：七是少阳之数，八是少阴之数。女人为什么用少阳之数？因为女人本体是阴的，但只有阴而没有阳是不行的，所以要配一个阳数，这样就阴中有阳了。男人为什么用少阴之数？因为男人本体是阳的，但只有阳而没有阴是不行的，所以要配一个阴数，这样就阳中有阴了。我认为，这样解释有一点牵强。其实，按照《易经》的说法，少男是艮卦，少女是兑卦，在九宫洛书中，少男艮卦所配的数字就是八，少女兑卦所配的数字就是七。可见《易经》象数义理已经揭示了男女"天癸"周期变化的秘密。

我这里问一下：你想不想延长"天癸"周期？当然不是为了生孩子，而是为了延缓衰老、健康快乐。想不想呢？

黄帝曰：余闻上古有真人者，提挈天地，把握阴阳，呼吸精气，独立守神，肌肉若一，故能寿敝天地，无有终时，此其道生。中古之时，有至人者，淳德全道，和于阴阳，调于四时，去世离俗，积精全神，游行天地之间，视听八达之外，此盖益其寿命而强者也，亦归于真人。其次有圣人者，处天地之和，从八风之理，适嗜欲于世俗之间，无恚嗔之心，行不欲离于世，被服章，举不欲观于俗，外不劳形于事，内无思想之患，以恬愉为务，以自得为功，形体不敝，精神不散，亦可以百数。其次有贤人者，法则天地，象似日月，辨列星辰，逆从阴阳，分别四时，将从上古合同于道，亦可使益寿而有极时。

【语译】

黄帝说：我听说上古时代有一种人叫真人，他掌握了大自然的变化，把握阴阳规律，呼吸精气，超然独处，精神内守，筋骨肌肉与整个身体合而为一，所以他的寿命与天地相同，没有终了的时候，这是他修道养生的结果。中古的时候，有一种人叫至人，他的德性淳朴，全面掌握了养生之道，符合、适应天地阴阳四时的变化，避开世俗的干扰，积蓄精气，保全神气，神游于广阔的天地之间，视觉和听觉能达到八方的极点，这是他延长寿命和强健身体的方法，这种人也可以归属真人的行列。其次有一种人叫圣人，他能够安处于天地的平和环境之中，顺从八风的变化，使自己的喜好同世俗相应，没有恼怒怨恨之情，行为不偏离世俗的一般准则，穿着装饰普通纹采的衣服，举止也没有炫耀于世俗的地方，在外不因忙碌的事务而劳累，在内没有任何思想负担，以恬淡、愉快为目的，以悠然自得为满足，所以他的形体不衰老，精神也不易耗散，寿命也能达到百岁。还有一种人称为贤人，他能够效法天地的变化，遵循日月的升降，依据星辰的位置，顺从阴阳的消长和适应四时的变迁，追随上古真人，使生活符合养生之道，这种人的寿命也能延长，但有终结的时候。

【解读】

这一段是黄帝的总结。岐伯说女人和男人的"天癸"周期是有定数的，也就是女人到了49岁、男人到了64岁，"天癸"这种主管生孩子的物质就结束了，但通过修炼是可以延长的，修炼功夫的高低决定了延长时间的长短。黄帝按照得道的程度，把得道的人分为真人、至人、圣人、贤人四个等级、四层境界。下面我们就来看黄帝提出的四种境界。

第一层境界是"真人"。"黄帝曰：余闻上古有真人者，提挈天地，把握阴阳，呼吸精气，独立守神，肌肉若一，故能寿敝天地，无有终时，此其道生。"黄帝说：我听说远古的时候有真人，他们能够掌握天地的变化，把握阴阳规律，呼吸天地阴阳的精气，不凭借外物而独立守神，肌肉保持纯一洁净，所以他们能够像天地一样长寿，没有终结的时候，这就是因为得道而长生不老。我不知道大家听了这一段话有什么感受。如果大家熟悉《庄子·逍遥游》，一定会马上联想起《逍遥游》中的"藐姑射（miǎo gū yè）山"上的"神人"，"藐姑射之山，有神人居焉，肌肤若冰雪，绰约若处子。不食五谷，吸风饮露。乘云气，御飞龙，而游乎四海之外。"在遥远的姑射山上，住着一位神人，皮肤洁白像冰雪，体态柔美如处女，不食五谷，吸清风饮甘露，乘云气驾飞龙，遨游于四海之外。这个神人就是"真人"。

"真人"这个词最早也是《庄子·大宗师》提出来的，指洞悉和把握宇宙和人生本真本原，真正觉悟、觉醒的人。"真人"是道家的最高人格形象，好比儒家所说的"圣人"，佛家所说的"觉者"（佛）。很明显，《黄帝内经》深受先秦道家的影响，按照这一篇的标题《上古天真论》中"天真"的说法，真人就是保持"天真"之人。真人者，体洞虚无，与道合真，同于自然，无所不能，无所不知，无所不通。"呼吸精气，独立守神"成为后世练功的重要方法，练功首先就是要三调，调身、调息、调神。独立就是调身，可采用站桩方式；呼吸精气，就是调息，吸天地之精气，然后体内呼吸。我有一个师傅是道教全真派的传人，他告诉我呼吸有 21 种，当然最主要是两种，就是顺呼吸、逆呼吸。我这里先教大家一种顺呼吸的方法：全身放松，舌尖轻轻顶住上腭。先用鼻子吸气呼气，然后不要再管鼻子，将所有的注意力集中在腹部——肚子，自然呼吸，不要用力。请大家先体会一下吸气时肚子是鼓起还是收缩？吸气的时候肚子是鼓起来，呼气的时候肚子是收缩。大家就这么关注肚子，你的所有意念、注意力不要离开肚子，意念随着它隆起而隆起，随着它收缩而收缩，慢慢体会。这种方法在小乘佛教叫"安那般那"，就是出息入息。只要关注呼吸就可以了，关注呼吸时腹部的隆起收缩，这样就会抛掉其他杂念，你的心就慢慢静下来。

第二层境界是"至人"。"至"就是至高无上的"至"。"中古之时，有至人者，淳德全道，和于阴阳，调于四时，去世离俗，积精全神，游行天地之间，视听八达之外，此盖益其寿命而强者也，亦归于真人。"到了中古时代，有了至人。"至人"这个词也出自《庄子·天下》："不离于真，谓之至人。"这在一定程度上和"真人"差不多。他们德性淳朴，保全大道，与天地阴阳相和谐，与春夏秋冬四时相协调。"去世离俗"，原本指离开世俗，到深山老林中去隐修，这在今天对大多数人来说是不现实的。"大隐隐于市"，只要思想上离开世俗、超凡脱俗、保持宁静虚无的心态也是可以的。积累精气保全神气，神游于天地之间，视觉与听觉能达到八方的极点，这些人能够延年益寿而且身体保持健壮，获得与真人差不多的效果。

第三层境界是"圣人"。这个"圣人"和儒家说的"圣人"是不同的，儒家"圣人"是最高人格形象，这里的"圣人"是道家第三境界的人格形象："其次有圣人者，处天地之和，从八风之理，适嗜欲于世俗之间，无恚嗔（huì chēn）之心，行不欲离于世，被服章，举不欲观于俗，外不劳形于事，内无思想之患，以恬愉为务，以自得为功，形体不敝，精神不散，亦可以百数。"他能够生活在天地和谐环境中，顺从八风的变化规律，使自己的嗜好适应世俗的习惯，没有恼怒怨恨之心。行为不偏离世俗的一般准则，穿着和其他人一样的普通衣服，举动不让世俗之人嫉妒，在外不让忙碌事物劳伤身体，在内没有患得患失的思想纷扰，以恬淡乐观为追求，以悠扬自得为满足，形体不衰老，精神不散失，也可以活到100岁。

第四层境界是"贤人"："其次有贤人者，法则天地，象似日月，辨列星辰，逆从阴阳，分别四时，将从上古合同于道，亦可使益寿而有极时。"贤人可以效法天地大道，遵循日月运行，辨别星辰位置，顺从阴阳法则（"逆从"就是顺从，这个"逆"字原本既有抵触、不顺从的意思，又有迎接、顺从的意思），分别四时变化，追随远古真人的养生之道，他们的寿命也可以延长，但有一定的极限。

比较一下这四种境界得"道"的程度：第一，从对待天地阴阳变化规律的方式上看，真人是能够掌控，叫"提挈天地，把握阴阳"；至人是能够调和，叫"和于阴阳，调于四时"；圣人是顺从，叫"处天地之和，从八风之理"；贤人是效法，叫"法则天地，象似日月"。第二，从对待自己的行为处事上看，真人是"呼吸精气，独立守神，肌肉若一"；至人是"去世离俗，积精全神"；圣人是"外不劳形于事，内无思想之患，以恬愉为务，以自得为功"；贤人是"将从上古合同于道"。第三，从寿命的长短上看，真人是"寿敝天地，无有终时"；至人是"益其寿命而强者，亦归于真人"；圣人是"形体不敝，精神不散，亦可以百数"；贤人是"亦可使益寿而有极时"。

从这里可以看出，《黄帝内经》深受道家思想的影响。"真人""至人"都是《庄子》首次提出来的对得道之人的称呼，恬淡虚无、真气从之，呼吸精气、独立守神、积精全神、淳德全道等都是道家提出来的修炼方法。《上古天真论》这一篇排在《黄帝内经》的第一篇，这是唐代王冰整理时挪动的，因为王冰本身就是个道家，道家重视生命、重视长生和养生，所以他把它放在《黄帝内经》的开篇，表明它的重要性。对于道家，《黄帝内经》起到了承上启下的作用，继承并且发挥了老子、庄子、淮南子的生命思想和养生方法，成为汉代黄老道家的重要著作之一，被后世收入道家道教著作总集《道藏》中。

世界卫生组织提出养生有"四大基石"——合理膳食、心理平衡、适量运动、戒烟限酒。这四大基石是西方国家提出的，而我们中国人把它归结为养生的三大法宝——养精、养气、养神。

其实精气神三方面的练养不是分裂的，而是结合在一起的。古人说形神合一、精神合一、神气合一、动静合一，就是这个意思。在古代，凡是著名的养生专家都能达到这一点。比如唐代之后，在五代到宋代初年的时候有一个人，这个人在历史上非常有名，叫陈抟，希夷先生，后来人称他为睡仙，他一睡下去就可以睡几个月。实际上他是在练功、练精气神，别看他睡在那里好像是一种消极的举动，实际上他是在养练精气神，只是我们没看到。

陈抟老祖留下了睡功秘诀三十二字："龙归元海，阳潜于阴。人曰蛰龙，我却蛰心。默藏其用，息之深深。白云上卧，世无知音。"就是说看上去睡的时候像龙一样盘曲环绕。俗话说："学道不学道，学个狗睡觉。"就是说练睡功时，要侧着身体，像狗一样曲着身子，像狗、像龙是一样的。要一手屈臂而枕头，一只手直抚于脐眼（丹田）。一腿伸展，一腿弯曲——这是练形。睡功要求先睡心，后睡眼。也就是先要收心入静，然后才闭目入睡。首先要使心神不外驰，就是不能老想着外面的事情，要把心神收敛起来——这是练神。呼吸要调匀、调细，气机自然、安定、平和——这是练气。精、气、神和合凝聚，结成内丹。哪有精气神分开来练的？

古代所有善于养生的人都能做到精气神三者结合，都能做到《黄帝内经》所说的"恬惔虚无，真气从之，精神内守""呼吸精气，独立守神"。现在很多人都学了养生方法，有的是偏于练形的，有的是偏于练精的，有的是偏于练气的，有的是偏于练神的。我们要学会把"精、气、神"或者"形、气、神"结合起来，这才是真正的养生之道啊！具体怎么做呢？

第一，节欲保精。养精首先要节欲，这是最关键的一种做法。《黄帝内经》中经常提到，人要有节制，尤其是"行房事"，男女交合一定要节制，这样才能保住精，因为这个精主要是肾精。房事太多会泄精，泄掉了人的精气。按《黄帝内经》的话来说叫"积精全神"，要把精蓄积在那里，就像人体里有一个水库一样。"水库"里面有水，这个水不能随便泄漏，要把它积攒在那里，否则水就干了，水干了，这个水库还有什么用？

历代皇帝为什么大多都短命，很少有长寿的？有人做了一个统计，中国历代皇帝加起来有 402 位，他们的平均寿命只有 30 多岁。这里面有一个重要的原因，那就是皇帝嫔妃太多了，精消耗得太多了。"三宫六院七十二嫔妃"，这么多嫔妃，房事太过度了，精怎么能保得住？

有一句话叫作"色字头上一把刀"。这是把什么刀？古书说："淫声美色，破骨之斧锯也。"这是一把砍伐我们骨头的刀。房事太多了以后，必然就耗散了精气。这个精藏在肾里，肾还生髓主骨，肾主管骨头，肾精丧失了，我们的骨头也就受到损伤。所以，一个人如果房事太多、无节制，那就像一把斧子一样，是在砍伐我们自己的骨头。

第二，经络按摩。养精要经常进行经络的按摩。肾精是在人体的下部，这个地方后来称为丹田——下丹田。保精、养精要按摩下丹田，同时，还要按揉命门穴。命门穴和肚脐相对应，在人体的后背上，肚脐相对的正后方。方法同按揉丹田，也是两手交叠，用手掌心劳宫穴按揉命门穴。

命门，这个名字取得非常好，命门就是生命的大门，是主管生命开阖的。我们要把这个门守住，不要让精外泄，所以这个部位也要经常按摩。经常按摩下丹田和命门穴可以温精，可以保精，不让肾精外泄。

第三，合理饮食。在我们的饮食当中，要多吃养精的东西。比如黑芝麻、黑豆、山药、核桃、芡实、莲子，还有地黄，地黄熬汤很好喝的。平常多吃这些食物不仅有利于延年益寿、强身健体，而且有助于治疗遗精、早泄。

中医有一句名言："肾为先天之本，脾胃为后天之本。"人脾胃功能的强健，是保养精气的关键。"得谷者昌，失谷者亡"。尤其是体弱之人，真气耗竭，五脏衰弱，全靠饮食营养来充实气血。所以，全面、均衡、营养的饮食，是保精的重要手段。同时，还要注意定时、定量、不偏、不嗜。只有在饮食得宜的基础上，才能考虑药物滋补的问题。服用补益药物时，一定要在医生的指导下"辨证施补"，不然可能会适得其反。

从以上三个方面来做，我们就可以对肾精有所保养，就能"积精全神"。

《黄帝内经》在这里提到"游行天地之间，视听八达之外"，是要我们向中古的至人学习，胸怀要开阔，就像游行在天地之间，要把眼光放宽，把听力放大，要四通八达，放宽到八方之外。不要计较于眼前利益，不要局限于自我，或者说一个家庭。这一点对于心理的调节、对于养神，是非常重要的。

要达到心胸开阔，首先就要能忍让，要宽容。有一副对联："让三分风平浪静，退一步海阔天空"。还有一副对联："能受苦方为志士，肯吃亏不是痴人"。

在我的家乡——安徽徽州，也就是现在的黄山市，有一处世界文化遗产，那里有一座房子，为了让路，房屋主人主动把墙角切掉一块，并在上面刻了五个字："作退一步想"。

一个心胸开阔的人，不会为小事斤斤计较，不会为私利蝇营狗苟，他的精神是快乐的，身体是健康的。

心态要平和，心情要快乐，心地要善良，心胸要开阔，这是调心、养神的关键，也是现代心理学所强调的心态平衡的四大要素——淡泊、快乐、善良、宽容。做到了这四个"心"，我们的神就会安宁下来，就不会郁闷、不会困惑了。这对我们的健康、长寿都是十分有利的。

四气调神大论篇第二

《四气调神大论》分四个季节对我们如何顺应天气进行了明确详细的描述，并且告诉我们违逆天气的后果，警示大家要顺应天气、顺应自然的变化规律来养生。

春三月。此谓发陈，天地俱生，万物以荣，夜卧早起，广步于庭，被发缓形，以使志生，生而勿杀，予而勿夺，赏而勿罚，此春气之应，养生之道也。逆之则伤肝，夏为寒变，奉长者少。

【语译】

春季的三个月是万物复苏、生命萌发的季节。天地的阳气开始升发，万物欣欣向荣。此时，人们应该晚一点睡早一点起床，在庭院中大踏步地走，披散开头发，放松形体，使精神愉快，充满生机。要使万物生发，而不要伤害它们，多施与，少敛夺；多奖励，少惩罚。这是适应春季生发之气的原则。如果违反了这个法则，便会损伤肝脏之气，到了夏季就会演变为寒性疾病，提供给夏天阳长之气就少了。

【解读】

"四气"就是春夏秋冬四季之气，这一篇是讲四季养生的，但题目立足点在"调神"上。其实看了原文你会发现，讲养神的并不多，那为什么要用"调神"作为标题呢？我们看了原文就知道了。

春天三个月就是阴历的正月、二月、三月，也就是孟春、仲春、季春，大约是阳历的 2 月、3 月、4 月。春天这三个月，叫"发陈"。杨上善曰："陈，旧也。言春三月，草木旧根旧子皆发生也"，就是推陈出新。"发"就是启发、生发，"陈"就是陈旧，把陈旧的东西去掉，新鲜的东西生发出来。春天是生命又一次新的轮回的开始。我们可以想象一下春天的景色："草长莺飞二月天，拂堤杨柳醉春烟。"春风拂面，万物复苏，百花齐放，这就是"发陈"。"天地俱生，万物以荣"，天地的阳气开始生发，世界万物开始欣欣向荣。这时候应该怎样养生呢？

要"夜卧早起，广步于庭，被发缓形，以使志生"，晚一点睡早一点起床。为什么？因为春天阳气生发，万物兴起、舒展了，开始活动了，所以人也应该要让气血活动起来，要多活动筋骨，早一点起床，不要懒惰。白天是劳动、活动的时候，晚上是休息入睡的时候，日出而作，日落而息。春天比起冬天白天长了，晚上短了，所以人劳动、活动的时间也要长一点，休息入睡的时间也要短一点。所以要"晚睡早起"。早起之后做什么？要"广步于庭"，就是在庭院里大踏步地走。"广步"就是迈开大步。对今天的人来说，城市里的人不可能都有那么大的庭院，怎么办？到公园去迈开大步走。对上班族来说，也可以在上班的路上大踏步地走。走路是最简便、最有效的运动方式。我想问一下，你会走路吗？你一定会说：谁还不会走路？我指的是运动走路，不是平时的普通走路。运动走路要迈开大步走，两只手要甩起来，手抬起来的时候要超过头，走路的速度要适当加快。当然我前面讲过"不妄作劳"，不要累得气喘吁吁、大汗淋漓，要适可而止，交替地走，时而快走，时而慢走。

再看后面"被发缓形，以使志生"。"被"其实通"披"，就是要披散开头发，不要束发、扎着头发，不要把头发束得紧紧的。古代男人也是束发的，今天是女人束发。冬天的时候要把头发扎起来，春天就要放下来。为什么？因为春天阳气生发了，万物舒展了，所以人也要舒展，要把头发松开，让它吸收春天的阳气。"缓形"的"形"是形体的"形"，不是行动的"行"，不是慢慢行动，而是舒缓形体，就是不要穿紧身衣服，不要穿得紧绷绷的，要使形体放松。对一天来说，早晨锻炼的时候要穿宽松的练功服、灯笼裤，如果把身体束缚得紧紧的，怎么锻炼？春天披发缓形，目的是"以使志生"，就是可以让神志生发。神志就是精神、意志，这和我们今天讲的"神志不清"的"神志"不太一样。"神志不清"的"神志"偏于意识感觉，而《黄帝内经》讲的"神志"主要指精神意志、情志，有五种情志，我在以后的篇章中再细讲。一年四季，阳气的变化规律是春生、夏长、秋收、冬藏。"一年之计在于春"，春天是人的神志和情志生发的时候，所以不要压抑，要抒发。

"生而勿杀，予而勿夺，赏而勿罚，此春气之应，养生之道也。"意思是要使万物生发而不要伤害它，要给予而不要夺取，要奖赏而不要惩罚，这就是适应了春天阳气生发的变化规律，是调养人体生发之气的大法则。春天是生发的、向上的，所以对待万物也要生发、向上，要促使万物生机勃勃。有一句老话："劝君莫打三春鸟，子在巢中盼母归。"春天的这个季节不要去伤害鸟儿，因为鸟儿的孩子还在巢里等着母亲的归来，所以我们千万不要去伤害小生命。春天，在五行属木，在五德属仁。木是温暖的，我们要保持一颗温暖、仁爱、慈悲的心。对于别人，我们要像春天一样温暖，要用鼓励的态度，而不要去惩罚他人，更不要伤害别人。举个例子，春节之后，员工们回到各自单位，单位领导这个时候应该以鼓励为主，如果这个时候劈头盖脸地一顿训斥："你看看你去年这么简单的事情都出错，今年可不能这样。再这样你这岗位就保不住了。"可以想象这一年这个员工都会不开心，工作肯定受影响。所以春天做任何事情都应该"生而勿杀，予而勿夺，赏而勿罚"。

可能大家都听说过这样一句话："女子伤春，男子悲秋。"这是什么意思呢？就是因为春天从冬天过来，冬天属阴，春天属阳，春天是从阴到阳的过渡阶段，是阳气开始发动的时候。所以这个时候，不管是男性女性，心情也都开始"发动"了，女性更容易"伤春"或者叫"怀春"。春天有一个节日，三月三，也就是上巳节。这一天男男女女要到水边清洗、沐浴。上巳节又称女儿节。杜甫《丽人行》诗中说："三月三日天气新，长安水边多丽人。"这一天男女是可以合法私奔的，后来三月三演变成男女相会的节日，男女聚会，谈情说爱。所以这一天才是中国的情人节。

如果春天没有按照生发之气来养生，会出现什么后果呢？请看原文："逆之则伤肝，夏为寒变，奉长者少。"违背了这个法则，就会使肝脏之气受到伤害，到了夏天就会演变为寒性疾病，提供给夏天阳长之气就减少了。春天，阳气刚开始生发，叫少阳，如果少阳之气没有养好，不能正常上升，不但产生肝的疾病，还会影响到下一个季节夏天阳气不足，所以就会发生寒性病变。夏天为太阳，本来应该是阳气最足的，却阳气不够了，阳虚了，当然就产生寒性病了，比如腹泻。如果用五行相生的原理来解释，春天属木，夏天属火，木能生火。现在木没有养好，就会影响到下一阶段的火，火一旦弱了，就会引起寒性的病变。春天对应五脏中的肝脏，或者说肝气与春天之气相通，春天是木旺的时候，要注意养肝。如果春天没有按照生发之道来养生，必然影响到肝。肝的功能就像春天的树木，肝气的特征就像春天一样，要求调达、上升、舒发。所以这个时候气机要生发、精神要畅快，这样才有利于肝气的舒展。如果精神不畅快，气机不升发，人就容易抑郁、烦闷、焦虑。中医讲肝在志为怒，心情郁闷就容易发怒，怒则伤肝，发怒还会引起各种疾病。怒气可以使气血上涌，严重的时候会引起吐血，甚至昏厥。所以春天是抑郁症的高发期。

夏三月，此谓蕃秀，天地气交，万物华实，夜卧早起，无厌于日，使志无怒，使华英成秀，使气得泄，若所爱在外，此夏气之应，养长之道也。逆之则伤心，秋为痎疟，奉收者少，冬至重病。

【语译】

夏季的三个月是万物繁荣秀丽的季节，天地阴阳之气相交，植物开花结果。在这个季节，人们应该晚睡早起，不要厌恶白天太长，心中不抱怨不发怒，使容貌面色显得秀美，气机宣畅，通泄自如，精神饱满，对外界事物有浓厚的兴趣。这就是适应夏季"养长"的原则。如果违逆了这一原则，就会损伤心脏，到了秋天就容易发生疟疾。秋天收敛的能力减少了，冬天就再次发生疾病。

【解读】

春天养生的基本原则就是调养"生发"之气，夏天又应该怎样养生呢？

先看前面几句："夏三月，此谓蕃秀，天地气交，万物华实。"

夏天三个月为阴历的四、五、六这三个月，叫孟夏、仲夏、季夏，大约是阳历的5月、6月、7月。夏天这三个月，叫"蕃秀"，张介宾曰："阳王已极，万物俱盛，故曰蕃秀。"这个"蕃"是草字头，表示茂盛，就是树木经过春天之后，更加茂盛了。"秀"是什么呢？"秀"是结果，上面是禾苗，茂盛开出花蕾。"蕃秀"就是万物繁荣秀丽。比起春天，夏天的阳气更加旺盛，万物更加繁荣茂盛。天地之气开始上下交合，天气下降，地气上升，阴阳之气相交，树木开花、结果，一派繁荣美丽的景象。"华"通"花"，"华实"就是开花、结果实。

在这样的夏天里，应该怎样养生呢？要"夜卧早起，无厌于日"，就是晚一点睡早一点起。春天是"夜卧早起",夏天也是"夜卧早起",都是晚点睡早点起。那么这两者有区别吗?有!夏天比春天要更晚一点睡,更早一点起。为什么呢?因为到了夏天白天更长、晚上更短了,所以人的养生也要与这种阴阳变化的规律相呼应,睡得再晚一些,起得再早一些。当然这里的晚睡早起,是指古人的作息时间而言的,古人"日出而作,日落而息",不像现在大部分人是晚上11点左右睡觉,如果再晚一点睡,到半夜12点、1点再睡,那肯定是不行的。我在《上古天真论》中说过:必须在晚上11点也就是子时之前入睡,要保证子时的深度睡眠。当然我要强调一下,一定要根据当地的时间,而不能一概用北京时间。比如夏天北京5点左右日出天亮,黑龙江3—4点就日出了,新疆要到6—7点才日出;北京7点多日落,黑龙江晚上8点左右日落,新疆晚上9—10点才日落。

夏天是炎热的,赤日炎炎似火烧。这个时候,要"无厌于日"。这里有两种解释:一种是不要讨厌夏天的太阳。夏天虽然比较热,但不要老躲在家里,害怕阳光。最好还是采用自然的避暑方法,在户外阴凉的地方乘凉。尤其是现代人总是待在空调房里,待在那种人工营造出来的冷环境中,这样反而对人体不好。要自然避暑,可以到树荫下面、小河旁边。在这种自然的环境下出点汗,对人体是有利的。如果你总是躲在空调房里,大量地吹着冷风,喝着冷饮,这种阴寒之气就会伤害阳气,把汗都闷回去,体内的浊气发泄不出来,这样毛病就出来了。第二种解释:不要厌恶白天。夏天是炎热的,白天的时间又很长,容易产生厌倦、厌恶心理,要保持心情的愉快。

要"使志无怒,使华英成秀"。夏天阳气上升,人气也上升。夏天为火,天气的炎热使人容易激动、发怒、发火。发怒容易使阳气过盛,气血上冲,所以应该戒怒,保持心情的平静,使精力充沛。"华英"本来的意思是开的花,"华"通"花","英"也是花。大家还记得陶渊明《桃花源记》中有一句"芳草鲜美,落英缤纷"吧?"落英"就是落花。"使华英成秀"意思是使鲜花开得美丽,这里是比喻的说法,"华英"比喻人的精神,使精神之花开放得更加秀美,即要保持精力充沛。

接下来说"使气得泄,若所爱在外",让过剩的气泄掉一些,因为夏天自然界的阳热之气太过了,人体内的阳热之气也太过了,所以得往外散掉一些,该出汗就要出汗。现在不少年轻人一到夏天喜欢躲在空调房里,24小时开着空调,空调温度打得很低,不愿意出汗,这对身体是不利的。另外,我们还要适当地把自己的情绪发泄出来,使得体内的阳气能够向外宣通、发泄出来,不要把心中的阳气憋在身体之内。但发泄也不能太过分，如果过分的话，阳气就会亏损。我们采用的养生方法是适应自然而不是逆自然而行，要注意阴阳的平衡、适度。要注意情绪不要激动，要让它慢慢释放。有一个词"苦夏"，就是说夏天的时候很苦，原因就是阳气太盛，天气太热。这个时候，既要让阳气升发，又要注意不能让阳气过度发散。

"若所爱在外"就是对外在事物要喜爱，这是说心情问题。到了夏天，人们一般不爱出门了，封闭自己，这是不对的。对外面的世界还是要保持浓厚的兴趣，要有爱，使自己的情绪舒展、精神愉悦，不要抑郁，这样阳气才能生长，精力才能旺盛。

"此夏气之应，养长之道也。"这是适应夏天气候的变化、调养人体盛长之气的大法则。春天是"生"，生发；夏天是"长"，盛长，在程度上比春天更进了一步。

"逆之则伤心，秋为痎疟，奉收者少，冬至重病。"如果违背了这个"养长"的法则，就会伤害心气，到了秋天就会发生疟疾，提供给秋天收敛的能力就减少了，到了冬天还会重复发病。根据《黄帝内经》的理论，夏天对应的是心，或者说心气通于夏，所以夏天要注重养心，如果心气没有养足，就会伤"心"。这个季节没养好就会影响到下一个季节，春天没养好会影响到夏天，夏天没养好会影响到秋天，秋天是要收敛的，收敛的功能减弱了。夏天阳热之气要适当地发散掉，如果没有发散掉，郁积在体内，到了秋天和秋凉之气交集在一起，就容易得寒热往来的疾病，叫疟疾，俗称"打摆子"，一会儿觉得冷，一会儿觉得热。夏天是火热的，秋天转凉了，自然界寒热交替，人体内也寒热交替，到了冬天还可能会重复发病。

总结一下，夏天阳气比春天更往外升发了，所以人的气息也要向外宣发，人体的养生也要更加延伸，达到天人合一的和谐状态。这就是夏天的养生原则——"养长之道"。夏天精神的调养就是要和自然界旺盛的阳气一样保持精神的积极活跃，保持精力充沛的状态，但是又不能过分亢奋，要保持良好的、平衡的心态，要像花蕾一样，适当地释放自己的精力。

夏天重在养心，心在志为喜，心气容易亢奋，要注意避免一些过分的行为，不要大喜或者大悲。情绪激动往往会导致心脏病、心脑血管疾病的发作，重者会有生命危险，甚至死亡。所以夏天更要注意不要大喜伤心，要保养心气。

秋三月，此谓容平，天气以急，地气以明，早卧早起，与鸡俱兴，使志安宁，以缓秋刑，收敛神气，使秋气平，无外其志，使肺气清，此秋气之应，养收之道也。逆之则伤肺，冬为飧泄，奉藏者少。

【语译】

秋季的三个月，是自然界处于成熟而平定的季节。天高风急，地气清明，此时，人应该早睡早起，和鸡的活动时间相仿，以保持精神的安定平静，减缓秋天肃杀之气对人体的影响；收敛神气，使秋天肃杀之气保持平和，精神内守，使肺气清和。这就是适应秋季养收的原则。如果违反了这一原则，就会伤及肺脏，提供给冬天潜藏之气的能力就不足，冬天就会发生飧泄病。

【解读】

秋天三个月就是阴历七月、八月、九月，叫孟秋、仲秋、季秋，相当于阳历的8、9、10月。秋天叫"容平"，也就是万物已经成熟了，各种事物开始归于平静、平定了，不再往上长了。春天和夏天都是生长的季节，到了秋天开始转变了。从阴阳属性来说，春夏都是属于阳的，秋冬是属于阴的。秋天"天气以急，地气以明"，是指天气开始变得急切了，不像春天那么柔和，也不像夏天那么炎热、湿热了，天气劲疾、转凉；"地气以明"，指大地上的万物开始清肃、清明。这时候天高云淡，暑湿之气一扫而光，万物变得清爽起来。秋天是清爽的，也是肃杀的，秋风扫落叶。"无边落木萧萧下，不尽长江滚滚来。"但秋天又是绚丽的，五彩斑斓，因为秋天是收获的季节。

这时候要怎样养生呢？要"早卧早起，与鸡俱兴"，早睡早起，和鸡活动的时间大体一致。这点和春夏大不相同，春夏都要"夜卧早起"，就是晚睡早起，秋天却是早睡早起。为什么？这是为了适应秋天的变化，因为秋天属于"阴气开始长，阳气开始衰"的季节。春夏基本上都是白天长一些晚上短一些，过了夏至白天越来越短，晚上越来越长，秋天就是晚上长白天短了，所以作息时间也应该增加睡眠的时间，减少工作的时间，这样才能与天地自然之气保持统一。早一点睡就是为了养气。那么这个早睡早起的标准是什么呢？这里提出可以按照鸡的起居时间为标准，要像鸡一样活动。鸡有一个特征，天一黑就要休息，天不亮就起来了。它白天的视力很好，到了晚上视力就不行了，因此鸡只要一天黑就蹲到鸡窝里休息了。大家都知道有个成语叫"闻鸡起舞"，是说东晋时期名将祖逖（tì）年轻时和他的朋友在半夜听到鸡鸣，他朋友觉得不吉利，祖逖说干脆我们起床舞剑吧。以后每天都是半夜鸡鸣就披衣起床，拔剑练武。鸡鸣应该是什么时候？是丑时，也就是 1—3 点。到了秋天我们也应该在丑时至迟是寅时也就是 3—5 点就起床，这叫"寅兴亥寝"。这样就和鸡的起居规律一样了。

"使志安宁，以缓秋刑，收敛神气，使秋气平，无外其志，使肺气清，此秋气之应，养收之道也。"在情志调养上，秋天也应该是收敛的。"使志安宁，以缓秋刑，收敛神气"，要使得我们的情志安逸宁静。按照天气规律，春夏为阳，秋冬为阴。阳气上升，所以在春天、夏天，我们的情绪要往上提升；阴气下降，所以到了秋天、冬天，我们的情绪就要往下降。情志往下降，我们的心态就逐渐获得安宁安逸，这样就缓和了秋天肃杀之气对人体的影响。秋天要收敛人的神气，不让神气往外泄，这样可使秋天的肃杀之气得到缓和，使得肺气保持清净。这就是秋天的养生原则，也就是秋天要"养收"。

"逆之则伤肺，冬为飧泄，奉藏者少。"如果违反了这个道理，就会损伤肺气。秋天肺气损伤了，就影响到下一个季节冬天，导致冬天容易患上一种叫"飧泄"的病。"飧"原是指傍晚吃东西，后来引申为"完谷不化"，也就是吃进去的食物是完整的、不消化。不消化之后就容易发生腹泻病。为什么？因为秋天要收，冬天要藏，收是藏的基础，秋天的阳气应当收但没有收住，到了冬天阳气要藏也不能藏住，这是因为"奉藏者少"——提供给冬天潜藏的能力减少了，所以就会出现阳虚腹泻的病症。

总结一下，秋天养生要注意以下两点。

第一，收敛神气。秋天，阳气开始收敛，此时，要收敛神气，精神要安宁，思维要平静，精神不要向外张扬，这样才能适应秋天的肃杀和阳气收敛的气候变化。

我们都听说过一个词叫"秋后问斩"，说明秋天是古时候行刑的季节。为什么要选择在秋天？因为秋风萧瑟，万物凋落，有一种肃杀之气，这个时候最适合对罪犯用刑、惩罚。还有一个词叫"秋后算账"，也有同样的意思。

我在讲春天养生的时候说过一个谚语："女子伤春，男子悲秋。"其实男女到了秋天都容易"悲秋"。在古代，往往是在秋天时征兵，这时候，男子的阳气也随着秋天之气往下降，男子出征奔赴远方战场，充满了悲凉之情。

"秋风秋雨愁煞人。"秋天容易使人情绪低沉，多愁善感，尤其是老年人，常有萧条、凄凉、垂暮之感，如果遇上不称心的事，极易导致心情抑郁。所以在精神调养上以"收"为要，做到"心境宁静"，这样才会减轻肃杀之气对人体的影响。如何才能保持心境清静呢？简单地说，就是要"清心寡欲"。私心太重、嗜欲不止会破坏神气的清静。在现实生活中，则要求人们把精力多用在工作上，而不要"争名在朝，争利于市"，多做好事，多做奉献。以一颗平常心看待自然界的变化，或外出秋游，登高赏景，心旷神怡；或静练气功，收敛心神，保持内心宁静；或多接受阳光照射，转移低落情绪。

第二，养肺养阴。秋天是肺气当值的时令，肺的功能在秋季表现最强，但秋季又是肺最容易受伤的时候，所以要注意保护肺脏，预防慢性支气管炎等肺部疾病。秋天的主气是"燥"，气温开始降低，雨量减少，空气湿度相对降低，气候偏于干燥。秋季干燥的气候极易伤损肺阴，从而产生口干咽燥、干咳少痰、皮肤干燥、便秘等症状，重者还会咳中带血，所以秋季养生要防燥。

因此，立秋之后应尽量少吃寒凉食物或生食大量瓜果，尤其是脾胃虚寒者更应谨慎。少吃辛辣刺激油腻类食物，多喝水，以补充夏季丢失的水分。运动时避免大汗淋漓，汗出过多会损人体之"阴"。秋天可以多吃一些养肺滋阴的食物，如银耳、蜂蜜、燕窝、芝麻、核桃、藕、秋梨等。

冬三月，此谓闭藏，水冰地坼，无扰乎阳，早卧晚起，必待日光，使志若伏若匿，若有私意，若已有得，去寒就温，无泄皮肤，使气亟夺，此冬气之应，养藏之道也。逆之则伤肾，春为痿厥，奉生者少。

【语译】

冬天的三个月，是万物生机潜伏的季节，水寒成冰，大地冻裂，这时人不能扰动阳气，而要早睡晚起，等到太阳升起时起床才好。要精神内守，如伏如藏，好像心中有什么想法，又好像已经得到了满足。要躲避寒冷，获得温暖，不要让皮肤开泄出汗而令阳气散失。这是适应冬季藏伏的原则。违反了这一原则，就会损伤肾脏，第二年春天就会发生痿厥之病，使人适应春天生气的能力不足。

【解读】

冬天三个月分别为孟冬、仲冬、季冬，就是农历的十、十一、十二这三个月，相当于阳历的 11 月、12 月、1 月。冬天三个月是万物生机潜伏封藏的时候，河水结冰、大地冻裂。有几句有名的描绘冬天的唐诗："千山鸟飞绝，万径人踪灭。"

"千里黄云白日曛，北风吹雁雪纷纷。"在这种环境里怎么养生呢？要"无扰乎阳，早卧晚起，必待日光"，就是不要扰动阳气，因为冬天阳气最弱，阳气是闭藏的，所以人也要随着阳气的闭藏而闭藏，不要扰动阳气。

应该"早卧晚起"，早一点睡，晚一点起床。秋天是"早卧早起"，冬天和秋天虽然都是早卧，但要比秋季的睡眠时间还要早一点。起床时间和秋天不同，也和春天和夏天不同，这三个季节都要求"早起"，唯独冬天要晚起，晚到什么时候呢？"必待日光"，一定要等到太阳出来才起床。为什么这个季节要"早卧晚起"呢？因为这个时候比秋天的夜晚还要长一些，白天还要短一些。所以我们要适应气候的变化，要等到太阳出来再起床。日出时间指太阳每天从东方地平线升起的时间，各地是不同的，一定要根据当地的时间。古人对一天十二时辰有特殊的称呼，比如：子时（晚上 11—凌晨 1 点）叫夜半，丑时（凌晨 1—3 点）叫鸡鸣，秋天"夜卧早起，与鸡俱兴"就是指鸡鸣丑时起床，冬天"早卧早起，必待日出"，日出是卯时（早上 5—7 点）。其余还有几个带"日"的称呼，如日中是午时（中午 11—1 点），日昳（dié）是未时（下午 1—3 点），日入是酉时（下午 5 — 7 点）。冬天日出卯时起床，可以避免寒气的侵袭。

冬天调神的原则是"使志若伏若匿"，"伏"是潜伏，"匿"是隐藏，就是说要使自己的神志和意志、自己的情绪埋伏在那里，安安静静的，不要扰动，不要张扬。什么叫潜藏呢？这里打了两个比喻，用了两个"若"："若有私意，若已有得"，就是好像有隐私一样，又好像获得了珍宝一样。我们有了隐私、有了私情是不可能轻易告诉别人的，有了稀世珍宝也不肯轻易示人的。这两个比喻既是说要把情志隐藏在那里，又隐含有自得其乐的意思。冬天天气冷，阳光少，人们基本上都待在家里，如果还不保持一个好心态，就容易生病。现代研究表明，抑郁症和阳光成反比关系：阳光越少，光线越阴暗，阴暗时间越长，抑郁症发病就越多，而晒太阳对抑郁症患者有良好的作用。所以冬天虽然情绪要平静，但不能悲观，要平和，要知足常乐、自得其乐，保持乐观心态。

冬天要"去寒就温，无泄皮肤，使气亟夺"，就是要避免严寒，保持温暖，不要让皮肤开泄、出汗，否则就会使闭藏的阳气散失。冬天气候寒冷，寒气凝滞收引，容易导致人体气机、血运不畅，而使许多旧病复发或加重。特别是脑卒中、脑出血、心肌梗死这些疾病，在寒冷季节发病率明显增高，死亡率急剧上升，所以要特别注意保暖。

"此冬气之应，养藏之道也。"这就是适应冬天的阴阳变化的规律，是"养藏"

之道。冬天要收藏，所以是"养藏"之道。总结一下四季的养生总原则：春天是养生——生发，夏天是养长——盛长，秋天是养收——收敛，冬天是养藏——潜藏。春夏秋冬对应生长收藏。

如果违背了这个养生原则，会产生什么后果呢？"逆之则伤肾，春为痿厥，奉生者少。"违背了这个养生原则，就会损害到肾脏，到了来年春天就会出现一种叫"痿厥"的病，提供给春天生发的能力就减少了。《黄帝内经》认为，肾主水，冬天为水。因此这个时候要保养肾气。肾是藏精的，一个人的肾精是人体强壮的根本，如果冬天肾精养护得不好，那么来年就会发生"痿厥"之病。什么叫"痿厥"呢？就是指手脚软弱无力、发冷，气血厥逆，主要表现为足痿弱不收，就是脚痿弱无力，伸在那里收不回来，不能随意运动。这个病就是由于冬天肾脏的阳气没有养好，造成了春天阳气虚。按照五行相生的原理，冬天为水，春天为木，水生木，现在冬天的水不足，那么滋养树木的能力也就减弱了，春天一定会得病。

总结一下冬天的养生，主要要注意以下两点。

第一，神志要潜藏。大家都知道，有一些动物在冬天的时候会冬眠，对于我们人类来说，机体本身不用冬眠，但我们的精神在冬天的时候是要"冬眠"的，我们的精神要处于一种休息、静养的状态。要平静，不要妄动。但平静不等于低沉，更不等于悲观，而是指要保持一个好心态，要平和、以静为乐、自得其乐、知足常乐，总之是平静乐观。

第二，要注意养肾。肾藏精，"精者，生之本也"，精是生命的根本，人体的健康、人的衰老与寿命的长短在很大程度上取决于肾气的强弱。精气流失过多，会有碍"天命"。所以要养精保肾，适当节制性生活，不能性欲过度，伤肾精。冬天气温较低，肾又喜温，所以可以多吃一些温性的补肾食品，比如核桃、枸杞、黑芝麻、龙眼肉、羊肉等。

有一种说法叫"冬令进补，三春打虎"，冬天是体虚之人进补的大好季节。冬令进补的传统习俗，源自《易经》。冬天有一个重要的节气叫冬至，在每年阳历的12月22日左右，一年中这一天白天最短，晚上最长，是一年中阴气到尽头，阳气开始发动的时候，"冬至一阳生"，在《易经》中是复卦，表示一阳来复，正是补阳气、补虚的大好时机。但"虚"的原因各不相同，有的人气虚，有的人血虚，有的人阴虚，有的人阳虚，因此进补时要因人而异。就肾虚而言，又分为肾阴虚、肾阳虚等多种类型，所以一定要了解自己该不该补，属于什么体质，是肾阴虚还是肾阳虚，千万不要胡乱进补。

最后，我教大家一种养肾的方法，肾俞按摩法。肾俞这个穴位在什么地方呢？很好找，在后腰，在命门穴的两侧，命门穴在肚脐眼正对的后方，在它两侧旁开1.5寸的地方就是肾俞穴，1.5寸也就是两个手指并拢横放的距离。大家找一下，找到了吗？这个穴位是肾气输注于背部的穴位。按摩时先将两手搓热，两手竖着放，两手掌心劳宫穴分别对准一左一右两个肾俞穴，然后上下搓，搓5分钟，将肾俞搓热。坚持每天去做，对保肾养肾必有好处。

天气，清静光明者也，藏德不止，故不下也。天明则日月不明，邪害空窍，阳气者闭塞，地气者冒明，云雾不精，则上应白露不下。交通不表，万物命故不施，不施则名木多死。恶气不发，风雨不节，白露不下，则菀槁不荣。贼风数至，暴雨数起，天地四时不相保，与道相失，则未央绝灭。唯圣人从之，故身无奇病，万物不失，生气不竭。逆春气，则少阳不生，肝气内变；逆夏气，则太阳不长，心气内洞；逆秋气，则太阴不收，肺气焦满。逆冬气，则少阴不藏，肾气独沉。

【语译】

天气，是清净光明的，它所蕴藏的清净光明的景象，运行不止。由于天德含蓄不露，因此它内蕴的力量不会下泄。如果天太明亮了，就一定会盖过日月的光明，邪气就会乘虚而入，阳气闭塞不通，地气上冒而遮蔽了光明，云雾弥漫，雨露不能下降，天地之气不能相交，万物的生命就不能延续。生命不能延续，自然界的草木也会死亡。邪气不散，风雨无时，雨露不降，所以草木枯槁，不再繁荣。贼风频频而至，暴雨不断袭来，天地四时的变化失去了平衡，违背了正常的规律，导致万物的生命未及一半就夭折了。只有圣人能适应大自然的变化，注重养生，所以身体没有重病，自然万物就不会有损失，而人的生机也不会竭绝。如果违逆了春生之气，少阳就不会生发，从而导致肝气内郁而发生病变。如果违逆了夏长之气，太阳就不能盛长，从而导致心气内虚。如果违逆了秋收之气，太阴就不能收敛，从而导致肺热叶焦，胸部胀满。如果违逆了冬藏之气，少阴就不能潜藏，从而导致肾气消沉。

【解读】

在分别讲完春夏秋冬四季养生以后，自然要做一个总结。总结分为两部分，第一部分是天气对人的总体影响，第二部分是四时阴阳的总体法则。

"天气，清净光明者也，藏德不止，故不下也。"天气是清净光明的，天德是藏而不露又运行不止的，所以才能永远保持它内蕴的力量而不会下泄。这里强调了天本来是大光明的，这种大光明自然存在，不必彰显。如果太明亮了，那么它一定会盖过太阳月亮的光明，这就叫"天明则日月不明"。这样邪气就会乘虚而入，阳气闭塞不通，地气就会上冒而遮蔽光明，云雾弥漫，雨露不能下降，天地之气不能相交，万物的生命就不能延续。自然界的草木也会死亡。邪气不散，风雨不时而作，雨露不降，草木不得滋润，生机堵塞，茂盛的禾苗也会枯萎。由于天地四时的变化失去了秩序，违背了正常的规律，使万物的生命未及一半就夭折了。怎么办呢？"唯圣人从之，故身无奇病，万物不失，生气不竭。"只有圣人能适应自然的变化规律，注重养生之道，所以身体就不会有大病，自然万物就不会有损失，人的生机也不会衰竭。就四季养生而言，"逆春气，则少阳不生，肝气内变"。违背了春生之气，那么少阳就不会生发，就会导致肝气内郁而发生病变。"逆夏气，则太阳不长，心气内洞"。违背了夏长之气，太阳就不能盛长，就会导致心气内虚。"洞"就是空洞、空虚。"逆秋气，则太阴不收，肺气焦满。"违背了秋收之气，太阴就不能收敛、不能清肃，就会导致肺热叶焦而胸部胀满。"逆冬气，则少阴不藏，肾气独沉。"违背了冬藏之气，少阴就不能潜藏，就会导致肾气消沉。如果按照阴气的多少来看，这里讲的秋天之气应该是少阴，冬天之气应该是太阴。但如果按照经络和脏腑相互对应来看，手太阴就是肺经，足少阴就是肾经。前面的少阳是足少阳胆经，胆和肝是表里配合的关系，叫肝胆相照；太阳是手太阳小肠经，小肠和心是表里配合关系。

这段话把天之气和人之气做了比较。天之气是含而不露、藏而不彰，如果彰显，日月就会暗淡无光，万物就会枯萎夭折；人的真气也应该收藏而不能泄露，如果泄露，虚邪就会侵入人体，人就会得病甚至死亡。所以人的真气运行也应当与天气的运行相合，天地之气要上下相交，人的阴阳之气也应该上下相交。天地之气表现为春夏秋冬四时，分别对应人的肝心肺肾四脏，四时之气影响到四脏之气，所以人要顺应四时之气的变化来养生，否则就会发生病变。

夫四时阴阳者，万物之根本也，所以圣人春夏养阳，秋冬养阴，以从其根，故与万物沉浮于生长之门。逆其根，则伐其本，坏其真矣。故阴阳四时者，万物之始终也，死生之本也，逆之则灾害生，从之则苛疾不起，是谓得道。道者，圣人行之，愚者佩之。

【语译】

四时阴阳的变化，是万物生、长、收、藏的根本，因此，圣人在春夏时节养阳气，在秋冬时节养阴气。顺从这一根本规律，就能与自然界万物一同经历生、长、收、藏的过程；违背了这个规律，就会摧残生命的根本，损坏身体。因此，阴阳四时的变化是万物生、长、收、藏的由来，是生死存亡的根本，违背它，就会发生灾害，顺从它，就不会得大病，这样就可以说掌握了养生之道。对于养生之道，圣人能够奉行，愚昧人却时常违背它。

【解读】

这就是四季养生。我这里说是四时，其实《黄帝内经》分为五时，还要多一个长夏，长夏又叫奇夏。这是什么时间？奇夏在四季里都有，分别从春夏秋冬中抽出来。奇夏奇夏，就在奇月里。奇月是什么？农历的三、六、九、十二月，这是春夏秋冬的奇月，就是最后一个月。从最后一个月中抽出 18 天，18 × 4=72（天），这 72 天就叫长夏，就为土，这个土对应的就是脾。

"夫四时阴阳者，万物之根本也。"接着又说："故阴阳四时者，万物之终始也，死生之本也。"两次对"四时阴阳"做出判断，用了"……者，……也"的判断句式。春夏秋冬、四时阴阳是万物的根本，是万物从开始到终了、从生到死的根本。这两个判断句是两个哲学命题，哲学是研究终极问题、根本问题的，《黄帝内经》将阴阳四时看成是万事万物周期变化、万事万物生存和死亡的决定性原因、最根本的原因。"四时阴阳者，万物之根本也"，要按照时间来养生，这是万事万物的根本，当然也是养生的根本，所以中国人是时空合一，但是更注重时间。这养生都是讲结合的，而不是讲单一的。我后来在讲养生特点时，总结出几个结合，其中有动静结合、内外结合、形神结合。四季之气，这是个时间概念，其实还应该配上一个方位。《异法方宜论》中，这个"方"就是方位。这里面专门讲了四方，每一种方位它有什么特性，然后适合用什么样的治疗方法。

圣人"春夏养阳，秋冬养阴，以从其根，故与万物沉浮于生长之门"，所以圣人春夏时节养阳气，保养心肝，秋冬时节养阴气，保养肺肾。顺从了万物发展的根本规律，就能与万物一同经历生、长、收、藏的生命发展过程。如果违背了这个规律，就会砍伐生命的根本，破坏身体的真气。违背它就发生灾害，顺从它就不会发生疾病。"春夏养阳，秋冬养阴"这八个字是养生的总原则、四季养生的总原则，也就是说春天、夏天要养阳气，秋天冬天要养阴气。为什么？因为春夏为阳，秋冬为阴。那么什么叫养阳，什么叫养阴？好多人是这么来理解，说养阳，那我在春天、夏天的时候，就要加强阳性的东西，因为阳性的东西有助于这个阳气的升发。可是你要知道，它本身就是养阳的，你如果加强阳性的东西，包括方位上选择阳性的，时间上选择阳性的，颜色上选择阳性的，更重要的是你的饮食上选择阳性的，如果是这样，那么比如说你在春夏吃补药，这行不行啊？

这肯定不行。中医说什么时候要吃补药？冬天补。大家都知道这个基本道理。那你说什么叫养阳呢？这不就是养阳吗？那不对。养阳的意思是什么？就是你要按照春天的升发之气、夏天的生长之气来养，符合它来做就行了。符合它不是去助它，而是去应它。所以这个养的意思不是助的意思，一助就太过了。这个时候就不能再助它了，而是要克制一点。所以春夏养阳，不是说春夏去助这个阳，而是说春夏去顺应这个阳。《黄帝内经》用了一个字，叫"应"，叫春气之应、夏气之应。同样，秋冬养阴也不是去助长这个阴气，而是去顺应这个阴气，按照收和藏来做。"春夏养阳"其实就是春天养生——生发，夏天养长——盛长；"秋冬养阴"其实就是秋天养收——收敛，冬天养藏——潜藏。

"逆其根，则伐其本，坏其真矣。"违背了这个"根"，就等于把这个树木的本给砍伐了；伤害了这个根本，也就损坏了这个真气了。"故阴阳四时者，万物之始终也，死生之本也，逆之则灾害生，从之则苛疾不起，是谓得道。""阴阳四时"，四时就是阴阳，这是万事万物的终和始（先说终后说始，不是先说始后说终），是死生的根本。违背了它，各种灾害就产生了；顺从了它，各种毛病就不会产生了，这就叫作得道。"道"就是四时阴阳的大根本、大规律、大法则。"道者，圣人行之，愚者佩之。"这个"之"就是这个"道"，就是养生之道，春夏秋冬生长收藏之道。圣人按照这个道来做，愚蠢的人则违背道、不按道来行事。注意这句话中的"佩"不是佩服，而是通"背"字，是违背的意思。

从阴阳则生，逆之则死；从之则治，逆之则乱。反顺为逆，是谓内格。是故圣人不治已病治未病，不治已乱治未乱，此之谓也。夫病已成后药之，乱已成而后治之，譬犹渴而穿井，斗而铸锥，不亦晚乎！

【语译】
顺从阴阳变化的规律就能生存，违背它就会死亡；顺从它就会正常，违背它就会发生祸乱。相反，如果背道而行，违背它，就会生病，病名叫内格。所以，圣人不等到生病了再去治疗，而是注重治疗未发生的病；不等到乱事发生了再去治理，而是注重在未乱之前治理。如果疾病发生后再去治疗，乱子形成后再去治理，那就如同临渴才掘井，战乱发生了再去制造兵器，那不是太晚了吗？

【解读】

"从阴阳则生，逆之则死；从之则治，逆之则乱。反顺为逆，是谓内格。"顺从阴阳的消长规律就能生存，违背了它就会死亡；顺从了它就会平安，违背了它就会紊乱。如果背道而行，把正常的变成不正常的，就叫"内格"。内格就是身体内部与自然环境外部相格拒、相阻隔了，也就是内脏之气和四时阴阳之气相阻隔了，不能交流了，不能协调了，那当然就是一种严重的疾病，就有生命危险了。

这一篇的最后总结说："是故圣人不治已病治未病，不治已乱治未乱，此之谓也。夫病已成而后药之，乱已成而后治之，譬犹渴而穿井，斗而铸锥，不亦晚乎？"这里提出了一句至理名言："不治已病治未病。"圣人——真正高明的医生不治已经得的病而治还没有得的病，就是不等病发生了再去治疗，而是在疾病发生之前就治好了，如同不等到混乱发生了再去治理，而是在混乱还没有发生之前就治理好了。如果疾病发生了再去治疗，混乱已经形成了再去治理，那就如同口渴了再去挖井，战斗开始了再去制造兵器，那不是太晚了吗？

"治未病"就是让你不得病。不是说中医不能治疗已经得的病，而是说中医的伟大之处在于你的病还没有形成的时候就让你不得病。大家都听说过古代有个神医叫扁鹊，《史记》曾记载他以神奇的医术为齐桓侯诊病，以及使虢（guó）太子"起死回生"的故事。《鹖冠子》记载，有一次魏文侯曾求教于扁鹊："你们家兄弟三人，都精通医术，谁是医术最好的呢？"扁鹊说："长兄最善，中兄次之，扁鹊最为下。"——"大哥最好，二哥次一些，我是三人中最差的一个。"魏王很纳闷地说："请你介绍得详细些。"扁鹊解释说："我大哥治病，是在病情发作之前就铲除了病因，所以他的名气无法传出去，只有我们家的人才知道。我二哥治病，是在病情初起之时就把病人治好了，所以他的名气只有本乡的人知道。而我治病，是在病情严重之时，一般人都看到我在经脉上扎针、放血，在皮肤上敷药，做大手术，所以以为我的医术高明，名气因此响遍全国。"魏文侯大悟。

扁鹊三兄弟其实代表了医者的三个层次，大哥治未病叫"上医"，二哥治欲病（刚刚发作还在苗头阶段的病）叫"中医"，扁鹊治已病叫"下医"。所以有一句话叫"上医治未病，中医治欲病，下医治已病"。

"治未病"不仅是一个伟大的哲学观念，而且是一个伟大的工程！"治未病"

包含有三层意思：第一是未病先防，没有病的时候就预防它；第二是已病防变，如果已经有病了，就防止它进入下一个阶段；第三是病后防复发，即病人的病治好了以后，防止复发。这都属于治未病的范围。

据中国社科院的一项调查研究，目前我国主流城市的白领处于亚健康状态的比例高达76%，处于过劳状态的白领接近六成，真正意义上的健康人比例不足3%，所以针对亚健康人群的"治未病"显得多么重要！

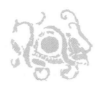

生气通天论篇第三

《素问》的篇章次序是唐代王冰编排的，他为什么要这么编排？其实这里面隐藏了一个秘密：第一篇《上古天真论》主要论述精气，第二篇《四气调神大论》重点在于调神，这一篇是在阐述生气，所以这三篇是按照精、神、气排列的。这说明王冰十分注重生命的三宝——精、气、神。所以张志聪说："所生之来谓之精，故首论精（第一篇）；两精相搏谓之神，故次论神（第二篇）；气乃精水中之生阳，故后论气（第三篇，即本篇）。"

黄帝曰：夫自古通天者，生之本，本于阴阳。天地之间，六合之内，其气九州、九窍、五脏、十二节，皆通乎天气。其生五，其气三，数犯此者，则邪气伤人，此寿命之本也。

【语译】

黄帝说：从古以来，人们都认为生命的根本是与天相通，再具体说，这个根本就是阴阳。在天地之间、四方上下之内，人的九窍、五脏、十二关节，都是和天气相通的。天之阴阳，化生地之五行；地之五行，又上应天之三阴三阳。如果人们多次违犯这个根本规律，那么邪气就会伤害身体，这就是寿命的根本。

【解读】

让我们看一下这一篇的题目《生气通天论》，"生气"就是生命之气，"生气通天"就是说人的生命之气可以与天地自然相贯通、相感应，所以高士宗说："生气通天者，人身阴阳五行之气，生生不已，上通于天也。气为阳，主生。故帝论阳气内藏，则承上卫外，可以通于天。伯谓阳主外，阴主内。阳外而复秘密；阴内而能起亟，对精固于内，而气立于外，可以上通于天，长有天命，故名生气通天论。"那么怎么贯通、怎么感应呢？

黄帝说，从古以来，那些通晓天道的人就认为人的生命是与天地自然息息相通的，生命的根本就是阴阳。在天地之间、六合之内，人的九窍、五脏、十二节，都是和天之气相通的。"六合"就是东南西北四方加上上下形成的空间，泛指天地宇宙。李白《古风》诗："秦王扫六合，虎视何雄哉！""九州"本来是指古代中国的地理区域划分，这里就是指九窍，"州"和"窍"在古音是相同的，"九窍"指眼耳鼻口和前后二阴。"五脏"就是心肝脾肺肾。"十二节"就是人体的十二经脉，也指人体的十二个大关节，上肢有三个：肩、肘、腕，下肢有三个：髋、膝、踝，左右各有六个，加起来十二个。其实这里是指整个人体都与天地之气相通、相应。天地之间的所有事物，不管是外在的"六合""四时"，还是人体内在的"九窍""五脏""十二节"，都与自然界之气相通，构成一个有机的整体。

"其生五、其气三"。这个"其"是指天地自然界的阴阳根本，化生为五行，又化生为三阴三阳之气。天之阴阳化生地之五行——木火土金水。其实阴阳也是从天之气中化生而来，唐代杨上善解释《黄帝内经》时第一次提出："阴阳者，一分为二也。"这是"一分为二"这个哲学命题第一次出现。"一分为二"就是说气分出阴阳。大家都知道老子《道德经》的名言："道生一，一生二，二生三，三生万物。"这句中的"一"就是气，"二"就是阴阳，"三"是指阴阳的交合，只有阴阳交合才能产生万物。而这一句"其生五，其气三"中的"三"则是指三阴三阳，这是《黄帝内经》了不起的地方。阴阳的思维来源于《周易》，《易传》中讲了"太极生两仪，两仪生四象，四象生八卦"，太极就是气，两仪就是阴阳，四象是二阴二阳，八卦是四阴四阳，但没有讲到三阴三阳。《黄帝内经》第一次提出了三阴三阳，是很了不起的。

"数犯此者，则邪气伤人，此寿命之本也。"如果屡次违犯人与天地自然之气相通的根本规律，那么邪气就会伤到自己，这就是寿命的根本。为什么邪气能侵害人体？因为人体正气不足了，人体的正气只有和天地正气不断沟通才能充足。

天气生化为五行和三阴三阳，这些都是定数，违背了这个定数，寿命就不能延续，所以说天人之气相通相应是寿命的根本。

苍天之气清净，则志意治，顺之则阳气固，虽有贼邪，弗能害也，此因时之序。故圣人传精神，服天气，而通神明。失之则内闭九窍、外壅肌肉，卫气散解，此谓自伤，气之削也。

【语译】

如果苍天的气很清静，人的意志就会平和。顺应这个规律，人的阳气就会得到固护，尽管会有虚邪贼风，也不会侵害到人体。这是因为顺应了天时的次序。因此圣人聚精神、适应天气，从而能够与神明相通。违背了这个规律，内部的九窍就会闭塞，外部的肌肉就会壅塞，外在保卫之气也会受到损伤，这样就使自己受到了伤害，正气会受到很大的削弱。

【解读】

如果苍天的气很清静，人的意志就会平和。苍天又叫青天，表面上是指天的颜色，其实是表示天的幽远。"苍天之气清净"，是指自然环境清净不乱、无疾风暴雨。自然规律正常，那么人的精神就正常、情绪就平和。"志意治"的"治"就是安定、平安。所以人要顺应自然，不要让自己心情起伏过大；要像苍天一样清静，心胸开阔，阳气就可以起到固护人体的作用。顺应这个规律，人的阳气就会充足，尽管会有虚邪贼风，也不会侵害到人体。这是因为顺应了天时的次序。因此圣人集中精神、运行阳气，从而能够与神明相通。"传精神"的"传"应该是"抟"，抟精神即聚集精神，聚精会神。"服天气"的"服"是顺从的意思，就是顺从自然规律。只有聚精会神、顺从自然，才能通达神明，通达阴阳的神妙变化。如果违背这个规律，内部的九窍就会闭塞，外部的肌肉就会壅肿，产生病变，外在保卫之气也会受到损伤，这样就使自己受到了伤害，阳气会受到很大的削弱。

这段话承接了上面一段话，继续讲顺应大自然变化的规律的重要性。主要从阳气的角度来谈，要使阳气充足，就要与天地自然之气相通，相通的前提就是聚集精神，要专一，不能散乱。也就是说，只要做到《上古天真论》所说的"恬惔虚无"，就可以与神明相通。

阳气者若天与日，失其所，则折寿而不彰，故天运当以日光明。是故阳因而上，卫外者也。

【语译】

人体内有阳气，就像天上有太阳一样。如果太阳不能正常运行，万物就不能生存；如果人体的阳气不能正常运行，人的寿命就会缩短而不能生长壮大。因此，天之所以能够运动不息，是因为有太阳的光明，而人的阳气就像太阳一样向上向外，保护身体，抵御外邪侵犯。

【解读】

这段话用太阳来比喻人体的阳气，让我们对阳气有了一个直观的认识。太阳照亮大地，温暖万物，给万物生长的能量。世间万物都离不开太阳，没有太阳万物就无法生长。人体同样离不开阳气，有了阳气才能保持温暖，才能使气血津液输布全身，才能使脏腑经络的功能活动保持正常。

我们学习了《易经》就知道，阳和阴既相对相反，又相辅相成，缺一不可，有阴必有阳，有阳必有阴。《黄帝内经》重视阳气，也重视阴精，还重视阴阳的协调和平衡。但我要特别指出一点，就是《黄帝内经》更加重视阳气，阳气是生命最重要的动力，是人体生命的主导，好比自然界中有太阳也有月亮，相比较而言，太阳更加重要。明代大医学家张介宾说："天之大宝，只此一丸红日；人之大宝，只此一息真阳。"人的生命从旺盛到衰亡的过程就是阳气逐渐消失的过程，所以养生从某种意义上说就是保持阳气的不衰亡。一个人得病也是如此，比如遇到寒邪，一个阳气不足的人，马上就会得病感冒；而一个阳气足的人，就不容易感冒。

人体的呼吸吐纳、水谷代谢、营养敷布、血液运行、津流濡润、抵御外邪等一切生命活动，都是通过阳气的作用来实现和维持的。总而言之，阳气有五大作用。

第一，推动作用。阳气可以推动经气的运行、血液的循行，以及津液的生成、输布和排泄，促进人体生长发育，激发各脏腑组织器官的功能活动。

第二，温煦作用。阳气维持并调节着人体的正常体温，是人体热量的来源。它保证人体各脏腑组织器官及经络的生理活动，并能够使血液和津液始终正常运行而不致凝滞、停聚。

第三，防御作用。阳气具有抵御邪气的作用，它既可以护卫肌表，防止外邪入侵，又可以与入侵的邪气作斗争，把邪气驱除出去。

第四，固摄作用。阳气可以保持脏腑器官位置的相对稳定，并可统摄血液，防止其溢于脉外，控制和调节汗液、尿液、唾液的分泌和排泄，防止体液流失，固藏精液以防遗精滑泄。

第五，气化作用。阳气的气化作用即通过气的运动使人体产生各种正常的变化，包括精、气、血、津液等物质的新陈代谢及相互转化。实际上，气化过程就是物质转化和能量转化的过程。

人体身上到处都有"气"，人一旦没有气，就"断气"了，就如天没有了太阳，万物也就不复存在了。

因于寒，欲如运枢，起居如惊，神气乃浮；因于暑，汗烦则喘喝，静则多言，体若燔炭，汗出而散；因于湿，首如裹，湿热不攘，大筋缑短，小筋弛长，缑短为拘，弛长为痿。因于气，为肿，四维相代，阳气乃竭。

【语译】

人若是受到了寒气的侵袭，阳气就像门的开阖一样相应抗拒，生活起居就容易受到惊吓，产生戒备，神气就会浮越。如果伤于夏季的暑气，就会多汗、烦躁，甚至有大声的喘促。如果暑邪内攻，那么身体虽然不烦躁，但是由于邪气伤到神明，也会喜欢讲话，身体很热，就像炭火一样，出了汗之后，热才能退。如果受到湿邪的侵袭，就会感觉头很沉重，好像有东西裹着一样。假如湿邪不能及时排出，就会出现大筋缩短不能伸长、小筋松弛无力的症状。短缩会造成挛拘，弛纵则造成痿弱。如果被风邪侵袭，发为肿病，四肢交替浮肿，这是阳气衰竭的现象。

【解读】

人的生命与天地之气是相贯通的，无论是天地之气还是人之气，都可以分为阴和阳两类，阴阳是生命的根本，"生之本，本于阴阳"。相比较而言，阳气是起主导作用的，是人体生命最重要的动力，阳气就像天上的太阳。那么阳气受损伤会有什么情况发生呢？

人是自然界的一部分，也会受到自然界中各种能量的干扰，在自身阳气不充足的情况下，虚邪贼风、不正之气就会占据上风，人体就会产生疾病。

一般情况下，寒邪先损伤皮毛气分，寒邪侵袭人体时，身体的自我保护机制就会开启，"欲如运枢"就是阳气的卫外作用。张志聪说："当如运枢以外应，阳气司表，邪客在门，故起居如惊，而神气乃浮出以应之。""神气"就是五神脏肝心脾肺肾的阳气。寒邪犯表，身体的阳气自然浮在体表与邪气抗争。

"暑"是天的阳邪，天的阳邪伤害到人体的阳气，两阳相争，所以会"体若燔（fán）炭"，身体会像炭火一样热，同时人体阳气的固护作用也会减弱，所以会出汗。文中讲到，人受到暑邪的侵袭会有两种表现："烦则喘喝（hè）"或者"静则多言"。张志聪说："气分之邪热盛，则迫及所生，心主脉，故心烦；肺乃心之盖，故烦则喘喝。"气分邪热伤脉，心主血脉，所以会心烦；肺为心之盖，所以会喘喝。如果没有心烦，但受到暑邪的侵袭之后很喜欢讲话，说明邪在气分伤及气，气虚才导致多言。《脉要精微论》中说："言而微，终日乃复言者，此夺气也。"受到暑邪伤害后，这些病症要"汗出"才能散，张志聪说："因于暑而汗者，暑伤阳而卫气不和也，汗出而散者，得营卫和而汗出乃解也。"

阳气受阴湿之邪损伤，会出现"首如裹，湿热不攘，大筋缑（ruǎn）短，小筋弛长"的病症。"首如裹"，湿邪在首，就像有东西裹着头的感觉。"湿热"，湿郁而热，"攘"是除的意思。湿伤阳气，湿因阳气而化热，所以湿热裹挟着，不能除去。此时阳气已伤，不能濡养筋脉，所以会使"大筋缑短，小筋迟长"。"缑"是缩短的意思。大筋连接骨节之内，受内在郁热而缩短，缩短后就会变得拘挛不伸；小筋浮络于骨节之外，因外在得湿而弛长，变长后就会萎弱无力。

《阴阳别论》说，"结阳者，肿四支"，阳气受损不能推动经气的运行、血液的循行，所以气血阻滞为肿。"四维"就是四肢；"相代"，交替的意思。四肢为诸阳的根本，阳气损伤，四肢交相代谢，最终导致阳气衰竭。

阳气者，烦劳则张，精绝辟积，于夏，使人煎厥。目盲不可以视，耳闭不可以听，溃溃乎若坏都，汩汩乎不可止。阳气者，大怒则形气绝，而血菀于上，使人薄厥。有伤于筋纵，其若不容，汗出偏沮，使人偏枯，汗出见湿，乃生痤痱。高梁之变，足生大丁，受如持虚。劳汗当风，寒薄为皶，郁乃痤。

【语译】

在烦劳的时候，人身的阳气会形成亢阳外越，最终导致阴经耗竭。如果这种现象积累很久，到了夏天，天气炎热，就会有发生"煎厥"病的可能。这种病的主要症状是：眼睛昏蒙看不清东西，耳朵闭塞听不到声音，病情危急，就像水决堤了一样，水流不可遏止。在发怒的时候，人身体的阳气就和形隔绝了，血就会郁结在头部，可能会发生"薄厥"病。若筋有了损伤，肌肉就会得不到约束，会变得松弛，肢体就不能自如运动了。人体阳气虚，气不能在周身流动时，汗出偏于前半身的，以后可能发生"偏枯"病。汗出后，如果受到湿邪侵袭，就会生痤痱。吃肥肉精米太多，会生严重的疔疮，发病就像拿着空的器皿受盛东西一样容易。如果劳动后出汗吹到风，寒气吹到皮肤，就会发生粉刺，郁积久了，就会成为疮疖。

【解读】

"汩"读音为 gǔ，水流的样子，这里指阴寒之精外溢，不可阻挡。"溃"为漏的意思，指州都坏而不能藏精。"煎厥"指烦劳伤阴，阴虚阳亢，逢夏季之盛阳，以至煎熬阴精而昏厥的危重病症。烦劳使阳气外越，内在阴精得不到阳气的温固，所以会自绝于内。夏季阳气本来就张浮于外，再加上烦劳，内在阴精更加亏虚，引发耳目失聪。

人体的阳气会在活动的时候扩张旺盛，但如果太过亢奋、烦劳，最终会导致阴精耗竭。如果这种现象积累到了夏天，就会发生"煎厥"病。夏天天气炎热，阴精这个水被火煎着，慢慢就被煎干了，所以叫"煎厥"。这种病的主要症状是：眼睛昏蒙看不清东西，耳朵闭塞听不到声音。这是一种什么病呢？这里打了一个比喻："溃溃乎若坏都，汩汩乎不可止"，意思就是像溃决的洪水冲破了堤坝一样，汩汩洪流不可制止。"都"通"渚"（zhǔ）字，这里指防水的堤坝。这个比喻形容"煎厥"病来势凶猛，无法控制。

"菀"读音为 yù，原意为茂盛，这里通"蕴"，郁结，表示气血旺盛且郁结于上的样子；"薄"是邪正之气相交，"雷风相薄"的薄，邪正摩荡的意思。在发怒的时候，人体的阳气就和形隔绝了，血就会郁结在头部，就会发生"薄厥"病。怒则气上，血随着气也往上涌，淤积在头部就会使人昏厥，这就是"薄厥"。不仅如此，还会伤到筋。气血上涌，不能正常循行，筋就不能得到濡养，就受伤了。筋一受伤，肌肉就会得不到约束，就会变得松弛，肢体就不能自如运动了，严重的话还可能出现瘫痪。

人体阳气虚，气不能在周身流动，就会"偏沮"，"沮"是湿润的意思，"偏沮"就是半身出汗、半身无汗。这是阳气受伤的结果。阳气保卫于外，阳气特别是卫阳之气是主管汗孔开合的，现在阳气不足了，不能温暖全身了，所以就半边有汗，半边无汗。再进一步就出现偏枯竭，就是半边身子枯萎，半身不遂。有的人阳气受伤之后，"汗出见湿"，汗出之后，毛孔张开，此时容易感受湿气，汗孔马上闭上，这样就产生"痤痱"，生痤疮、汗疹。痤为小疖，痱为疹子之类。"高粱之变，足生大丁。""高粱"就是膏粱，肥甘油腻食物吃多了，就容易生疔疮。"足生大丁"，不一定是脚生疔疮，脸上、脖子上、身上也容易生疔疮。"足"是一个副词，指容易、足可以。多吃肥甘油腻的食物，会生湿、生热、生痰，体内的湿热、痰热，表现在外面就是疔疮。"受如持虚"，好像拿了个空的器物一样，特别容易受到外邪的侵袭。"劳汗当风，寒薄为皶，郁乃痤。"劳动出汗，加上受风，寒气迫近皮肤，汗毛孔堵住了，不能正常开合，积郁在里面化成热，就会变成酒糟鼻子。"皶（zhā）"，意思是鼻尖有发暗红色的疱点。郁结久了，就会长粉刺，或者痤疮、疖子。这是吃肥肉或者太油腻的东西导致阳气受损的结果。

阳气者，精则养神，柔则养筋。开阖不得，寒气从之，乃生大偻。陷脉为瘘，留连肉腠。俞气化薄，传为善畏，及为惊骇。营气不从，逆于肉理，乃生痈肿。魄汗未尽，形弱而气烁，穴俞以闭，发为风疟。

【语译】

阳气在人的身体里，既可以养神使精神充足，又可以养筋使筋骨柔韧。但是，如果腠理的开合失调，寒邪之气乘虚而入，就会使人体低头曲背。如果寒气深入到血脉中，血脉凝涩，就会发生瘘疮，留滞在肌肉的纹理中。如果寒邪从俞穴入侵到脏腑，就会出现恐惧和惊骇的症状。营气不能从应走的经脉中运行，而阻逆于肌肉之中，时间长了便形成痈肿。汗出还未尽止，若形体疲劳，突然感受风寒，俞穴闭塞，致使邪气留在了体内，寒热交迫，最终会发生风疟疾。

【解读】

阳气在人的身体里，既可以养神使精神充足，又可以养筋使筋骨柔韧。"精则养神，柔则养筋"是倒装句，指养神则精、养筋则柔——养神则使神精明，养筋则使筋柔韧。如果阳气不足，皮肤腠理、汗孔就不能正常开合，寒邪之气就乘虚而入，就会使人体筋脉拘紧，不能伸展，背脊弯曲、不能直立。"大偻"是曲背俯身的意思，也是我们通常讲的佝偻（gōu lóu）病，北方叫罗锅。因阴阳开合不正常，寒气入内，背为阳，阳虚导致寒气藏于背部且陷于脉中，产生背部的佝偻。

"俞"读音为 shū，同"腧"。经腧气化不足，内传到脏腑，伤及脏神，神伤就会恐惧。营气是行于脉中的气，如果营气逆行，会导致脉中血郁积，血郁热聚产生痈肿。"魄"在这里代表肺，肺主皮毛，"魄汗未尽"就是表邪未去。"形弱"是腠理虚的意思。"气烁"是正气为邪气所消铄的意思。腠理空虚，表阳和表邪聚留于内，导致阳气消铄，穴腧随之关闭，热藏在体内。到了秋天，阳气也开始固藏于体内，所以两热相合，就会导致寒热相移，发为风疟。

故风者，百病之始也，清静则肉腠闭拒，虽有大风苛毒，弗之能害，此因时之序也。故病久则传化，上下不并，良医弗为。故阳畜积病死，而阳气当隔，隔者当泻，不亟正治，粗乃败之。

【语译】

风是引起各种疾病的最开始的原因。但是，只要人体能保持精神安定，就能使腠理密闭，阳气就能够抵御外邪，虽然有大风苛毒的侵袭，也不会对人体造成伤害。这就是顺应四时的顺序，做好养生调节的结果。所以生病的时间长了就会出现别的症候，到了上下之气不能相通、积阴积阳的时候，虽然有医术很高明的医生，也无能为力了。人体的阳气过多累积，也会导致死亡，此时就需要泻法消积散阳来治疗。如果得不到及时治疗，一日之内就会死亡。

【解读】

"风为百病之始"是《黄帝内经》的一个重要命题，在不同的篇章中被多次提到。风是六淫之首，六淫就是六种外感病邪，包括风寒暑湿燥火，第一位是风，风是引起各种疾病的最开始的原因。但是，只要人体能保持精神安定、保持阳气的正常运行，就能使腠理密闭，汗孔关闭，抵御外邪的侵入。这里的"清静"就是开篇说的"苍天之气清净，则志意治"的"清净"，意思都是指阳气正常运行，即使有大风苛毒的侵袭，也不会对人体造成伤害。这就是顺应四时的顺序，做好养生调节的结果。

人体的阳气过多累积，也会导致死亡。如果阳气被阻隔了、闭塞住了，这时就需要泻法消积散阳来治疗。如果得不到及时治疗，一日之内就会死亡。阳气本来是生命中最重要的能量，应当正常运行，现在被阻隔了，热量慢慢郁积起来，就会导致火热证，引起阳热实证。如果不及时治疗，就有生命危险；如果遇到

"粗工"，就是下等医生，就会送命。可见阳气既要充足，又要正常流动，不能被阻隔，才能抵御风邪，保持身体不受伤害。那么怎样才能使人体的阳气充足并且正常运行呢？其实整本《素问》都在讲如何使人体养足阳气。这一篇提出了一个重要方法，就是"因时之序"，顺应四时的顺序。中国哲学有一个根本性命题就是天人合一，人与四时之序相合就是天人合一的具体体现。我的老乡、明代新安名医吴昆解释说："御风之道何如？在清净而已。清净则阳气固而腠理闭，即有大风苛毒弗之能害。然此清净之道，在于因时之序而为调摄，不得逆于四序可也。"吴昆认为人顺应四时之序可以使内在清净，清净就能使阳气充足，阳气充足就可以抵御外邪。要按照四时的次序、规律来养生，千万不要违背四时的次序、规律。

故阳气者，一日而主外，平旦人气生，日中而阳气隆，日西而阳气已虚，气门乃闭，是故暮而收拒，无扰筋骨，无见雾露，反此三时，形乃困薄。

【语译】

人体的阳气在白天保护体表。天亮的时候，人体的阳气开始生发；到了中午，阳气达到最旺盛；日落时分，阳气渐渐衰退，汗孔也就随之关闭了。所以晚上就应该休息，阳气收藏于内，就能抵御外在邪气。不要扰动筋骨，不要冒犯雾露，如果违犯了早、中、晚三段时间的规律，就会生病，使身体憔悴。

【解读】

人体的阳气一天的盛衰和外部自然界一天的盛衰情况是同步的。一天分早、中、晚三个时间。日出天亮的时候，人体的阳气开始生发；中午的时候，阳气达到最旺盛；日落时分，阳气渐渐衰退，汗孔也就随之关闭了。我在上一篇《四气调神大论》中说过，一天十二个时辰，其中平旦就是日出，是卯时（早上5—7点），日中是午时（中午11—1点），日落就是日入，是酉时（下午5—7点）。到日落的时候，阳气已经内收了，阳气虚了、阴气盛了，所以应该休息。阳气收藏于内，就能抵御外在邪气。不要扰动筋骨，不要冒犯雾露，要保持安静的状态，不要做剧烈的运动。如果违犯了早、中、晚三段时间阳气变化的规律，就会生病，使身体憔悴。古人日出而作、日落而息的生活方式是顺应天地之道的，现在，尤其是大都市里的人很喜欢通宵熬夜，这其实是在耗散自己的阳气，损减自己的寿命啊！

岐伯曰：阴者，藏精而起亟也；阳者，卫外而为固也。阴不胜其阳，则脉流薄疾，并乃狂。阳不胜其阴，则五脏气争，九窍不通。是以圣人陈阴阳，筋脉和同，骨髓坚固，气血皆从。如是则内外调和，邪不能害，耳目聪明，气立如故。风客淫气，精乃亡，邪伤肝也。因而饱食，筋脉横解，肠澼为痔。因而大饮，则气逆。因而强力，肾气乃伤，高骨乃坏。凡阴阳之要，阳密乃固，两者不和，若春无秋，若冬无夏，因而和之，是谓圣度。故阳强不能密，阴气乃绝，阴平阳秘，精神乃治，阴阳离决，精气乃绝。

【语译】

岐伯说：阴是藏精于内而不断化生阳气的，阳是保卫人体外部而使腠理坚固的。如果阴不能胜阳，那么阳气亢胜，就会使血脉的流动强劲有力，进而会发狂；如果阳不胜阴，那么五脏之气不调，以致九窍不通畅。所以圣人使阴阳平衡，不使任何一方偏胜，因而筋脉舒缓平和，骨髓坚固，血气畅通，这样就能使内外调和，邪气不得侵犯，耳聪目明，气机的运行也能正常了。风邪侵入人体，逐渐侵害阳气，精血因此慢慢耗损，这是邪气伤害肝脏的原因。在这种情况下，如果吃得太饱，胃肠的筋脉就会因为太过充满而变得松弛，形成下泄脓疮的痔疮；如果饮酒过多，肺气就会上逆；如果房事不节，强用其力，肾气就会受到损伤，使得腰间的脊骨受到损坏。阴阳的关键在于阳气的致密宁静。若阴阳任何一方偏胜，失去平衡协调，就像一年之中只有春天而没有秋天，只有冬天而没有夏天。以此总结，阴阳调和是圣人最好的养生方法。如果阳气过盛，就不能固密，阴气就会亏耗；阴气平和，阳气固密，精神就会旺盛；如果阴阳离决，那么精气也就会随之耗竭了。

【解读】

对于"阴者，藏精而起亟也"这一个命题，怎么理解？历代说法不一，分歧很大。对前半句基本上没有争议，阴是储藏精的，但对后面这个"亟"字却有不同的理解，大部分都认为是多次的、频繁的或者急切的意思。其实这个"亟"是气的意思，"亟"和"气"音近相通，《阴阳应象大论》说"精化为气"，所以这一句的意思是说：阴是藏精而化气。后一句"阳者，卫外而为固也"，阳是保卫人体外部而使阴精坚固的。这两句讲了阴和阳的辩证关系，阴精藏于内化生阳气，阳气卫于外固守精气。两者相互依存、相互发生作用，缺一不可。

"阴不胜其阳，则脉流薄疾，并乃狂。阳不胜其阴，则五脏气争，九窍不通。"如果阴不能制约阳，那么阳气过盛，阴气不足，就会使阳热之气迫近血脉，血液流动加快强劲，进而会发狂；如果阳不能制约阴，那么阴精就过盛，阳气不足，五脏的气就会相争，就不和谐，以至于九窍不通畅。这句中的"薄"通"迫"，是接近的意思，如成语"日薄西山"就是说太阳接近于西山。

"是以圣人陈阴阳，筋脉和同，骨髓坚固，气血皆从。如是则内外调和，邪不能害，耳目聪明，气立如故。"所以圣人使阴阳平衡，不使任何一方偏胜，这样筋脉就舒缓平和，骨髓就坚固，气血就畅通，这样就使内外调和，邪气不得侵犯，耳聪目明，气机的运行也能正常了。

"凡阴阳之要，阳密乃固，两者不和，若春无秋，若冬无夏，因而和之，是谓圣度。"阴阳的要害、关键之处就在于阳气要密闭，要保住不能外泄，这样才能使阴精固守住。虽然阴阳是相辅相成、缺一不可的，但在阴和阳这一对关系中，阳还是起决定性作用的。很多人问我，既然阳决定阴，那为什么不说"阳阴"而说"阴阳"呢？这其实是用了道家的说法，在道家看来，阴比阳重要，阴是第一位，阳是第二位，《道德经》第42章说"万物负阴而抱阳"，就是阴在前阳在后。在儒家看来，阳比阴重要，阳是第一位，阴是第二位。当然，两者应该是平衡关系，"两者不和，若春无秋，若冬无夏"，如果阴阳任何一方偏胜，失去平衡协调，就像一年之中只有春天而没有秋天，只有冬天而没有夏天。所以阴阳调和才是最好的健康、快乐、长寿的"圣度"——神圣法则。

"故阳强不能密，阴气乃绝。"如果阳气过盛，就不能固密，阴气就会亏耗。最后岐伯说："阴平阳秘，精神乃治，阴阳离决，精气乃绝。"这两句话太重要了，希望大家能背下来。如果阴气平和阳气固密，精神就正常、旺盛；如果阴阳二气分离了、决裂了，那么人体所有的精气也就会耗竭，生命也就终止了。

"阴平阳秘"是《黄帝内经》对待生命的基本思想。有人说，你们中医太简单、太原始了，什么都归结到阴阳上。我说：大道至简啊，中医的真理就在这里。《周易》中用阴阳论天地万物，《黄帝内经》继承并发扬了这一思想。我要强调一点，"阴平阳秘"是阴阳平衡的表现，但不是指阴阳的绝对平衡，而是指阴阳双方要达到动态的平衡、动态的和谐。"阴平阳秘，阴阳调和"是中医的核心价值观，也是中医治病的根本方法，这一点和西医的对抗性治疗是不同的。对西医而言，如果是高血压，就吃降压药，把血压降下来；如果是高血糖，就把血糖降下来，采用的是对抗性治疗。但中医的调和性治疗却不是这样，它不是以直接杀灭病毒、病菌为目的，而是调整人的阴阳不平衡状态，从而提高人自身的免疫力和抗病能力。它是调动和激发人的正气的。这就是《黄帝内经》说的"正气存内，邪不可干"，正气保存在身体里面，邪气就进不来了，人就能健康。比如癌症，打个比喻，癌细胞就像毒草，西医采用化疗、放疗等方法就是要把癌细胞这棵毒草割掉，可是没有去治理产生毒草的这块土壤，结果毒草割掉了，过了不久这块土壤上的其他地方又长出新的毒草，癌细胞转移了。中医治疗癌症主要是治理这块土壤，而不是割毒草，结果土壤治好了，不再长新的毒草了，旧的毒草也不再起作用了。这就是"阴平阳秘，精神乃治""正气存内，邪不可干"。

因于露风，乃生寒热。是以春伤于风，邪气留连，乃为洞泄。夏伤于暑，秋为痎疟。秋伤于湿，上逆而咳，发为痿厥。冬伤于寒，春必温病。四时之气，更伤五脏。

【语译】

　　如果风邪侵袭，就会发生寒热之病。所以，春天伤于风邪，邪气留滞不去，到了夏天就会出现泄泻。夏天伤于暑邪，潜藏在体内，到了秋天就会发生疟疾。秋天伤于湿邪，到了冬天就会发生气逆而咳嗽，以至于形成痿厥这样的重病。冬天伤于寒邪，到了春天必然会发生温热病。因此，风寒暑湿四时邪气，是会伤及五脏的。

【解读】

　　阴阳不和，受到风邪侵袭，就会发生寒热之病。"露"是冒犯的意思，"寒热"是指恶寒发热的外感病。然后岐伯具体说了春夏秋冬四季感受外邪的不同情况。有一点值得我们注意：疾病的发生具有延迟性，也就是说不一定在遭受邪气侵袭的当下就会发病。比如春天受到风邪侵袭，夏天就容易发生泄泻；夏天受到暑气侵袭，秋天就容易发生疟疾等。"春伤于风，邪气留连，乃为洞泄。夏伤于暑，秋为痎（jiē）疟。"春天感受风邪，邪气就会留存在体内，到了夏天就会发生泄泻。为什么？因为春夏秋冬是一个生长收藏的时间序列，反映了阴阳相互消长的规律。春天感受风邪，应该及时去除，如果没有及时去除，春天阳气就不足，生发能力就不够，到了夏天，盛长的能力肯定就受到影响，阳气不足，阳虚，导致消化功能减弱，完谷不化，泄泻。"洞泄"就是《四气调神大论》中说的"飧泄"，就是泄泻的意思。吴昆的注释说："春伤风邪，即病者为外感，若不即病，邪气留连日久，则风淫木胜，克制脾土而为洞泄。夏伤热邪，即病者则为暑病，若不即病而延于秋，秋凉外束，金火相战，则往来寒热，是为痎疟。"这是从五行生克的角度来解释季节更替发生疾病的原因。春天属风木，长夏属脾土，木克土，所以春天外感风邪，到了夏天很容易腹泻。夏天伤于暑气，但是汗未发透彻，导致暑热之气存留于体内，炎气潜伏，等到秋天阴气外出，与潜伏于内的暑热之气相遇，就会金火相战，寒热往来，发为疟疾。

"秋伤于湿，上逆而咳，发为痿厥。冬伤于寒，春必温病。"秋天伤于湿邪，湿邪为阴病，阴病下行极而上逆，发为咳嗽。冬天受寒邪侵袭过盛，宿留于体内，到了春天就会生温病。

张志聪认为，风为阳邪，洞泄为阴病；暑为阳邪，疟疾为阴病；湿为阴邪，咳嗽是上逆而咳，为阳病；寒为阴邪，春发温病为阳病。这是"伤于四时之阳邪，而为阴病者；伤于四时之阴邪，而为阳病者，皆吾身中之阴阳，上下出入而变化者也"。

春夏秋冬四季养生不当影响到下一个季节的情况，和上一篇《四气调神大论》的论述是一致的。

这是阴阳的相互转化规律在四时病变上的体现。"四时之气，更伤五脏。"四时的气候失调，会交替地伤害五脏。"更"是更换、交替的意思，也就是说，不是单纯地伤害一个脏器，还会有规律地影响到另外一个脏器。这个规律就是阴阳消长、五行生克的规律。比如春天感受风邪，肝就受伤，肝木生心火，所以夏天心也会受到影响。所以要有预防观念，要采取措施"治未病"。

阴之所生，本在五味，阴之五宫，伤在五味。是故味过于酸，肝气以津，脾气乃绝。味过于咸，大骨气劳，短肌，心气抑。味过于甘，心气喘满，色黑，肾气不衡。味过于苦，脾气不濡，胃气乃厚。味过于辛，筋脉沮弛，精神乃央。是故谨和五味，骨正筋柔，气血以流，腠理以密，如是，则骨气以精。谨道如法，长有天命。

【语译】

精血的产生来自对饮食五味的摄取，但是，贮藏精血的五脏，也可能会因为过食五味而受到伤害。比如，吃过酸的食物，会使肝气太盛，脾气会因此受到克制而衰竭。吃过咸的食物，会使骨骼受到伤害，肌肉短缩，心气也抑郁了。吃过甜的东西，会使心气喘闷，颜面变黑，肾气不能平衡。如果吃过苦的食物，脾气就会过燥而不得濡润，胃部就会胀满。吃过辛的食物，会使筋脉松弛，精神也就慢慢涣散。因此应当慎重地调和五味，使得骨骼正直，筋脉柔和，气血畅通，腠理固密，这样就能气骨精强了。只要能严格地按照养生的方法生活，就可以尽享天年。

【解读】

前面已经讲过"阳"，讲了阴和阳的关系，现在还缺关于"阴"的论述，所以这一篇的最后专门讲了"阴"的作用，讲了五脏阴精和饮食五味的关系。

"阴之所生，本在五味，阴之五宫，伤在五味。"人体阴精所化生的本源就在饮食五味，也就是说，人体五脏的阴精是由五味化生的，反过来五味太偏了又能伤害五脏。这句中的"五宫"就是五脏，五脏是属阴的，所以称阴之五脏。五脏是肝心脾肺肾，五味是酸苦甘辛咸，两者一一对应。这种对应是根据五行来的。五脏肝心脾肺肾分别对应五行的木火土金水。

中国古代有句俗语说："百病皆从口入。"所以饮食是否清洁、口味有什么偏好，是影响身体健康的一个重要方面。五味太过分别影响到所对应的五脏，进一步影响到五行所克的五脏。我们一一来讲。

"是故味过于酸，肝气以津，脾气乃绝。"吃过酸的食物，会使肝气过盛，"津"是满了、外溢的意思，表示过盛了，进而导致脾气受到衰竭。酸味是入肝的，过多了会使肝气过旺。肝在五行为木，木太旺了，必定克脾土。

"味过于咸，大骨气劳，短肌，心气抑。"吃过咸的食物，会使骨骼受到伤害，肌肉短缩，心气也抑郁了。咸味是入肾的，咸味太过会伤肾，肾主管骨头，所以骨头受到伤害。肾在五行为

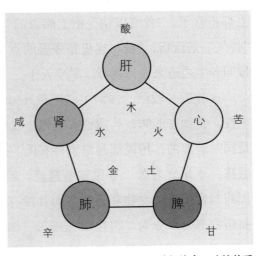

五脏与饮食五味的关系

水，水克心火，所以心火被抑制住。

"味过于甘，心气喘满，色黑，肾气不衡。"吃过甜的东西，会使心气喘闷，颜面变黑，肾气衰弱。甜味是入脾的，这里怎么说到心呢？显然说不通。原来是搞错了！查一下《太素》版本就会发现，"甘"写作"苦"就对了！这句话应该是吃过苦的东西，会使心气不顺，苦味是入心的，心在五行是火。火本来是被水克的，可是火太大了，水反而被克制了，这叫反克，所以脸面变黑，肾气衰弱，黑色为水，肾为水，都受到影响。

"味过于苦，脾气不濡，胃气乃厚。"如果吃过苦的食物，脾气就会过燥而不濡润，胃气也就薄弱了。这一句中的"苦"同样是搞错了，《太素》版本"苦"写作"甘"，就是说如果吃过甜的食物，脾就会湿气加重。注意，《太素》版本中，"脾气不濡"写作"脾气濡"，"濡"就是湿，脾湿就是生病了。你看版本多么重要，一定要找正确的版本。甜味入脾，甜味太过会伤害脾胃。

"味过于辛，筋脉沮弛，精神乃央。"吃过辣的食物，会使筋脉松弛，精神也就慢慢涣散。"央"通"殃"。辣味是入肺的，肺五行为金，金克木，肝为木，肝主管筋脉，肝木被克制了，筋脉就会松弛，进而使得精和神都受到伤害。

可见酸苦甘辛咸五味太过都会引起病变。所以要"谨和五味"，谨慎地调和五味。请大家记住这四个字"谨和五味"，不偏食、不过分，才能使"骨正筋柔，气血以流，腠理以密，如是，则骨气以精。谨道如法，长有天命"。五味调和，所以五脏之气就旺盛，首先是肾气足、肝气足，肾主管骨骼，肝主管筋脉，所以骨骼坚固，筋脉柔韧，然后是肺气足、心气足、脾气足，肺主气、心主血、脾主肌肉，所以气血畅通，肌肉腠理固密、不疏松。如果能做到五味调和，那么五脏功能也都正常了。"骨气以精"指上面说的骨骼、筋脉、气血、肌肉腠理等都强盛了，"骨气"是泛指，"精"这里是强盛的意思。"谨道如法，长有天命"，只要能严格按照养生之道来做，就可以尽享天年。

这最后一段话，强调了"谨和五味"——调和五味的重要性和五味失调的危害性。食物有五味，药物也有五味。我们经常说的"药食同源"，是指中药与食物是同时起源的，传说都起源于神农氏。据《淮南子·修务训》说："神农尝百草之滋味，水泉之甘苦，令民知所避就。当此之时，一日而遇七十毒。"可见神农时代药与食不分。食物和药物之间并没有绝对的分界线，很多食物就是药物，食物和药物都可以分为"四气""五味"，"四气"就是寒、热、温、凉四种属性，也叫"四性"；五味就是酸、苦、甘、辛、咸五种滋味。

这一篇讲述了五味和五脏的相互对应关系，内容和《黄帝内经》其他篇章不完全一样，应该是按照《太素》的版本。当然，五味影响五脏是很复杂的，不是一对一那么单纯、简单，也不是一成不变、铁板钉钉的。比如任何一种味道太过了，都会损伤脾胃，使消化系统功能紊乱。

就五味的主要功能来说，每一种味道都可以用一个字来概括，那就是酸收、苦坚、甘缓、辛散、咸软。酸收，是指酸味有收敛固涩的作用，酸味药物可以止汗、止泻、止咳，治疗遗精、月经过多、白带不止等病症。苦坚，是指苦味有泄火、燥湿、坚阴三大作用，比如上火了吃点苦瓜、苦菊可以清火，苦味药物可以治疗热证、火证、湿证，可以使阴精坚固。甘缓，是指甜味可以滋养补虚、调和药性、缓急止痛。辛散，是指辣味有发散解表、行气活血的作用。咸软，是指咸味有泻下通便、软化坚硬、消散结块的作用。

如果结合五脏，那么五味药物的作用分别是：酸味药可以收敛肝阴，苦味药可以泻心火，甘味药可以补脾气之虚，辛味药可以散肺气之郁，咸味药可以补肾虚。

关于五味，《黄帝内经》中有很多篇章从不同的角度对此作了论述，我们在相关篇章中再一一介绍。

金匮真言论篇第四

这一篇主要讲述了邪气触犯经络，侵袭人体五脏而使人发病，并且再次强调了阴阳的相对属性和分类，详细地解释了五脏与五行、五味、五方、五谷、五音等的对应关系，有助于我们理解《黄帝内经》中天人相应的思想。

黄帝问曰：天有八风，经有五风，何谓？岐伯对曰：八风发邪，以为经风，触五脏，邪气发病。所谓得四时之胜者，春胜长夏，长夏胜冬，冬胜夏，夏胜秋，秋胜春，所谓四时之胜也。

【语译】

黄帝问道：天有八方之风，人的经脉有五脏之风。这是指什么呢？岐伯回答道：八方不正之风会产生致病的邪气，侵犯经络，触犯五脏，因而使人发病。所说的感受四季相克的情况，春克长夏，长夏克冬，冬克夏，夏克秋，秋克春。这就是四季的相克次序。

【解读】

我们先来看这个题目《金匮真言论》，"匮"，俗称"柜"，是古代用来收藏东西的用具。"金匮"，意思是用金做的柜，其实是铜制的柜子，古时用以收藏贵重文献或文物。关于"金匮"，还有一个感人的故事。西周初年，周武王的弟弟周公尽心尽力地辅佐他的侄儿周成王。有一次，成王生病。周公对上天祷告说："我那侄子还小，不懂事，老天如果要降罪的话，就冲我来。"事后，他把祷书封存起来装入金匮。有人向周成王告状，说是周公的祈祷都是诅咒国君快点死。周成王很生气，下令打开周公严令封存的金匮。看完之后，成王泪流满面。原来自己的四叔对江山社稷是如此忠心，自己居然还怀疑他有二心，真是不应该啊！后来金匮就用来存放比较贵重的或具有纪念意义的东西。比如：古人写的密函、遗诏等，都要放入金匮之内。这一篇以"金匮"命名，可见十分重要。"真言"就是至真至要的言论。

那么究竟什么言论这么重要呢？从全篇看，是关于五脏的言论，即五脏六腑的五脏。人体的脏器很多，为什么只说五个脏器？五脏和天地四时是什么关系呢？

"黄帝问曰：天有八风，经有五风，何谓？岐伯对曰：八风发邪，以为经风，触五脏，邪气发病。"黄帝问：天有八种风，经络有五种风，这是怎么回事呢？岐伯回答说：八风生出邪气，作用于经络，邪气随经络循行触犯五脏，导致疾病的发生。"天有八风"指的是什么呢？其实就是八方来风，这在《灵枢·九宫八风》中有记载。八风都有一个名称，比如从南方来的风叫大弱风，从北方来的风叫大刚风，等等。八风概念源于八卦，在《周易·说卦传》中，八卦和八方就紧紧联系在一起了。八方其实是天地相应的空间划分，天地的八风不正常了就生出邪气，首先就侵犯到人体的经络。那为什么不说"经有八风"而说"经有五风"呢？这是因为经络感受到的八风之邪传到了内在的五脏。经络是人体气血运行的通道，是外在的，经络与五脏六腑相互关联、相互连通。所以这里说的"经有五风"其实是说五脏之风。八风生出的邪气，进入人体的时候首先要经过经脉，然后才进入五脏。注意，这里用了一个"触"字，很生动，不是接触，而是触犯。外在的经脉感受了邪气，一定会触犯到五脏，就会使人犯病。

岐伯进一步说："所谓得四时之胜者，春胜长夏，长夏胜冬，冬胜夏，夏胜秋，秋胜春，所谓四时之胜也。"所谓四时的相克次序，春克长夏，长夏克冬，冬克夏，夏克秋，秋克春，这就是四时的相克啊。大家发现了没有？这里讲的四时其实是五时，在春夏秋冬四时上多了一个"长夏"。关于长夏是什么时间，有很多解释，这一篇说的长夏就是"季夏"，也就是阴历的六月。关于四时的相克观点

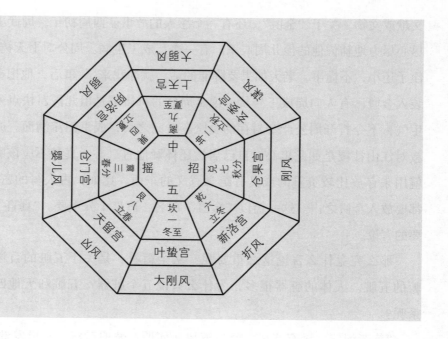

九宫八风图

主要来源于中医学五行相克的理论，中医五行学说将事物和现象按照性质分为五类，分别为木、火、土、金、水，其中，木的特性是"曲直"，代表升发、生长、调达、舒畅等特点。火的特性是"炎上"，因此具有发热、温暖、光明、向上特性的事物属火。土的特性是"稼穑"，引申为生长、承载、化生、长养的特性。金的特点是"从革"，具有肃杀、收敛、潜降、清洁的特性。水为"润下"，凡是具有滋润、寒凉、闭藏、向下特性的事物都归属水。五时相胜是五行相克理论的运用。"五行"是《黄帝内经》的所有学说的基础。按照五行理论，春天属木，夏天属火，长夏属土，秋天属金，冬天属水。按照五行相克的规律，木克土，所以春克长夏；土克水，所以长夏克冬；水克火，所以冬克夏；火克金，所以夏克秋；金克木，所以秋克春。

东风生于春，病在肝，俞在颈项；南风生于夏，病在心，俞在胸胁；西风生于秋，病在肺，俞在肩背；北风生于冬，病在肾，俞在腰股；中央为土，病在脾，俞在脊。

【语译】

东风在春天生发，容易影响肝经，病变多表现在颈项。南风在夏季盛行，容易影响到心经，病变多表现在胸胁。西风常在秋季盛行，容易影响到肺经，病变多表现在肩背。北风常在冬季刮起，多影响到肾经，而病变多表现在腰和大腿部位。中央为土，病变常发生在脾经，而表现于脊背。

【解读】

"俞"是腧穴的意思，"腧"是经气之所注，腧穴所在之处是五脏经脉经气汇集之处，也是针灸主要的作用部位。中医可以通过针灸作用于腧穴以调理脏腑，治疗疾病。但邪气也可以通过侵犯腧穴，使病邪循经触犯五脏，使人发病。此段话说的就是这个道理。东风在春天生发，容易影响肝，俞在颈项；东风与春气相对应，主要是影响肝的功能，肝在五行上是属木的，春天肝木的气机都是往上走的，颈项部恰恰是它的一个反应点。南风在夏季盛行，容易影响到心，俞在胸胁部位；南风与夏季相对应，与心均属火，而心就在胸腔里面，所以穴位在胸部。西风常在秋季盛行，容易影响到肺，穴位在肩背部；西风与秋季相对应，与肺同属金，肺居上焦，对应肩背部，所以穴位在肩背部。北风常在冬季刮起，容易影响到肾，腧穴在腰部和大腿部；北方与冬季相对应，与肾同属水，而腰股部与肾相连，腰为肾之府，股又通过经气与腰相连，因此说它的腧穴在腰股。但是这里的"股"指的部位可不是"屁股"，古代说"股"是指大腿。中央为土，容易产生脾的疾病，俞在脊部。中央属土，与脾相对应，因为脾在五行属土，脊部居于人体的中央，因此说它的腧穴在背脊。

故春气者病在头，夏气者病在脏，秋气者病在肩背，冬气者病在四支。故春善病鼽衄，仲夏善病胸胁，长夏善病洞泄寒中，秋善病风疟，冬善病痹厥。

【语译】

所以说，春天易引发头部的病症，夏天易引发心脏的病症，秋天易引发肩背部的病症，冬天易引发四肢的病症。所以春天好发流鼻涕和鼻出血之类的疾病，夏天多患胸胁部不适类疾病，长夏易出现寒湿腹泻的病症，秋天易患风疟，冬天易患关节僵硬的疾病。

【解读】

这里所说的"春气"，意思是春天的生发之气。春属木，其气上升，是向上走的，所以病变部位多在人体上部，也就是头部。"夏气"指夏季的炎上之气。心与夏季五行都属火，夏季时人的阳气发越在外，脏气内虚，所以容易引发心的病变。"秋气"指秋季肃降之气。秋气应肺，容易侵犯肺经肩背部俞穴从而引发疾病。"冬气"是指冬季水冰地坼的严寒之气。冬季人体阳气内收，从体表藏于体内以固护机体，维持热量。四肢为人体末梢，冬季阳气相对较少，因此冬季的寒气容易引发四肢关节肿大、寒厥一类的病症。

故冬不按跷，春不鼽衄，春不病颈项，仲夏不病胸胁，长夏不病洞泄寒中，秋不病风疟，冬不病痹厥，飧泄，而汗出也。

【语译】

因此，冬天不做过度耗散阳气、扰动筋骨的活动，固护阳气，来年春天就不会发生鼻子出血和颈项部位的疾病，夏天也就不会发生胸胁部位的疾患，长夏不会发生里寒泄泻的疾病，秋天就不会发生风疟，冬天不会发生四肢僵硬的痹证、寒厥症、泄泻和出汗过多的疾病。

【解读】

文中提到"按跷"，意思是按摩导引的活动或者运动。按摩导引的作用是导引人体阳气使之通条畅达于四肢。"冬不按跷"，为什么冬天不能按摩导引？大多数注家都认为，冬天是主收藏的，冬天不能扰动阳气，而按摩导引会扰动阳气，使阳气耗散，所以才带来四季的毛病。但这样的解释其实是讲不通的，因为按摩导引恰恰可以活动筋骨、疏通经络，可以提升阳气，使阳气得到宣发，从而驱散阴寒之气。我认为"冬不按跷"是指冬天不能过度按跷，过度按摩导引以至于大汗淋漓，阳气就会散发，就会耗散。

"故冬不按跷，春不鼽衄，春不病颈项，仲夏不病胸胁，长夏不病洞泄寒中，秋不病风疟，冬不病痹厥，飧泄，而汗出也。"因此，如果冬季里不去按摩导引身体，春天就不会得流鼻血的病症和患颈项部位的病症，仲夏不会得胸胁部的疾病，长夏不会得寒中腹泻的病症，秋天不得风疟的病症，冬天不得关节疼痛肿大、泄泻、出汗的病症。

夫精者，身之本也。故藏于精者，春不病温。夏暑汗不出者，秋成风疟。此平人脉法也。

【语译】

精就是人身的根本。因此，冬季善于保养精气的，春天就不容易得温病；夏天暑热之季，应该汗出而不出汗的人，秋天就会得风疟之病。这就是人体阴精阳气循行经脉的道理。

【解读】

"本"字意为草木的根。人体的精犹如树木的根一样重要，精就是生身之根本。人体的神气血脉都生于精，人能够贮藏其精，则血气固护于内，邪气阻挡于外，身体才能阴平阳秘，以固精神。总之，冬天以保养肾精为主，肾精是生命的根本。"夫精者，身之本也。故藏于精者，春不病温。"肾精，是身体的根本。因此贮藏住肾精，春天就不会生温病。

故曰：阴中有阴，阳中有阳。平旦至日中，天之阳，阳中之阳也；日中至黄昏，天之阳，阳中之阴也；合夜至鸡鸣，天之阴，阴中之阴也；鸡鸣至平旦，天之阴，阴中之阳也。故人亦应之。

【语译】

因此说，阴中还有阴，阳中还有阳。清晨至中午，是白天，属阳，是阳中之阳；中午到黄昏，也属阳，是阳中之阴；半夜到鸡鸣，属阴，是阴中之阴；鸡鸣到清晨，是阴中之阳。人与天地相感应，因此人体也分阴阳。

【解读】

这一段主要讲了一天四个时辰的阴阳属性。我在前面已经多次讲过：阴阳五行是《黄帝内经》的理论支柱，是打开生命宝库的钥匙。"阴阳"思维是《易经》开创的，一开始的含义是很朴素的，就是太阳能照到的地方为阳，不能照到的地方为阴，北半球山的南面被太阳直射，就属阳了；山的北面不能被太阳直射，就属阴了。后来阴阳的含义扩大了。凡是外向的、上升的、温热的、明亮的、剧烈运动的，都属阳；与此相对应，只要是内守的、下降的、寒冷的、晦暗的、相对静止的，就都属于阴。自此阴阳就上升为一个哲学概念。阴阳也是事物相对的属性，没有阴就无从谈阳，没有阳就不能谈阴。而且阴阳是无限可分的，即使一个事物在大的范围内属于阴或阳，但是它的内部还可以再分阴阳，可以无限分下去。这就是《庄子·天下篇》中说的："一尺之棰，日取其半，万世不竭。"

这里讲了一天昼夜的阴阳。白天为阳，黑夜为阴。白天是从平旦到黄昏。平旦是什么时候？平旦是寅时，也就是早上3点到5点，比日出要早一个时辰，日出是卯时（早上5—7点），平旦是寅时，是夜与日的交替之际，白天就从这个时候开始算起。到什么时候结束呢？到黄昏结束。黄昏是戌时，也就是晚上7点至9点，比日落要晚一个时辰，日落也就是日入是酉时（下午5—7点），黄昏是指日落以后到天还没有完全黑的这段时间，这个时候太阳已经落山了，天将黑未黑，天地昏黄，万物朦胧，因此称"黄昏"。

这一篇认为，从平旦至黄昏这段时间在一天之中是属于阳的，然后它又可以进一步细分，以日中午时（中午11—1点）为界，午时以前为阳，午时以后为阴。也就是从平旦到日中为阳，从日中到黄昏为阴。因为白天总的来说是属于阳的，所以从平旦至日中就是阳中之阳，这个时候太阳是上升的，它的趋势是向上的，是一天中阳气最足的时间段。从日中到黄昏，虽然也属阳，但是，因为这时候太阳已经西斜了，热量也不像上午那样足了，开始慢慢地转变为黑夜，因此说它是阳中之阴。再看黑夜，黑夜总体上属于阴，但也同样可以细分，一般是以夜半子时为界，而这一篇是以鸡鸣为界。鸡鸣是丑时（凌晨1—3点），鸡鸣以前为阴，鸡鸣以后为阳，也就是从合夜到鸡鸣为阴，合夜就是日暮而合于夜的意思，相当于黄昏，从合夜到鸡鸣，是一天中阳气最弱、阴气最重的时候，是阴中之阴。从鸡鸣到平旦，总体上也属于阴，但是，因为过不久太阳就要升起来了，它的阴气在下降，阳气在上升，所以是阴中之阳。

夫言人之阴阳，则外为阳，内为阴。言人身之阴阳，则背为阳，腹为阴。言人身之脏腑中阴阳，则脏者为阴，腑者为阳。肝心脾肺肾五脏皆为阴，胆胃大肠小肠膀胱三焦六腑皆为阳。

【语译】

就人体而言，外部为阳，内部为阴。就身体部位而言，背为阳，腹为阴。就脏腑而言，脏为阴，腑为阳。因此，肝、心、脾、肺、肾五脏皆属阴，胆、胃、大肠、小肠、膀胱、三焦六腑皆为阳。

【解读】

一天昼夜可以分为阴阳四个阶段，那么人体怎么划分呢？人与一天昼夜是相应的。一天中白天为阳，黑夜为阴；人体的阴阳划分，大的原则是外面为阳，里面为阴；背部为阳，腹部为阴。讲人体脏腑的阴阳，则脏为阴，腑为阳。肝、心、脾、肺、肾五脏都属阴，胆、胃、大肠、小肠、膀胱、三焦六腑都属阳。为什么外为阳，内为阴？因为人体外部太阳可以直射，而内部不可直接照到。为什么背为阳、腹为阴？这是因为，在农耕社会，劳动人民在田野里劳作，需要弯着腰耕作，因此太阳直接照射到背部，为阳，而腹部因为对着地面，为阴。再看一看动物，它们都是四脚着地的，它们的背部对着太阳，腹部对着大地，背为阳，腹为阴。其实不管是动物还是人，道理都是一样的，人一开始不也是四肢着地然后慢慢直立的吗？为什么脏为阴、腑为阳？这是根据脏腑的不同功能属性决定的，因为五脏以藏为用，"脏"在《黄帝内经》中写作"藏"，藏而不泄，五脏主要是收藏，不能外泄，收藏属阴。六腑以通为用，以降为和，要保持通畅的状态。以大肠、膀胱为例，要排泄大便、小便，向外排泄为阳，因此说六腑是属阳的。

所以欲知阴中之阴阳中之阳者何也？为冬病在阴，夏病在阳，春病在阴，秋病在阳，皆视其所在，为施针石也。故背为阳，阳中之阳，心也；背为阳，阳中之阴，肺也；腹为阴，阴中之阴，肾也；腹为阴，阴中之阳，肝也；腹为阴，阴中之至阴，脾也。此皆阴阳表里内外雌雄相输应也，故以应天之阴阳也。

【语译】

为什么要了解阴中之阴、阳中之阳的道理呢？这是因为冬天病在阴，夏天病在阳，春天病在阴，秋天病在阳，所以应该观察疾病的部位所在，采用针灸、砭石等治法。因此说背部为阳，心为阳中之阳，肺为阳中之阴；腹部为阴，肾为阴中之阴，肝为阴中之阳，脾为阴中之至阴。这就是阴阳、表里、内外、脏腑经脉相互联络循环，以感应自然界四时阴阳的道理。

【解读】

这里"冬病在阴，夏病在阳，春病在阴，秋病在阳"究竟是什么意思？一般认为是指五脏而言，"冬病在阴"指冬病在肾，肾为阴，所以冬天要注意防治肾病；"夏病在阳"指夏病在心，心为阳，所以夏天要注意防治心病。冬和夏是一对阴阳，肾和心是一对阴阳。"春病在阴"指春病在肝，肝为阴；"秋病在阳"指秋病在肺，肺为阳。春和秋是一对阴阳，肝和肺是一对阴阳。为什么肝为阴、肺为阳？这是从位置上区分的，肺高、肝低，肺在上面、肝在下面。所以春天要注意防治肝病，秋天要注意防治肺病。我认为除了这个意思之外，还有一个意思不能忽视，那就是"治未病"的意思。"冬病在阴"是说冬天的病是因为秋天阴气没有养好，"夏病在阳"是说夏天的病是因为春天阳气没有养好，"春病在阴"是说春天的病是因为冬天阴气没有养好，"秋病在阳"是说秋天的病是因为夏天的阳气没有养好。

因此背部为阳，阳中之阳是心，阳中之阴是肺；腹部为阴，阴中之阴是肾，阴中之阳是肝，阴中之至阴是脾。这都是阴阳；表里、内外、雌雄的相互对应，以对应天的阴阳啊。这样的划分主要是从功能上划分的，就心和肺来说，虽然肺比心的位置高，但心是生命的主导，好比是皇帝，肺要传达皇帝的命令，是辅佐皇帝的，所以心为阳、肺为阴。这里提出了脾为"至阴"，因为脾处于腹部，又处在中焦，以太阴居阴，故称为阴中之至阴。两对阴阳加一个至阴就是五行。

中医所说的上、中、下三焦不完全等同于现代医学解剖学的脏腑定位。文中所说的五脏六腑也不完全等同于现代医学中的器官，中医所说的脏腑是由经络连接的功能整体，不能与解剖学的脏腑一一对应。大体而言，心肺居上焦，脾胃居中焦，肝肾居下焦。脏腑阴阳与天地阴阳交感相应，这就是中医学天人相应的理论基础。

帝曰：五脏应四时，各有收受乎？岐伯曰：有。东方青色，入通于肝，开窍于目，藏精于肝，其病发惊骇，其味酸，其类草木，其畜鸡，其谷麦，其应四时，上为岁星，是以春气在头也，其音角，其数八，是以知病之在筋也，其臭臊。

南方赤色，入通于心，开窍于耳，藏精于心，故病在五脏，其味苦，其类火，其畜羊，其谷黍，其应四时，上为荧惑星，是以知病之在脉也，其音徵，其数七，其臭焦。

中央黄色，入通于脾，开窍于口，藏精于脾，故病在舌本，其味甘，其类土，其畜牛，其谷稷，其应四时，上为镇星，是以知病之在肉也，其音宫，其数五，其臭香。

西方白色，入通于肺，开窍于鼻，藏精于肺，故病在背，其味辛，其类金，其畜马，其谷稻，其应四时，上为太白星，是以知病之在皮毛也，其音商，其数九，其臭腥。

北方黑色，入通于肾，开窍于二阴，藏精于肾，故病在溪，其味咸，其类水，其畜彘，其谷豆，其应四时，上为辰星，是以知病之在骨也，其音羽，其数六，其臭腐。

【语译】

黄帝问：五脏和四时相应，各有同气相求的现象吗？"岐伯回答："有。东方为青色之气，与人体的肝相感应。肝开窍于两目，精藏于肝脏，发病易出现惊骇之病。在五味中为酸味，在五行中属于木，在五畜中为鸡，在五谷中为麦，在四时中上应于岁星，在五音中为角，在五行生成数中为八，在五气中为臊臊气。四季中对应春季，春气是上升的，所以病在头部比较多。因为肝主筋，因此疾病多表现在筋骨。

南方为赤色之气，与人体的心相感应。心开窍于两耳，人体之精内藏于心，病变可波及五脏。在五味中属苦，在五行中属火，在五畜中为羊，在五谷中为黍，在四时中上应于荧惑星，因此可知疾病在血脉。在五音中为徵，在五行生成数中为七，在五气中为臭焦气。

中央为黄色之气，与人身脾脏相感应。脾开窍于口，精藏于脾，发病在舌根。在五味中为甘味，在五行中属土，在五畜中为牛，在五谷中为稷，在四时中上应于镇星，所以可知病在肌肉中。在五音中为宫，在五行生成数中为五，在五气中为香气。

西方为白色之气，与人体的肺相感应。肺开窍于鼻，精藏于肺，发病在背部。在五味中为辛，在五行中属金，在五畜中为马，在五谷中为稻，在四时中上应于太白星，因此可知病在皮毛。在五音中为商，在五行生成数中为九，在五气中为臭腥气。

北方为黑色之气，与人体的肾相感应。肾开窍于二阴，精藏于肾，所以发病在四肢。在五味中为咸，在五行中属水，在五畜中为猪，在五谷中为豆，在四时中上应于辰星，因此可知病在骨。在五音中为羽，在五行生成数中为六，在五气中为臭腐气。

【解读】

黄帝问：五脏与四季的对应，各自还有什么可以归纳的吗？"收受"这里可以理解为归纳。岐伯回答：有。东方与青色相应，与肝相通，开窍于眼睛，精华藏在肝，容易发生惊骇的疾病，五味是酸，五类（五种自然物）是草木，五畜（五种家养的动物）是鸡，五谷（五种粮食）是麦，对应的四时是春天。在天上为岁星，是因为春气在头。在五音中是角，在数字中是八，因此可知病在筋（五体为筋），五味是臊味。"臭"不是香臭的臭的意思，这是一个会意字，从自从犬。"自"意为"鼻子"，"犬"是狗，狗鼻子的嗅觉是最灵的，这里泛指所有气味。

这一段话从各个方面总结了肝脏所对应的事物，有人体的，有天上的，有地上的，反映了天、地、人是一个有序的统一体。接下来讲了心、脾、肺、肾和天、地、人的对应，体例完全一样。为了简单明了地讲清楚五脏和四时等事物的对应关系，我列了一张表格附在文字稿的最后，请大家看一下，其对应关系一目了然。

五脏和天、地、人等所有事物为什么要对应起来？这一点不必多说，这是古人天人合一、万物一体思想的体现。关键问题是为什么要分为五类然后一一对应？这显然是按照五行分类的，是对五行原理的应用。五行是五大功能体系，我的博士后论文就是研究五行与五脏问题的，后来出版了一本书叫《中医五行新探》，这里不多介绍了。请大家记住五行的名称和次序，按照相生次序分别为：木火土金水。《黄帝内经》的伟大之处就在于将人体这么复杂、众多的组织器官归纳为五类，就是五脏，所以五脏其实就是五大功能系统。这一篇就是以五脏为核心，不仅把人体的官窍、肢体联系起来，而且把方位、季节、颜色、气味、动物、粮食等都一一对应起来。现在我按照原文的次序作一个系统归纳。

按照木火土金水五大功能划分人的五脏肝心脾肺肾，对应的方位（五方）：肝为东方，心为南方，脾为中央，肺为西方，肾为北方。对应的五色：肝为青色（木），心为红色（火），脾为黄色（土），肺为白色（金），肾为黑色（水）。对应的官窍：肝为目，心为耳，脾为口，肺为鼻，肾为二阴。这一篇中心和肾与五官的对应与《阴阳应象大论》中的不同，《阴阳应象大论》是心开窍于舌，肾开窍于耳。有人问我究竟是五官还是七窍，还是九窍？其实都是指人体外面的官窍，五官是指眼耳鼻口眉，七窍指眼耳鼻口，是孔窍。九窍再加上二阴。这些都在体表、在外面，那么里面呢？里面就是内藏的精华，当然就分别藏在自己的五脏中，那就是肝心脾肺肾分别藏精于肝、藏精于心、藏精于脾、藏精于肺、藏精于肾。五脏容易发生什么疾病呢？肝容易发生惊骇的疾病，因为肝为木，草木容易摇动，肝主管魂，魂不安。心容易引发五脏的病，因为心为火，火最高，是皇帝，心脏可以统率其他脏腑。脾容易引起舌本的疾病，舌本就是舌根，脾的经络连接着舌根，所以脾脏有病大多在舌根有反应。肺容易引起背部的疾病，肺的俞穴在后背，如果发生疾病，大多在后背有反应。肾容易引起豀谷的疾病，肉之大会为谷，肉之小会为豀，也就是说较大肌肉的会合之处叫作谷，较小肌肉的会合之处叫作豀，因为肾为水，水流注于肌肉。

再看五脏对应的五味：肝对应酸味，心对应苦味，脾对应甘味就是甜味，肺对应辛味就是辣味，肾对应咸味。这一点在前一篇《生气通天论》里已经说过了。五脏对应五类，肝对应草木，心对应火，脾对应土，肺对应金，肾对应水，这就是五行。这是一种功能的对应。五脏对应的五畜（五种牲畜，人类饲养的动物）：肝对应鸡，心对应羊，脾对应牛，肺对应马，肾对应彘（就是猪），为什么？好多人搞不懂。其实这就是《周易》取象思维的反映。《周易·说卦传》将八卦和八种动物相对应，肝为什么对应鸡？因为肝为木，在《周易》巽卦为木，巽卦为鸡，所以肝木对应的是鸡；心对应羊，这一点和《周易》的说法不同。《周易》说离为雉，就是说离火对应的是野鸡，离火是美丽的，你看野鸡比家鸡美丽吗？在《周易》中兑卦为羊，这里是心对应羊。脾为什么对应牛？因为脾为土，在《周易》中坤卦为土，坤卦为牛，所以脾对应牛。肺为什么对应马？因为肺为金，在《周易》中就是乾卦，乾卦为马，所以肺对应马。肾为什么对应猪？因为肾为水，在《周易》中坎卦为水，坎为豕（豕，就是"家"下面这个字，就是猪），所以肾对应猪。

再看五脏和五谷的对应：肝对应麦（就是小麦），心对应黍（就是黄米），脾对应稷（江山社稷的"稷"，就是粟米、小米），黍和稷差不多，一般来说黏者为黍，不黏者为稷。肺对应稻（水稻、稻米），肾对应豆（大豆、小豆，豆类）。五脏对应五时：肝为春天，心为夏天，脾为长夏，肺为秋天，肾为冬天。五脏对应天上的星辰（五星）：肝对应岁星（木星），心对应荧惑星（火星），脾对应镇星（土星），肺对应太白星（金星），肾对应辰星（水星）。五脏对应的疾病之所在：肝病之在筋（肝主管筋），心病之在脉（心主管血脉），脾病之在肉（脾主管肌肉），肺病之在皮毛，肾病之在骨。这是五脏和五体的对应。

再看五脏和五音的对应：肝——其音角，心——其音徵，脾——其音宫，肺——其音商，肾——其音羽，就是说肝、心、脾、肺、肾分别对应角、徵、宫、商、羽。角、徵、宫、商、羽是五音，五音就是五声音阶，按五度的相生顺序，是从宫音开始到羽音结束，依次为：宫—商—角—徵—羽，相当于1—2—3—5—6，那么角、徵、宫、商、羽就是3—5—1—2—6。现在一些音乐研究专家和养生健康专家的合作研究发现了不同声音、不同音乐对人体五脏的作用是不同的，证明《黄帝内经》的这种说法是有科学道理的。

再看五脏和数字的对应：肝对应八，心对应七，脾对应五，肺对应九，肾对应六。关于这一点好多人更是一头雾水了，为什么这么配？其实这就是易学的五行生成数，也就是后来所说的河图洛书的河图数。五行是五个，数字是十个，也就是两个数字配一个五行，按照《尚书·洪范》的说法：一曰水，二曰火，三曰木，四曰金，五曰土，这里只有1—5，还有6—10怎么配到五行中？很简单，6和1相配，7和2相配，8和3相配，9和4相配，10和5相配，那就是1、6为水，2、7为火，3、8为木，4、9为金，5、10为土，各差5个数，大家看一看，北京还有其他城市汽车限号是不是这么限的？1—5这五个数字表示五行的生数，6—10这五个数字表示五行的成数。五行好比一个人，一个人光生下来还不行，还要养大，所以有生数，还有成数。

最后是五脏和五味的对应：肝对应臊味，心对应焦味，脾对应香味，肺对应腥味，肾对应腐味。现在有人在研究气味对五脏疾病的调养作用，发现很多有趣的现象。比如有人用棺材板下面的腐烂臭味缓解骨癌病人的疼痛，竟然有很好的效果。

五脏与五行等事物的对应关系

五行	木	火	土	金	水
五脏	肝	心	脾	肺	肾
五窍	目	耳（舌）	口	鼻	二阴（耳）
五体	筋	脉	肉	皮毛	骨
五病	惊骇	五脏	舌本	背	谿
五方	东	南	中	西	北
五时	春	夏	长夏	秋	冬
五色	青	赤	黄	白	黑
五味	酸	苦	甘	辛	咸
五气	风	暑	湿	燥	寒
五化	生	长	化	收	藏
五畜	鸡	羊	牛	马	彘
五谷	麦	黍	稷	稻	豆
五星	岁星	荧惑星	镇星	太白星	辰星
五音	角	徵	宫	商	羽
五数	八	七	五	九	六
五臭	臊	焦	香	腥	腐

　　故善为脉者，谨察五脏六腑，一逆一从，阴阳、表里、雌雄之纪，藏之心意，合心于精，非其人勿教，非其真勿授，是谓得道。

【语译】

　　因此，擅长诊脉治病的人总是谨慎地观察五脏六腑的顺逆变化，并把阴阳、表里、雌雄的法则牢记在心里，在心里体验它的精妙，不是合适的人是不教的，不是真心的人是不传的，这才叫得道。

【解读】

　　最后岐伯提出了如何得道，也就是体道悟道的方法。这种类似的论述在《黄帝内经》中多次出现，更进一步说明，《黄帝内经》并不单纯是一本医书，它十分重视医者的德行，要求人们察色按脉时重视阴阳、表里的大规律，对传承人的选择也要经过细致的考察，不能所传非人。

卷二

阴阳应象大论篇第五

本篇着重谈阴阳，开篇指出："阴阳者，天地之道也，万物之纲纪，变化之父母，生杀之本始，神明之府也，治病必求于本。"阴阳为万物的根本。《周易·系辞上》将阴阳视为宇宙的基本规律，谓"一阴一阳之谓道"。自然界是一个整体，自然界中的各种事物都有两个方面，这两个方面既对立又统一。阴阳的对立统一又表现为阴阳的对立互根、消长转化和升降出入。就一年的四季变化而言，"阳生阴长，阳杀阴藏"，生长收藏是对立的，但两者又互为根本，有生长才能够收藏，有收藏才能够生长。"寒极生热，热极生寒"，说明阴阳两方的相互转换。"地气上为云，天气下为雨"，云升雨降是自然界阴阳的升降。就人体生理而言，"清阳出上窍，浊阴出下窍；清阳发腠理，浊阴走五脏；清阳实四支，浊阴归六腑"，说明了人体内阴阳的升降、出入。最后又谈到阴阳法则在疾病治疗过程中的运用。"阳胜则身热，腠理闭，喘粗为之俯仰……阴胜则身寒汗出，身常清，数栗而寒……"说明了阴阳偏胜偏衰情况下的病变特点。"善诊者，察色按脉，先别阴阳"，说明阴阳对疾病诊断的指导作用。"善用针者，从阴引阳，从阳引阴"，说明阴阳在针刺治疗方面的指导作用。总之，以阴阳为纲领，"谨察阴阳所在而调之，以平为期"，这是疾病治疗的基本原则。

黄帝曰：阴阳者，天地之道也，万物之纲纪，变化之父母，生杀之本始，神明之府也，治病必求于本。

【语译】

黄帝说：阴阳是天地宇宙的一般规律，是万事万物的纲领，是所有变化的来源，是生长和死亡的根本，是万物发展变化的根源，所以治病必须从根本上加以思考。

【解读】

先看这个题目中的"阴阳应象"，阴阳和五行是中医哲学最重要的概念，是打开中国文化、打开生命科学的钥匙。"应象"的"应"是对应、感应的意思，"象"是形象、现象。这个题目告诉我们，可以以阴阳为核心将天地万物和人体生命的所有现象、形象一一对应；同时还告诉我们，人体生命的活动规律、生命现象可以与自然界阴阳四时五行的消长变化现象相感应、相通应，也就是说，天地之阴阳、万物之阴阳，与人身之阴阳——所有现象、意象、形象是相互对应、相互感应的。马莳说："此篇以天地之阴阳、万物之阴阳，合于人身之阴阳，其象相应。"题目用了"大论"。《素问》中篇名冠以"大论"的不多，除有关运气学说的七篇大论外，只有《四气调神大论》和这一篇。本篇称为"大论"，可能是由于其内容既阐明了阴阳的概念及阴阳五行学说的基本运用，又论证了人体脏腑的生理功能和病理变化，特别是阐发了人与自然相通应的关系，丰富而广泛，是《黄帝内经》中阐发阴阳、五行学说至为重要而又较为完整的一篇，我们应予以充分重视。

由于本篇的内容是讨论人体脏腑阴阳五行之气的运动取法于自然阴阳五行之气变化的病理，非常重要，所以以《阴阳应象大论》命名。张志聪说："此篇言天地水火、四时五行、寒热气味，合人之脏腑身形、清浊气血、表里上下，成象成形者，莫不合乎阴阳之道。至于诊脉察色，治疗、针砭，亦皆取法于阴阳，故曰阴阳应象大论。"

这一段论述了阴阳的重要性。"阴阳者，天地之道也，万物之纲纪，变化之父母，生杀之本始，神明之府也，治病必求于本。"阴阳是天地宇宙的大道，是万事万物的纲领，是所有变化的来源，是生长和死亡的根本，是主宰万物生息的大本营，所以治病一定要遵从"阴阳"这一根本。这句话太重要了，用了古汉语中最常见的判断句式："……者，……也"，对"阴阳"这个主语从六个角度作了界定、下了判断：阴阳是天地之道、万物纲纪、变化父母、生杀本始、神明之府、治病之本。其中第一个界定是最重要的：阴阳就是天地之道。《周易》说"一阴一阳之谓道"。"道"是什么？一般都说是规律，其实不全面，"道"不仅是规律，还是本体、本原。阴阳是天地自然的大规律、大本体、大法则。想真正了解何为天地之道，我们还是要从中华文化的源头《周易》里去找寻答案。《周易·说卦传》："立天之道，曰阴与阳；立地之道，曰柔与刚。""神也者，妙万物而为言者也。"《周易·系辞上》："阴阳不测之谓神。""刚柔者，昼夜之象也。""阴阳之义配日月。"《周易·系辞下》："阴阳合德而刚柔有体，以体天地之撰。"从这些论述中可以知道，昼夜之道、刚柔之道、变化之道、日月之道等最终都可以归结为阴阳之道，阴阳之道可以变化生出各种各样的道。"纲纪"就是法则的意思，阴阳之道是自然界的法则。"生生之谓易"，也是在讲大自然生生不息的变化，阴阳是万事万物发展变化的起源和根本，所以说是"变化之父母"。"生"是万物的生长，"杀"不是指万物被毁灭，而是指自然而然地消亡，有一个过程。阴阳变化是万事万物生长消亡的根本，所以说是"生杀之本始"。"神明"一词在《黄帝内经》中没有明确的注释。《淮南子·泰族训》里有详细的解释："其生物也，莫见其所养而物长；其杀物也，莫见其所丧而物亡。此之谓神明。"淮南子把神明解释为主宰万物生息的生生之源，也是以道论神明，并没有脱离阴阳的范畴，所以"神明"一词的意思仍然在阴阳上。

生命的根本在于"阴阳"，实际上就是气，而气又来源于精，表现于神，所以生命的根本就是精、气、神。这三者是密不可分的。气可以分阴气和阳气。阴气和阳气再细分，可以分出五行。阴气按多少、强弱可以分出太阴和少阴，阳气按多少又可分出太阳和少阳。太阳属火，少阳属木，少阴属金，太阴属水，这四个中间还有土——把这四气、四行统一在一起，就是五行。阴阳五行都是生命的根本。"治病必求于本"这一句实际上是说阴阳就是治病之本。现在人们对中医和西医有一种常见的说法，就是"中医是治本的，西医是治标的"，至少"中医治本"这一说法是十分正确的。也就是说，中医无论诊断还是治疗都是从"阴阳"这个根本出发的。这是《黄帝内经》体现的一种整体的思想，一种求源、求本的思想。

阴阳是《黄帝内经》理论的基础，也是中华文化的标志，我经常说，一张阴阳图就可以诠释中华文化的精髓。阴阳最早起源于易，中医的整体理论架构基础就是阴阳，从始至终，不离阴阳，中医按照阴阳理论来解决人体的所有问题。比如阴阳和五行，二者其实是一个概念，五行最早出自《尚书·洪范》。有人说最早将五行、阴阳合在一起的是战国邹衍，其实比这还要早。五行就是两对阴阳加一个中土。在太极图中，阳最多的是火，阴最多的是水，阳气稍上升的是木，阴气微下降的是金，土在中央。阴阳讲究的是中和，矛盾讲究的是对立。阴阳中和是中华民族的基本精神，它代表了中华民族的核心价值观，也是中国人的基本思维方式。儒家偏阳，道家偏阴，佛家空有，易家偏中，中医是现存的唯一的集"儒道佛易"于一身又应用于人体生命科学的文化形态。

故积阳为天，积阴为地。阴静阳躁，阳生阴长，阳杀阴藏。阳化气，阴成形。寒极生热，热极生寒。寒气生浊，热气生清。清气在下，则生飧泄；浊气在上，则生䐜胀。此阴阳反作，病之逆从也。

【语译】

因此，就像阴阳的变化一样，清阳之气积聚于上就成了天，浊阴之气积聚于下就形成了地。阳主动，阴主静；阳主生发，阴主生长；阳主肃杀，阴主收藏。阳能化生气，阴能构成形体，寒到极致就会生热，热到极致就会生寒。寒气可以产生浊阴，热气可以产生清阳。清气在下面，如果得不到上升，就会生飧泄病。浊阴在上，如果不能下降，就会生胀满病，这就是违反了阴阳运动的规律会导致气机逆乱而生病的道理。

【解读】

所以阳气积聚于上就成了天，阴气积凝于下就成了地。阴主静，阳主动，"躁"就是动，躁动。阳主生发，阴主收藏。阳能化生气，阴能构成形体。寒到极点就会生热，热到极点就会生寒。寒气可以产生浊阴，热气可以产生清阳。清气在下面，如果得不到上升，就会产生完谷不化的腹泻病；浊阴在上，如果不能下降，就会生胃脘胀满病。这就是违反了阴阳运动的规律而导致发病、导致不正常的道理。"病之逆从"，违背了正常情况而得病。

故清阳为天，浊阴为地；地气上为云，天气下为雨；雨出地气，云出天气。故清阳出上窍，浊阴出下窍；清阳发腠理，浊阴走五脏；清阳实四支，浊阴归六腑。

【语译】

因此，清阳之气上升变为天，浊阴之气下降变为地。地气蒸发变为云，天气凝聚下降就变成了雨。雨虽然是天气而降，却是地气所化；云虽然出自地气，却有赖于天气的蒸发。这是阴阳互用关系。人体的变化也是这样，清阳之气出于上窍，浊阴之气出于下窍。清阳发泄于腠理，浊阴内注于五脏。清阳充实于四肢，浊阴内归于六腑。

【解读】

因此，清阳之气上升变为天，浊阴之气下降变为地。地气蒸发上升变为云，天气凝聚下降就变成雨。雨出自地气，云出自天气。为什么？这是因为雨虽然是从天上降下来的，却是地气蒸发上升而生成的；云虽然在天上飘，却是地气上升到天上后化成了天气。这就是阴阳的相互作用。人体的变化也是这样，清阳从上窍——眼耳口鼻出来，浊阴从下窍——二阴出来。清阳之气从腠理皮肤发出，浊阴之气内注于五脏六腑。这里的"浊"没有污浊这样不好的意思，而是深厚、厚重、浓重的意思。比如人的卫气为清阳之气、营气为浊阴之气，卫气在体表运行，保卫人体，抵御邪气；营气灌溉到五脏六腑，起着营养的作用。清阳之气充实于四肢，浊阴之气内归于六腑。也就是说，清阳之气在外面运行，充实了四肢，使四肢有了正常的温度，四肢运动就可以轻便灵活；浊阴之气在体内运行，回归到六腑，使吃进去的饮食中的营养部分被消化吸收，糟粕部分被排出体外。

这一段是借由自然界的现象来启发我们认知人体。唐代王冰对这段话的解释为："气本乎天者亲上，气本乎地者亲下，各从其类也。上窍，谓耳目鼻口；下窍，谓前阴后阴。腠理谓渗泄之门，故清阳可以散发；五脏为包藏之所，故浊阴可以走之。四支外动，故清阳实之；六腑内化，故浊阴归之。"王冰在解释《素问》时多从易学的角度，第一句话出自《周易·乾卦·文言传》，王冰多加了一个"气"字，意思是依存于天的东西都是亲近上面的、往上走的，依存于大地的东西都是亲近下面的、往下走的。比如鸟儿天生一对翅膀，是"本乎天者"，所以要往天空上飞；兽类天生四条腿，是"本乎地者"，所以要在大地上走。鱼儿天生没有脚，也没有一对翅膀，所以不可能在地上跑，也不可能在空中飞，只能在水里游。再看一棵树，树根是本乎地的，所以往地下扎；树枝是本乎天的，所以要往上长。这就叫"各从其类"，各自按照自己的种类、类别聚集在一起。这就叫"同声相应，同气相求"，同样的声音能产生共鸣，同样的气味会相互求和，同类的事物相互感应。物以类聚，人以群分。这是中国人最重要的思维方式，叫"取象比类"。

当然，最重要的就是分为阴和阳两类。阴阳是万事万物属性的划分，天地分阴阳，轻而清者上升为天，浊而重者下降为地。天地看似两分，其实是一体的，因为天气下降为雨，地气上升为云，这反映了阴阳是互相发生作用的。人立于天地之间，也要遵从自然界的规律，分为阴阳两类，浊阴藏于内，清阳发于外。人之清阳，本乎天而出上窍；人之浊阴，本乎地而出下窍。人体阴阳也不是割裂的、不沟通的，也像自然界的云和雨一样要上升、下降，互相沟通、互相交流。这就是《周易·泰卦·象》所说："天地交而万物通也，上下交而其志同也。"泰卦的卦象是天在下、地在上，天气要上升、地气要下降，所以这个卦是上下交通、天地交泰，表现了阴阳互用、互通，因此，这个卦是吉利的、亨通的卦。反过来就是否卦，就是阴阳不沟通、不交流了，那就是有病了，所以中医有一个病就叫"痞"。

水为阴，火为阳，阳为气，阴为味。味归形，形归气，气归精，精归化，精食气，形食味，化生精，气生形。味伤形，气伤精，精化为气，气伤于味。阴味出下窍，阳气出上窍。味厚者为阴，薄为阴之阳。气厚者为阳，薄为阳之阴。味厚则泄，薄则通。气薄则发泄，厚则发热。壮火之气衰，少火之气壮。壮火食气，气食少火。壮火散气，少火生气。气味，辛甘发散为阳，酸苦涌泄为阴。

【语译】

水属阴，火属阳，阳是无形的气，阴是有形的味。饮食五味可以滋养形体，而形体得到滋养后，又使真气得以充实，真气可以产生精，精又可以化生一切。精是由真气而产生的，形体得到饮食五味的滋养，通过生化作用产生精，精又进一步通过气化作用滋养形体。然而，如果饮食不节，五味就会伤害形体，气偏胜也会伤害到精。真气能够产生精血，但是，如果精血充足的话，又能够化生为气；饮食五味不节，不仅仅是伤害形体，气也会间接受到影响。味属于阴，所以从下窍排出；气属于阳，从上窍发泄。五味之中，味厚的属于纯阴，味薄的属于阴中之阳。阳气之中，气厚的属于纯阳，气薄的属于阳中之阴。味厚的有下泄的作用，味薄的则有疏通的作用；气薄的有渗透邪气的作用，气厚的则有助阳发热的作用。阳气亢盛会使元气衰弱，阳气正常能使元气旺盛；过度亢奋的阳气会损伤元气，而元气依赖于正常的阳气，所以过度亢盛的阳气会使元气耗散，正常的阳气则会增强元气。气味之中，辛甘且有发散功能的属于阳，酸苦且有通泄功能的属于阴。

这一段从阴阳的角度来谈论饮食五味的功能及其作用机制。首先我们先弄明白经文中出现的几个概念：阴、阳、水、火、味、形、精。王冰的注解很清楚地解释了这些概念之间的关系："水寒而静，故为阴；火热而燥，故为阳。气惟散布，故阳为之；味曰从形，故阴为之。形食味故味归形，气养形故形归气，精食气故气归精。气化则精生，味和则形长，故云食之也。气化精微之液，惟血化而成，形质有之，资气行营立，故斯二者各奉生乎！"前面谈过很多次，阴阳是万事万物属性的划分，水火因为其不同的属性而分别归到阴和阳。味、形、精的阴阳划分经文中虽然没有交代，但是也可以有个大概的推断。阴阳是一对概念，不可能独立存在，味和形，味为阴，形为阳；形和精，形为阴，精为阳。后面又谈到"味过节"会带来的种种连锁反应。

"水为阴，火为阳，阳为气，阴为味。味归形，形归气，气归精，精归化。精食气，形食味，化生精，气生形。"意思就是水属阴，火属阳；气属阳，味属阴。这个好理解，就食物的气味而言，气是无形的，寒热温凉四种气是看不见摸不着的；味是有形的，可以通过嘴、舌头尝出来。中医把药物分为四气五味，四气又叫四性，就是寒、热、温、凉四种不同的药性，四气再加上平性就是五气——五性；五味就是酸苦甘辛咸。接下来说了四个"归"："味归形，形归气，气归精，精归化。""归"有回归、滋生的意思，饮食五味回归于形体、滋养形体，形体回归于气、滋生气，气回归于精、滋生精，精又回归于化、变化、转化。对这几句的理解历来有争议。有人说"形归气"的"气"为人体之气，而"气归精"的"气"是食物之气。这样解释太复杂、太牵强了。这四句用的是顶针的修辞方式，就是前一句结尾的词语用作下一句的起头，语气连贯，一气呵成，意思也紧紧相连，不可能同一个词意思不相同。这四句中其实有五个关键词："味、形、气、精、化"，分别指食物和药物的味道、形状、能量、精华、转化，它们依次作用于人体，使人体发生相应的变化。

接下来说"精食气，形食味，化生精，气生形"。从"精"开始说起，"精食气，形食味"，这两句的"食"是饲养、供养的意思，精供养了气，形体供养了味道。后两句"化生精，气生形"，化育生成精，气生成形体。和前面联系起来，就会发现这是一个循环的圆圈。气归精、精食气相当于说气生成精、精生成气；味归形、形食味相当于说味生形、形生味，形归气、气生形则显然是说形生气、气生形，最后精归化、化生精则是说精生化、化生精。也就是说，它们是互相转化的，是阴阳关系，阳化阴，阴可化阳。就像鸡和蛋的关系，不管是先生鸡还是先生蛋，有一点不可否认，那就是鸡可以生蛋，蛋可以生鸡。

再看后面，黄帝接着说："味伤形，气伤精，精化为气，气伤于味。"这是从不好的一面来说的，如果饮食不当，五味就会伤害形体，食药之气偏胜也会伤害到精。精可以化为气，气可以伤害五味。这是指如果饮食五味不恰当，食物和药物之气不仅会伤害身体，而且也会反过来伤害食物和药物的味道。

"阴味出下窍，阳气出上窍。味厚者为阴，薄为阴之阳。气厚者为阳，薄为阳之阴。"味属于阴，所以从下窍排出；气属于阳，所以从上窍发泄。味道属于阴，其中味道浓厚的是阴中之阴，味道淡薄的是阴中之阳。气属于阳，其中气厚的属于阳中之阳，气薄的属于阳中之阴。

"味厚则泄，薄则通。气薄则发泄，厚则发热。"味厚的有下泄的作用，味薄的有疏通的作用。比如大黄味厚，是苦寒的，所以有下泄作用；茯苓是味薄的，甘、淡、性平，所以有通利小便的作用。气薄的药物是阳中之阴，有向外发散的作用，比如麻黄微苦、温性，可以发汗解表；气厚的药物是阳中之阳，有助阳发热的作用，比如附子、肉桂都是气厚大热的药，可以使人发热。这里将药物和食物先分出气和味，然后气和味又各自分出厚和薄，好比太极生两仪、两仪生出四象。

"壮火之气衰，少火之气壮。壮火食气，气食少火。壮火散气，少火生气。"这里的"壮火""少火"是指药物和食物的阳火属性而言，"壮火"就是大热，"少火"就是温性。如果大热会使人的正气衰弱，比如附子、乌头都是热性的，用得太过反而会使人的正气消耗、衰退；如果温性则使人的正气强壮，如人参、当归都是温性的，可以滋养人体的正气。这两句中的"之"是"则"的意思。"壮火食气，气食少火"，这两个"食"的意思是不同的，可以说恰好相反。前一个"食"通腐蚀的"蚀"，是销蚀、消耗的意思，即大热会消耗正气；后一个"食"通饲养的"饲"，是供养、滋养的意思，即正气有赖于少火的滋养。对这几句话，明代医学家吴昆解释说："火之壮者，壮已必衰；火之少者，少已必壮。壮、少、衰、盛，若循环焉。"他把火分为少壮盛衰四个阶段，其实也是所有事物发展的四个阶段。就一个人而言，少年慢慢成长为壮年，壮年阳气太盛则变衰老，这是大规律，无法抗拒。

"气味，辛甘发散为阳，酸苦涌泄为阴。"气味之中，辛辣、甘甜并具有发散功能的属于阳，酸、苦并具有通泄功能的属于阴。在五味中，辛辣并具有发散功能的食物属于阳，这个很好理解，甘甜食物怎么也具有发散功能并属于阳呢？甘味食物和药物是入脾的，有滋补作用，脾居于中央，是从中央向四方发散，滋养其他四脏，进而滋养全身，这也是一种发散，所以也属于阳。酸味、苦味的食物和药物有催吐和泻下作用。"涌"本义是水从下往上冒出来，这里指催吐，把浓痰、积食、不消化的食物吐出来；"泄"指把大便、小便排泄掉。这些都是有形的东西，所以是属于阴的。这里只讲了四种味道，还有一种咸味呢？在另一篇《至真要大论》中讲到"咸味涌泄为阴"，咸味和酸味、苦味一样也有催吐和泻下的作用，也是属于阴的。

我们以食物五气属性为例加以说明。食物五气为寒、热、温、凉、平五种属性，一般而言，带苦味的属于寒凉食物，比如苦瓜、苦菜、苦菊、苦芥等；大多数瓜类属于寒凉食物，如冬瓜、西瓜、丝瓜、黄瓜等；水产品大多是寒性的、凉性的，莲藕、紫菜、海带、空心菜、豆腐、绿豆、木耳、梨、香蕉、白果等偏于寒凉。哪些食物属于温热性的呢？辛辣食物是热性的，如辣椒、花椒、胡椒、大蒜、干姜、葱、茴香等等。有的食物是属于温性的，如胡萝卜、芦笋、荔枝、桂圆、大枣等等。在五性中平性的食物很多，像我们平常吃的大米、黄豆、苹果等都属于平性。总体来说，寒凉食物为阴，温热食物为阳，平性食物为中。属寒凉的阴性食物有清热、泻火、凉血、解毒的作用，属温热的阳性食物有驱寒、助阳、温经、通络的作用。

不同体质的人怎么选择食物呢？人的体质粗略来分也可以分阴阳，阳性体质也就是偏热体质的人要多吃一些寒凉食物，阴性体质也就是偏寒体质的人要多吃一些偏阳性的食物，这样就达到阴阳中和、阴阳平衡了。

阴胜则阳病，阳胜则阴病。阳胜则热，阴胜则寒。重寒则热，重热则寒。寒伤形，热伤气。气伤痛，形伤肿。故先痛而后肿者，气伤形也；先肿而后痛者，形伤气也。风胜则动，热胜则肿，燥胜则干，寒胜则浮，湿胜则濡泻。

【语译】

人体阴阳是相对平衡的，阴偏胜，阳气必然会受到损害，同样的道理，阳偏盛，阴也会受到损害。阳气偏胜就会生热性病，阴气偏胜就会生寒性病。寒到极点会出现热象，热到极点会出现寒象。寒邪会损害形体，热邪会损害气分。气分受伤，人就会因为气脉的阻滞而感到疼痛；形体受伤，人就会因为肌肉阻滞而肿胀起来。所以凡是先痛后肿的，是由气伤及形体；若是先肿后痛的，则是形伤累及气。风邪太过，形体就会产生疼痛；热邪太过，肌肉就会红肿；燥气太过，津液就会干枯；寒气太过，形体就会发生浮肿；湿气太过，就会发生泄泻。

【解读】

这一段是说，人体的阴阳在正常状态下是平衡的，如果阴偏胜了，阴气太过了，阳气必然会受到损害；同样的道理，如果阳偏胜了，阳气太过了，阴气也会受到损害。阳气偏胜、太过就会生热性病，阴气偏胜、太过就会生寒性病。"重寒则热，重热则寒"，物极必反，寒上加寒、寒到极点就会出现热象，本来的寒证反而转化为热证了；热上加热、热到极点就会出现寒象。讲到这里，我想起了北宋理学家周敦颐的《太极图说》："太极动而生阳，动极而静，静而生阴，静极复动。"这是同一个道理。"重寒则热，重热则寒"，这是阴阳互相转换的表现，跟上一段讲到的"壮火之气衰，少火之气壮"是一个道理。如冬至和夏至是标志一年四季阴阳转换的关节点，对北半球的人来说，冬至时太阳的高度最低，夜最长，昼最短，从冬至开始太阳逐渐升高。春分时，昼夜时间相等，升到最高时就是夏至了，夜最短，昼最长，从夏至开始回落。秋分时，昼夜时间再次相等，继续回落至最低点，则又回到冬至。从这一过程可以看出，降极则升，寒极生热；升极则降，热极生寒。举个日常生活中的例子，冬天玩过雪的人都知道，手刚开始接触到雪的时候感觉很冷，但是，如果手一直拿着雪玩，过一阵子手就会发热，这就是重寒则热的一种表现。某些外感疾病，初期可见发热、口渴、咳嗽、胸痛、舌红、苔黄、脉洪数等热象，如果热邪持续不退，往往会突然出现体温下降、四肢厥冷、遍身冷汗、脉沉微的现象，即是"重热则寒"在临床上的具体表现。

"寒伤形，热伤气。气伤痛，形伤肿。"寒邪会损害形体，比如损害津液、血液，津液也是一种"形"；热邪会损害气分，比如损害阳气。气分受伤，人就会因为气脉的阻滞而感到疼痛；形体受伤，人就会因为肌肉阻滞而肿胀起来。那为什么"寒伤形，热伤气。气伤痛，形伤肿"呢？吴注是这样解释的："寒，阴也，故伤血；热，阳也，故伤气；气无形，病故痛；血有形，病故肿。"因为寒是属阴的，津液、血液也是属阴的；热属阳的，气也是属阳的。气无形，所以疼痛；血有形，所以肿胀。这就叫"同声相应，同气相求"，同类东西会受到干扰。

"故先痛而后肿者，气伤形也；先肿而后痛者，形伤气也。"所以凡是先痛后肿的，是因为先伤了气后伤了形体，是气病伤及了血；如果是先肿后痛的，是因为先伤了形体后伤了气，是血病伤及气。

"风胜则动，热胜则肿，燥胜则干，寒胜则浮，湿胜则濡泻。"风邪太过，形体就会感到疼痛；热邪太过，肌肉就会红肿；燥气太过，津液就会干枯；寒气太过，形体就会发生浮肿；湿气太过，就会发生泄泻。湿盛一般出现在长夏，吴注解释为"湿盛则土不足以制水，故为注泄"。王冰的解释更为详细："湿盛则内攻于脾胃，脾胃受湿则水谷不分，水谷相和故大肠传导而注泻也，以湿内盛而泻，故谓之濡泻。"两家的注解虽然角度不尽相同，吴注解释得比较宽泛，王冰从脾的角度来解释，更为详细，但总体意思是一样的。

天有四时五行，以生长收藏，以生寒暑燥湿风。人有五脏，化五气，以生喜怒悲忧恐。故喜怒伤气，寒暑伤形。暴怒伤阴，暴喜伤阳。厥气上行，满脉去形。喜怒不节，寒暑过度，生乃不固。故重阴必阳，重阳必阴。故曰：冬伤于寒，春必温病；春伤于风，夏生飧泄；夏伤于暑，秋必痎疟；秋伤于湿，冬生咳嗽。

【语译】

大自然有春夏秋冬四时的变化，形成了生长收藏的规律，有金木水火土五行的变化，产生了寒暑燥湿风的气候。人体有五脏，由五脏化生出五气，生发出喜怒悲忧恐五种情志活动。喜怒等情志上的变化会伤及气，寒暑等气候上的变化会伤及形体。暴怒会伤及人体阴气，暴喜会伤及人体阳气。逆气上冲，充满经脉，则神气浮越，离去形体了。因此，如果喜怒等情志不加以节制，对寒暑等气候不善于调适，就会有伤及生命的危险。阴气过盛一定会走向反面，变成阳气；阳气过盛也一定会走向反面，变成阴气。所以说，冬天受到寒气的侵袭过多，春季就很容易发生热性的病；春季受到风气的侵袭过多，夏天就很容易发生飧泄病；夏季受到暑气的侵袭过多，秋天就很容易发生疟疾病；秋天受到湿气的侵袭过多，冬天就容易发生咳嗽。

【解读】

大自然有春夏秋冬四时的变化，形成了生长收藏的规律，有木火土金水五行的变化，与此相对应，就产生了风暑湿燥寒的气候。人体有五脏，由五脏化生出五气，与此相对应，就产生了怒喜思忧恐五种情志活动。喜怒的变化会伤及气，这里的"喜怒"不仅仅是喜怒两种情绪，而是指前一句中的五种情绪；寒暑的变化会伤及形体，这里的"寒暑"同样也不仅仅是寒暑两种气候，而是指前一句中的五种气候。暴怒会伤及人体阴气，暴喜会伤及人体阳气。更可怕的是"厥气上行，满脉去形"，"厥气"就是逆乱之气、不正常的气，逆气上冲，血脉阻滞，神气就会离开人的形体。因此说，如果喜怒等情志不加以节制，对寒暑等气候不善于调适，就会有伤及生命的危险。"重阴必阳，重阳必阴"，阴气过盛一定会走向反面，变成阳气；阳气过盛也一定会走向反面，变成阴气。这同上面说的"重寒则热，重热则寒"是一个意思。

"故曰：冬伤于寒，春必温病；春伤于风，夏生飧泄；夏伤于暑，秋必痎疟；秋伤于湿，冬生咳嗽。"所以说，冬天受到寒气的侵袭过多，春季就很容易发生热性的病；春季受到风气的侵袭过多，夏天就很容易发生不消化的腹泻病；夏季受到暑气的侵袭过多，秋天就很容易发生疟疾病；秋天受到湿气的侵袭过多，冬天就很容易发生咳嗽。

风、寒、暑、湿、燥是自然界的五种现象、五种气候，这五种气候太过会引发相应的疾病，它们不仅会引起春夏秋冬四季当季的疾病，而且会引起下一季的疾病，这一观点我在前面几篇里都讲过了。值得注意的是，这一篇提到了"喜怒悲忧恐"五种情绪会导致疾病。"喜怒伤气""暴怒伤阴，暴喜伤阳"，这一点特别重要。五种气候不正常是导致人得病的外因，五种情绪不正常是导致人得病的内因。相比较而言，内因更加重要。

儒家有一本经典叫《中庸》，相传是孔子的孙子子思所作，其中就说："喜怒哀乐之未发谓之中，发而皆中节谓之和"，心中的喜欢、愤怒、悲哀、快乐等各种情绪没有表达出来，还放在心里，叫作"中"；各种情绪表达出来但符合节度、符合常理，叫作"和"。人人都有喜怒哀乐等各种情绪，对喜怒哀乐等情绪要有一个"度"的把握，如果放在心里就平和，这就叫"中"。但也不能老是闷在心里，如果把情绪硬憋着，会憋出病来的，所以要发作出来，但发作不能过分，不能没有节制，要把握"度"，要"中节"，这叫作"和"。"中和"是多么重要！"中也者天下之大本也"，中是天下的根本所在；"和也者天下之达道也"，和是天下最普遍通行的准则。"致中和，天地位焉，万物育焉"，达到"中和"的境界，天地就定位了，秩序井然了，万物就生长发育了。

如果做不到，不能控制情绪，任由情绪肆意发泄，那就会得病，"喜怒不节，寒暑过度，生乃不固"，就会影响身体健康，甚至丧失生命。

怒伤肝，怒气直接影响着肝。人在发怒的时候，气往上冲。大家可能都有过一些体验，如果遇到一些非常愤怒的事情，这个时候就会觉得血往上涌。所以，有心脑血管疾病的人一定要注意，千万不要发怒。肝脏是藏血的，发怒的时候直接影响到肝脏，肝血、气血往上涌，这时非常危险，有的就会脑出血。

喜伤心。说起来，喜是一种好的情绪，怎么会伤心呢？这里的喜其实说的是大喜，过分的高兴、兴奋，而大喜过望就会影响到我们的心，损伤心气。因为"喜则气缓"，大喜之后这个气就缓，缓意思是涣，表示水一下子涣散开来。太高兴、太兴奋了，往往气就散掉了，而产生心悸、失眠等症，严重的甚至发疯。

思则伤脾，思虑过度会影响到脾脏，影响胃。一个人多愁善感，老是在思考问题，考虑得太多，就往往不思饮食，或者饮食不和，这就影响到脾胃。脾是主运化的，饮食水谷到了脾胃的时候，就要靠脾胃的运化。运化就是运送和消化的意思。脾胃把吃进去的水谷消化成有营养的精微物质和无用的糟粕，并把其中的精微物质运送到全身。除此之外，脾还能运化水液。

悲则伤肺。一个人如果老是忧愁，老是悲伤，他的体内之气就会耗散。忧伤、悲伤容易导致人的精气神消耗，首先会影响、伤害到肺。

恐则伤肾。恐惧的时候人的气往下走，首先影响到肾，肾在下方。这种体验大家可能有过，或者听说过。比如在"非典"流行的时候，经常有这样的情况发生，只要人一发烧，体温上升，就被怀疑是"非典"，如临大敌。有个人实际没得"非典"，但他体温升高了，所以人们就把他送到了医院里。这个时候他就非常惊恐，大小便失禁。这是影响到了肾脏。"肾司二便"，肾气受损，大小便就失控了。

古代也有很多用情志之间的生克制化的关系治疗疾病的例子。比如思虑过度可以用愤怒来治。根据《吕氏春秋·至忠》的记载：战国时期的齐湣王因思虑过度而患病，请宋国名医文挚来诊治。文挚诊断后对太子说："齐王的病只有用激怒的方法才能治好。如果我激怒了齐王，他肯定要把我杀死。"太子听了恳求道："只要能治好父王的病，我和母后一定保证你的生命安全。"文挚推辞不过，只得应允，当即与齐湣王约好看病的时间，却连续三次失约。齐湣王见文挚不到，非常恼怒，痛骂不止。过了几天，文挚突然来了，连礼也不行，鞋也不脱，就爬到齐湣王的床铺上，并以粗话激怒齐湣王，齐湣王实在忍耐不住了，便起身大骂文挚，一怒一骂，思虑一泻，齐湣王的病也好了。齐湣王病好后不能谅解文挚对自己的无礼，也不听太子和王后的百般解释，最终还是把文挚投入鼎中活活煮死了。

张其成全解黄帝内经·素问

帝曰：余闻上古圣人，论理人形，列别脏腑，端络经脉，会通六合，各从其经，气穴所发，各有处名，谿谷属骨，皆有所起，分部逆从，各有条理，四时阴阳，尽有经纪，外内之应，皆有表里，其信然乎？

岐伯对曰：东方生风，风生木，木生酸，酸生肝，肝生筋，筋生心，肝主目。其在天为玄，在人为道，在地为化。化生五味，道生智，玄生神。神在天为风，在地为本，在体为筋，在脏为肝，在色为苍，在音为角，在声为呼，在变动为握，在窍为目，在味为酸，在志为怒。怒伤肝，悲胜怒；风伤筋，燥胜风；酸伤筋，辛胜酸。

南方生热，热生火，火生苦，苦生心，心生血，血生脾，心主舌。其在天为热，在地为火，在体为脉，在脏为心，在色为赤，在音为徵，在声为笑，在变动为忧，在窍为舌，在味为苦，在志为喜。喜伤心，恐胜喜；热伤气，寒胜热；苦伤气，咸胜苦。

中央生湿，湿生土，土生甘，甘生脾，脾生肉，肉生肺，脾主口。其在天为湿，在地为土，在体为肉，在脏为脾，在色为黄，在音为宫，在声为歌，在变动为哕，在窍为口，在味为甘，在志为思。思伤脾，怒胜思；湿伤肉，风胜湿；甘伤肉，酸胜甘。

西方生燥，燥生金，金生辛，辛生肺，肺生皮毛，皮毛生肾，肺主鼻。其在天为燥，在地为金，在体为皮毛，在脏为肺，在色为白，在音为商，在声为哭，在变动为咳，在窍为鼻，在味为辛，在志为忧。忧伤肺，喜胜忧；热伤皮毛，寒胜热；辛伤皮毛，苦胜辛。

北方生寒，寒主水，水生咸，咸生肾，肾生骨髓，髓生肝，肾主耳。其在天为寒，在地为水，在体为骨，在脏为肾，在色为黑，在音为羽，在声为呻，在变动为栗，在窍为耳，在味为咸，在志为恐。恐伤肾，思胜恐；寒伤血，燥胜寒；咸伤血，甘胜咸。

【语译】

黄帝问：我听说上古时代的圣人，研究人体形态，区分脏腑阴阳，理清经脉的分布，把十二经脉分为表里、阴阳相合的六对，各自依从其相关经络的循行起止，气穴所发的部位各有名称，肌肉和骨骼相连属的部位都有起点，皮部浮络的阴阳、顺逆各有条理，四时阴阳的变化也有它的规律，外在环境与人体内部都是表里一一对应的，这些说法都是正确的吗？

岐伯回答说：东方生风，风使草木萌生成长，木气能产生酸味，酸味补益肝脏，肝濡养筋膜，筋集合于心脏。肝气向上通目。它在天表现为玄妙深远，在人则是对变化之道的认识，在地则是万物的生化。生生化化而后有五味，人认识了事物的变化之道，就能获得智慧，玄妙的变化产生了神机。神的具体表现有：在天对应六气中的风气，在地对应木，在人体中对应筋，在五脏中对应肝，在五色中为苍，在五音中是角，在五声中是呼，在人体中的变动是握，在七窍中是目，在五味中是酸，在情志中是怒。怒会伤到肝，悲伤能够抑制怒；风会伤到筋，但是燥能够抑制风；食酸味过多会伤到筋，但是辛味能够抑制酸味。

南方对应夏季而生热，热盛生火，火极产生苦味，苦味入心，心能产生血，心血滋养脾，心气与舌关联。神的具体表现有：在天对应热，在地对应火，在人体中对应脉，在五脏中对应心，在五色中为赤，在五音中是徵，在五声中是笑，在人体中的变动是忧，在七窍中是舌，在五味中是苦，在情志中是喜。过喜会伤到心气，恐惧能够抑制喜；热会伤到气，但是寒水能够抑制热；苦味过多会伤到气，但是咸味能够抑制苦味。

中央对应长夏而生湿，湿能生成土，土能产生甘味，甘味滋养脾，脾能滋养肌肉，肌肉强壮后就能使肺气充实，脾气与口关联。神的具体表现有：在天对应湿，在地对应土，在人体中对应肉，在五脏中对应脾，在五色中为黄，在五音中是宫，在五声中是歌，在人体中的变动是哕，在七窍中是口，在五味中是甘，在情志中是思。思虑会伤到脾，怒气能够抑制思虑；湿会伤到气，但是风气能够抑制湿气；过食甘味会伤到肌肉，但是酸味可以抑制甘味。

西方对应秋季而生燥，燥能生金，金能产生辛味，辛味入肺，肺能滋养皮毛，皮毛润泽又能滋养肾水，肺与鼻关联。神的具体表现有：在天对应燥，在地对应金，在人体中对应皮毛，在五脏对中应肺，在五色中为白，在五音中是商，在五声中是哭，在人体中的变动是咳，在七窍中是鼻，在五味中是辛，在情志中是忧。忧伤会伤到肺，喜能够抑制忧伤；热会伤到皮毛，但是寒气能够抑制热气；过食辛味会伤到皮毛，但是苦味可以抑制辛味。

北方对应冬季而生寒，寒能生水，水产生咸味，咸味入肾，肾能滋养骨髓，骨髓充实后又能够养肝，肾气与耳关联。神的具体表现有：在天对应寒，在地对应水，在人体中对应骨，在五脏中对应肾，在五色中为黑，在五音中是羽，在五声中是呻吟，在人体中的变动是战栗，在七窍中是耳，在五味中是咸，在情志中是恐。恐会伤到肾，思能够抑制恐；寒会伤到血，但是燥能够抑制寒；咸能伤到血，但是甘味可以抑制咸。

【解读】

黄帝问：我听说上古时代的圣人，研究人体形态，分别脏腑阴阳，审察经脉终始，联通十二经脉阴阳相合。"会通六合"的"六合"就是十二经按照阴阳相合的法则组成六对，这些经脉各自按照它们的循行路线在运行。穴位所发的部位，各有名称；肌肉和骨骼相连属的部位，都有各自的起点。这句的"谿谷"本来是指溪流、河谷，这里指肌肉缝隙，其中大块肌肉连接的缝隙为"谷"，小块肌肉连接的缝隙为"谿"。十二经脉的分部也就是皮部，有的顺着运行，有的逆着运行，各自都有自己的条理；四时阴阳的变化，也有它的规律；外在环境与人体内部，都是表里一一对应的。这些说法都是确实的吗？

听了黄帝的提问，岐伯做了详细的回答，岐伯的回答从五行出发，分为东南中西北五个方位，讲天地万物和人体的一一对应。我们先看对东方的论述。岐伯回答说：东方生风，因为东方五行属木，对应春天，春天阳气上升，气候温暖，所以春天大多刮暖风，暖风滋养树木，树木之气能生酸味，酸味能滋养肝脏，肝血又能够滋养筋脉，筋又可以养心，因为肝属于木，心属于火，木生火，所以筋生心。肝气向上通于眼睛，肝开窍于眼睛。"其在天为玄，在人为道，在地为化。化生五味，道生智，玄生神。"这六句只有东方有，其他四方都没有，一般认为是衍文，也就是多余的话。我认为不能这么简单地看，这是以东方为五方之首，由东方统领其他四方，好比《周易》说的八卦是从东方开始："帝出乎震"，"帝"就是这里的"神"，震就是东方。神气在天上是玄妙的，在人成为道，在大地成为变化。地上的变化生成五味，人体的道产生智慧，天上的玄妙产生了神。

接下来说"神"：神在天为五气中的风，在地是五行里的木，在人体中是筋，在五脏中是肝，在五色中是苍色，也就是青色，在五音中是角音，在五声中是呼喊，在运动中是握拳，在七窍中是眼睛，在五味中是酸味，在情志中是怒。怒会伤到肝，悲伤能够抑制怒；风会伤到筋，但是燥能够抑制风；酸味过多会伤到筋，但是辣味能够抑制酸味。

下面接着讲了南方、中央、西方、北方，体例是一样的。南方生热，南方对应夏天，阳气盛而且热，热能够使火气旺盛，火气能生苦味，苦味又能养心，心能够生血，血充足就能够养脾，心气与舌相互关联，心开窍于舌。

为了让大家有一个清楚的认识，我按照五行的次序把天、地、人的对应关系一一列了出来，这样就一目了然了。其中有的我在《金匮真言论》中已经说过了，这里按照这一篇的次序列出来，便于大家复习。

天、地、人的对应关系

五方	东	南	中	西	北
五气	风	热	湿	燥	寒
五行	木	火	土	金	水
五味	酸	苦	甘	辛	咸
五脏	肝	心	脾	肺	肾
五体	筋	血	肉	皮毛	骨
五窍	目	舌	口	鼻	耳
五色	苍（青）	赤	黄	白	黑
五音	角	徵	宫	商	羽
五声	呼	笑	歌	哭	呻
五动	握	忧	哕	咳	栗
五志	怒	喜	思	忧	恐

按照五方、五行的次序，东方为木、南方为火、中央为土、西方为金、北方为水，对应的五脏分别为肝、心、脾、肺、肾；对应的五味分别是酸、苦、甘、辛、咸，就是酸生肝、苦生心、甘生脾、辛生肺、咸生肾；对应的五体、五窍就是肝生筋、肝主目，心生血、心主舌，脾生肉、脾主口，肺生皮毛、肺主鼻，肾生骨髓、肾主耳；对应的五色分别是青、赤、黄、白、黑；对应的五音分别是角、徵、宫、商、羽。这些我在《金匮真言论》中都讲过了。

这一篇的新内容是提出了五声、五动、五志。五声是呼、笑、歌、哭、呻，肝在声为呼（呼喊），心在声为笑，脾在声为歌，肺在声为哭，肾在声为呻。五动是握、忧、哕（yuě）、咳、栗，肝在人体的变动为握（握拳），心在人体的变动为忧，脾在人体的变动为哕（呕吐、干呕），肺在人体的变动为咳，肾在人体的变动为栗（战栗、发抖）。五志是怒、喜、思、忧、恐。肝在志为怒，心在志为喜，脾在志为思，肺在志为忧，肾在志为恐。

这些问题非常重要，这里先把五方的最后四句讲一下，先看东方肝脏："风伤筋，燥胜风；酸伤筋，辛胜酸。"肝是主管筋的，风会伤到筋，但是燥能够抑制风；酸味过多会伤到筋，但是辣味能够抑制酸味。为什么？这是采用五行相克的原理，风和酸味的五行都属木，而燥和辣味都属于金，金克木，所以燥能够抑制风，辣味能够抑制酸味。

再看南方心脏："热伤气，寒胜热；苦伤气，咸胜苦。"热会伤到气，这个我们前面说过了，叫"热伤气，寒伤形"，但是寒冷能够抑制炎热；苦味过多会伤到气，但是咸味能够抑制苦味。因为在五行中热和苦味都属于火，寒和咸味都属于水，水克火，所以寒冷能够抑制炎热，咸味能够抑制苦味。

再看中央脾脏："湿伤肉，风胜湿；甘伤肉，酸胜甘。"湿气会伤到肌肉，但是风气能够抑制湿气；过食甘味会伤到肌肉，但是酸味可以抑制甘味。因为湿和甘味属于土，风和酸味属于木，木克土，所以风气能够抑制湿气，酸味可以抑制甘味。

西方肺脏："热伤皮毛，寒胜热；辛伤皮毛，苦胜辛。"热会伤到皮毛，但是寒气能够抑制热气；过食辛味会伤到皮毛，但是苦味可以抑制辛味。因为热属火，寒属水，水克火，所以寒气能够抑制热气；辛味属于金，苦味属于火，火克金，所以苦味可以抑制辛味。

最后是北方肾脏："寒伤血，燥胜寒；咸伤血，甘胜咸。"前两句在《太素》版本是"寒伤骨，湿胜寒"，从全文看，《太素》版本更好一些，虽然寒冷会伤害血，但因为肾主管骨头，所以这里应该是指"寒冷会伤害骨头"，但是湿气能够抑制寒气；咸能伤到血，咸味的确会伤害血，就今天来看，吃得过咸直接影响到血压，不过还会伤害骨头，但是甘味可以抑制咸味。因为寒气和咸味属于水，湿气和甘味属于土，土克水，所以湿气能够抑制寒气，甘味可以抑制咸味。

我们每个人都有喜怒哀乐，都有各种各样的情绪波动。但你知道情绪对一个人健康的影响占有多大比例吗？现代临床医学研究表明，小到感冒，大到冠心病、癌症，有 200 多种疾病与情绪有着密切的关系，而在所有患病的人群中，70% 以上都和情绪有关，所以情绪被称为"生命的指挥棒""健康的晴雨表"。尤其是现代社会，急性传染病越来越少，可是情绪等心理因素引起的心身疾病却越来越多。

那么我们应该怎样认识情绪？怎样做情绪的主人呢？《阴阳应象大论》给我们做了解答。那么《阴阳应象大论》对人体的情绪分成几类？每一类情绪变化对人体内脏有怎样的影响？怎么调节各种情绪的变化？这个问题太重要了，所以我要详细讲一下。

我们都知道一个词叫"七情六欲"，七情就是人的七种感情、七种情绪，六欲就是人的六种欲望、六种需求。大家知道"七情六欲"的具体内容吗？哪七情，哪六欲？恐怕比较困难。这也难怪，因为本来就有多种说法。

七情的说法，各家差别不太大。

儒家：喜、怒、哀、惧、爱、恶、欲。

佛家：喜、怒、忧、惧、爱、憎、欲。

佛教是从古印度传来的，所以它的名词术语都是翻译过来的，译文是不可能完全相同的，七情中"忧"的另一种译法就是"哀"，"憎"的另一种译法就是"恶"。这样七情就是：喜、怒、哀、惧、爱、恶、欲。

所以儒家和佛家的说法其实是一样的。

再说"六欲"。人要生存，要活得有滋有味，有声有色，于是嘴要吃，舌要尝，眼要看，耳要听，鼻要闻，这些欲望与生俱来，不用人教就会。战国时期杂家的代表作《吕氏春秋》在《贵生》这一篇中首先提出"六欲"的概念，人的"全生状态"，就是"六欲"都得到合理的满足，但没有说出哪六种欲。东汉时期的高诱作了解释，六欲，就是生、死、耳、目、口、鼻。后来有人把它概括为"见欲（视觉）、听欲（听觉）、香欲（嗅觉）、味欲（味觉）、触欲（触觉）、意欲"。这跟佛家的说法有很大的区别，佛家说的六欲是色欲、形貌欲、威仪姿态欲、言语音声欲、细滑欲、人想欲。不过现代人一般认为六欲就是体现在眼、耳、鼻、舌、身、意六根上的六种欲望。

我们现代人常说"情欲"这个词，其实在现代汉语里，情与欲还不完全是一回事。情主要是指人的情感表现，属于人的心理活动范畴；而欲主要是指人的生存和享受的需要，属于生理活动的范畴。情太切伤心，欲太烈伤身，说明情与欲一个属于"心"，一个属于"身"。当然，情与欲是不能分开的，是互动的，还可以互相转化。七情六欲是人类基本的心理情绪和生理要求，也是人间生活的最基本色调。

再来看《黄帝内经》，不提"六欲"，只提"七情"：喜、怒、忧、思、悲、恐、惊。而这一篇《阴阳应象大论》实际上是"五情"，但不叫"情"，叫"志"，五情就是五志，也就是五种情志，就是：怒、喜、思、忧、恐。这个五志分别对应的是五行，分别影响到人的五脏，那就是肝、心、脾、肺、肾。五种情志激动过度，就导致阴阳失调、气血不和，从而引发各种疾病。这就是前面说过的"暴怒伤阴，暴喜伤阳""喜怒不节，寒暑过度，生乃不固"。大喜大悲、过分惊恐和忧伤等等，都会带来精神上的伤害，然后影响到身体，形成各种疾病。

对于"五志"的变化，《阴阳应象大论》是这么说的，按五行五方，东方，"在志为怒。怒伤肝，悲胜怒"。东方为木，在情志上是怒，愤怒会伤害肝脏，怒气直接影响到肝。人在发怒的时候，气往上冲。有心脑血管疾病的人一定要注意，千万不要发怒。肝脏是藏血的，发怒的时候直接影响到肝脏，肝血、气血往上涌，这时非常危险，有的就会脑溢血。

再结合前面两句，"在声为呼，在变动为握"，这是说东方为木，对应肝脏，在声音上是呼喊，在人体中的变动是握拳。为什么？肝主怒，愤怒到极点就呼喊、喊叫，呼喊是一种发泄，如果不呼喊出来就危险了，就可能做出危险的举动。有的人晚上做梦也会呼喊，这也是肝出了问题。《黄帝内经》中说肝是藏魂的，魂魄的"魂"，肝藏魂，肺藏魄。在梦中呼喊是肝没有藏住魂，魂跑出来了，所以大叫。因此，治疗的时候要从肝来治。

为什么"在变动为握"？肝主藏血，肝主筋——主管全身筋膜。肝的气血充足，就濡养了筋膜，愤怒伤害了肝的气血，筋太过强健，手就紧紧握起来，还要挥动拳头，甚至两拳相对，打起来。此外，肝是主风的，肝主筋，风邪侵入人体，损害了筋，导致抽搐、僵直，筋收不回去了，颤抖。所以怒则伤肝。

再说一个故事。我们大家都知道《三国演义》中有一个"诸葛亮三气周瑜"的故事。周瑜是吴国的大将军，才华横溢，而蜀国的诸葛亮更是足智多谋。周瑜心胸狭窄，经常生气，他有一句名言："既生瑜，何生亮？"既然生了我周瑜，何必再生诸葛亮？久而久之，周瑜就积劳成疾。周瑜三次用计都被诸葛亮识破，最后一次他生气到极点，血往上涌，一命呜呼了。当然，这个故事是罗贯中为了美化诸葛亮而虚构的，正史上并无此事。周瑜的心胸其实也十分宽广，与《三国演义》中的描写完全不同。不过这个故事所说明的道理却是对的，那就是怒则气上，愤怒的时候气是往上冲的，"怒发冲冠"就是这个意思。怒则伤肝，肝藏血，血往上涌，会导致脑出血而死亡。

所以这一点请大家一定要注意，要"戒怒"。保持遇事不怒、不生气的心态非常重要。这里特别向大家推荐一首《不气歌》：

> 他人气我我不气，我本无心他来气；
> 倘若生病中他计，气下病来无人替；
> 请来医生把病治，反说气病治非易；

气之为害大可惧，诚恐因病将命弃；

我今尝过气中味，不气不气真不气。

现在我们再来看一看其他四种情绪。

第二种情绪是"喜"：心"在志为喜。喜伤心"。

心在五志中对应的就是喜，欢喜、高兴。说起来喜是一种好的情绪，怎么会伤心呢？这里是指大喜可以伤害心。大喜过度了，过分的高兴、兴奋，大喜过望就会影响到心，损伤心气。因为"喜则气缓"，大喜之后这个气就缓，缓意思是涣，表示水一下子涣散开来。太高兴、太兴奋了，往往气就散掉了，从而产生心悸、失眠等症，严重的甚至发疯。

心"在声为笑，在变动为忧"，心对应的声音是笑，这一点好理解，高兴了就笑，很高兴就大笑。笑是人的一种能力，人类能发出各种笑，这是一般动物做不到的。现代研究发现笑有 19 种，每一种笑都会调动不同的面部肌肉，少的可以调动 5 块肌肉，最多可以调动 53 块肌肉。但过度的笑也是有害的，万事都要有个度。

《儒林外史》里有一个故事：范进中举。范进考举人总是考不取，到五十多岁还考不取，屡考屡败。在他自己都不抱任何希望的时候，却突然接到通知说自己考中举人了，这时他大喜过望，结果没想到大喜之后就疯了。为什么疯了呢？就是伤心了。因为心藏神，心主神明，心是管思维意识、神志活动的。正常的喜乐能使精神愉快、心气舒畅，而狂喜极乐会使心气弛缓，精神涣散，所以人也就迷失了，丧失神志，乐极生悲了！

加拿大有一位贫穷的鞋匠，在确知自己中了百万元的巨彩后，竟"因乐暴亡"，直到入殓之时，仍面带笑容。这种因过度兴奋造成的猝死，时常发生在中老年人身上。人过中年，全身的动脉都会发生程度不同的硬化，营养心肌的冠状动脉当然也不会例外。如果心脏剧烈地跳动，必然增加能耗，心肌的供血将会相对不足，从而出现心绞痛甚至心肌梗死，或心搏骤停。这是"乐极生悲"的一个原因。此外"乐极"还可致血压骤然升高，健康的人还可以恢复正常，如果已患高血压病，过度兴奋就会导致"高血压危象"，表现为突然头晕目眩、恶心呕吐、视力模糊、烦躁不安。有的可以持续几个小时，进而引起脑血管破裂，发生猝死。

第三种情绪是"思"，就是思虑。脾"在志为思。思伤脾"。

脾对应的情志是思，思则伤脾，思虑过度会伤害脾，影响脾胃。一个人多愁善感，总是在思考问题，考虑得太多，往往不思饮食，或者饮食不和，这就影响到脾胃。脾是主运化的，饮食水谷到了脾胃的时候，就要靠脾胃的运化。运化就是运送和消化的意思。脾胃把吃进去的水谷消化成有营养的精微物质和无用的糟粕，并把其中的精微物质运送到全身，没有用的就排泄掉。

脾"在声为歌，在变动为哕"，脾对应的声音是唱歌。唱歌是人情绪的抒发，高兴、悲伤、愤怒都可以用歌声表达，为什么这里只说脾对应唱歌呢？这是从不正常的唱歌角度说的。如果一个人在大街上一会儿高声唱歌，一会儿低声唱歌，一会儿这么唱，一会儿那么唱，除了精神失常的原因外，就要从脾上考虑了，脾主思虑，思虑不正常了。从另一个角度看，唱歌可以缓解脾的思虑气结，思虑过度，不思饮食，这个时候唱唱歌，可以活跃一下情绪，打开脾的思虑过度的气结，有醒脾的作用。

脾"在变动为哕"，哕就是干呕、呃逆，就是打嗝儿。脾不能运化了，不能对食物进行消化吸收了，就会出现打嗝儿，这是脾气失常导致的。

说一个故事，在《三国演义》中，诸葛亮六出祁山，屯兵在五丈原，想尽办法找曹魏出来决战，但司马懿就一个"拖"字，坚决按兵不动。诸葛亮因此思虑过甚，脾气郁结，运化无力，出现食欲不振、饭量减少的状况，司马懿听到之后，便知道了诸葛亮的病症所在，说："孔明食少事烦，其能久乎？"史书说诸葛亮"长于巧思"，殚精竭虑，事必躬亲，正是思虑过度损伤了他的身体，致使其"出师未捷身先死"，54 岁就病逝在五丈原。

再说第四种情绪"忧"，就是忧愁。肺"在志为忧。忧伤肺"。

肺对应的情志是忧愁，忧愁过度，就会伤害肺。一个人如果总是忧愁，总是悲伤，他的体内之气就会耗散，这叫"悲则气消"，导致人的精气神消耗，首先会影响、伤害到肺。

肺"在声为哭，在变动为咳"。忧伤、悲痛当然就会哭泣，所以在五种声音中就是哭声。肺的病变表现为咳嗽。

《红楼梦》中的林黛玉就是一个典型的例子。她多愁善感，整天愁眉不展，悲悲切切。她看到花儿落地，伤心落泪："花谢花飞花满天，红消香断有谁怜？"看到花落想到人亡，于是她把花儿收拾在篮子里，找到一个清净的地方把落花埋了，一面埋，一面哭泣："尔今死去侬收葬，未卜侬身何日丧？侬今葬花人笑痴，他年葬侬知是谁？试看春残花渐落，便是红颜老死时。一朝春尽红颜老，花落人亡两不知！"今日花落了我埋葬了你，他日我死了谁来埋葬我呢？她成天忧伤，伤害了肺，总是咳嗽。

第五种情绪是"恐"，就是恐惧。肾"在志为恐。恐伤肾"。

肾对应的情志是恐惧，恐则伤肾，恐惧会伤害肾。恐惧的时候人的气往下走，首先影响到肾，肾在下方。有一句话"吓得屁滚尿流"，就是这个道理。比如在"非典"流行的时候，只要人一发烧，体温上升，往往被怀疑是得了"非典"，这个时候他就非常惊恐，两条腿都迈不开了，大小便也失禁了。这就是恐惧伤害了肾，"肾司二便"，肾气受损，大小便就失控了。

肾"在声为呻，在变动为栗"，肾在五种声音中对应的是呻吟，在身体中的变动是战栗、发抖。呻吟是痛苦发出的声音，恐惧一般是大叫。但如果没事的时候经常呻吟，总是哼哼唧唧，无病呻吟，这可能就是肾脏不好的表现，可能是肾虚了。

我们讲了五种情绪对人体五脏的伤害，那就是怒伤肝，喜伤心，思伤脾，忧伤肺，恐伤肾。那么有没有办法调节情绪，或者说对治情志病呢？有！《黄帝内经》提出了一整套完善的理论和有效的治疗方法。这一篇提出了15个字的对治方法：怒胜思、思胜恐、恐胜喜、喜胜悲、悲胜怒。

这叫"一物降一物，卤水点豆腐"。这种方法其实就是五行相克原理的运用。把五种情志——怒、喜、思、忧、恐配上五行——木、火、土、金、水，按照五行相克法则，按照肝、心、脾、肺、肾的次序，那就是怒伤肝，悲胜怒；喜伤心，恐胜喜；思伤脾，怒胜思；忧伤肺，喜胜忧；恐伤肾，思胜恐。

这15个字中的"胜"是"克制"的意思，就是对治。俗话说，"心病还须心药医"。不是吃什么汤药，而是把情志当成药，情志可以致病，但也可以治病。用情志克制情志、治疗情志、战胜情志。这15个字就是典型的情志疗法，可以叫"五志相胜法"。

一、悲胜怒

我们按照《阴阳应象大论》原文的次序，先说说"悲胜怒"，就是悲伤可以克制愤怒，用悲伤战胜大怒。在五行中，悲为金，怒为木，金克木，所以可以用"悲"来治疗各种由"怒"引起的疾病。发怒也叫发火，我们可以想象一下，怒火冲天时，用泪水可以把怒火浇灭。如果一个人在大怒的时候突然被告知一个悲伤的消息，他的怒火自然就会熄灭了。

举一个例子，《红楼梦》中贾宝玉和薛宝钗举行结婚大礼时，贾宝玉发现与他婚配的不是林妹妹，而是薛宝钗，一下子蒙了，不免有愤怒之情，一急之下，旧病陡发，更加昏聩疯傻起来。后来薛宝钗多方规劝宝玉无效，便狠心地说：

"实话告诉你罢：那两日你不知人事的时候，林妹妹已经亡故了。"此时此语，无异于五雷轰顶。宝玉听了悲从中来，不禁放声大哭，倒在床上，忽然眼前漆黑，辨不出方向。贾母、王夫人"深怪她（宝钗）造次"，可是宝钗"自己却深知宝玉之病实因黛玉而起，失玉次之，故趁势说明，使其一痛决绝，神魂一归，庶可治疗"。果然，奇迹发生了，宝玉"浑身冷汗，觉得心内清爽。仔细一想，真正无可奈何，不过长叹数声而已"。医生诊断结果是：脉气沉静，神安郁散，没问题了。

这是曹雪芹笔下"悲胜怒"的一个典型例子。当病人悲愤难忍时，医者顺势利导，激起病人痛哭一场，可以化解体内的郁结之气、愤怒之气。

二、恐胜喜

恐惧可以克制、战胜过喜的情绪。根据五行生克的理论，肾主恐、属水，心主喜、属火，水克火，所以恐惧能克制过喜所得的情志病。我在前面说过《儒林外史》中的范进中举的故事，范进得知自己终于考中举人了，自己把两手拍了一下，笑了一声，道："噫！好了！我中了！"说着，往后一跤跌倒，牙关咬紧，不省人事，痰涌上来，迷了心窍。后来怎么治好的呢？是他的岳父胡屠户凶神似的走到跟前，说道："该死的畜生！你中了甚么？"一个嘴巴打将去。范进挨了这一个大嘴巴，受了惊吓，一下子给打醒了。

还有一个医案，清代有一个新中状元也是喜极伤心，痰迷了心窍，请名医徐灵胎治疗，徐灵胎对他说："你的病已经无药可治，七天内必死。"患者吓得要命，过了七天病却痊愈。徐灵胎告诉他：你是大喜伤心，所以用死来吓唬你，这就是治病的方法。

三、怒胜思

愤怒可以克制思虑过度。一个人思虑太过的话，为什么要用激怒的方法？《黄帝内经》认为，思为脾的情志，为土；怒为肝的情志，为木；因木能克土，所以可用肝的情志"怒"来治疗各种脾的情志"思"引起的情志病，让肝气冲破郁结的脾气，使忧思之病得到缓解。

用"怒胜思"的方法治病在古代名医中有很多案例，其中有一个就是华佗的故事。据《三国志·华佗传》记载，有一郡守因思虑过度而生病了，吃什么药都没用，于是就请来华佗给他治疗。华佗一看，只有用激怒的办法才能治好他的病，于是他就加倍收了郡守的诊费又不及时给他治病，第二天不告而别，还留了一封书信把郡守大骂一顿。郡守大怒，派下属追杀华佗。由于郡守的儿子事先知道华佗这么做是为了治病，所以偷偷地告诉下属不要追赶。郡守愤怒至极，吐黑血数升而愈。

四、喜胜忧

喜胜忧，也叫喜胜悲，就是高兴就能够战胜忧愁，战胜悲伤。这一点很好理解，高兴了当然就不悲伤、忧愁了。从五行看，喜是火，悲是金，火克金，所以喜克悲。

说一个喜胜悲的故事：金代有一县令之妻，患不欲进食之症，有时还高声叫骂，凶得很，找了许多名医治疗，终不见效。后请名医张子和诊治，张子和请来两个歌舞艺人，化妆新奇，在病人面前歌舞，患者见了大笑。第二天张子和又让这两个艺人学动物顶角，相互嬉戏，病人见此大笑不止。之后，张子和又找了两个饭量大的妇女，在病人面前一边吃一边夸饭菜可口，病人见此便要来饭菜吃，不久，病就痊愈了。

因此，当我们心情悲伤的时候，不妨给自己找点乐子，改变一下心情，比如看看喜剧，听听相声、东北二人转，这些都能缓解悲伤的情绪。

五、思胜恐

思胜恐，就是思虑可以战胜恐惧。在五行之中，肾属水。恐伤肾，怎么办？可以用土克水。脾属土，脾主思，所以可用思虑来治疗恐伤肾而引起的疾病。

说一个明代名医卢不远的故事。当时有一个名叫沈君鱼的病人，整日害怕死亡，常感到自己的时日不多了，后来找到了卢不远诊治。卢不远便把他留住在自己家里。病人觉得医生在身边，便很安心。后来卢不远又介绍他去找和尚练习坐禅，经过一百余日的闭目沉思之后，病人的恐惧心理终于消除了。

总之，这种情志相胜的方法是一种经济有效的方法。自己的心病要用自己的"心药"来治，要善于自我调节情感、情绪。"五情相胜"的目的是通过情绪的调节来达到平和、稳定的心理状态，所以要适当使用，一定要注意避免过分使用某种情绪，产生副作用。

陶渊明有一首诗："纵浪大化中，不喜亦不惧。应尽便须尽，无复独多虑。"其实人最好的状态不是快乐，而是平和！人生在天地大化中，不过呼吸之间，多么渺小，多么短暂，何必为自己的事一会儿大喜一会儿大悲呢？海那么阔，天那么广，应该放下的就放下吧，应该尽的责任就尽吧，何必总要计较个人的得失成败呢？

故曰：天地者，万物之上下也；阴阳者，血气之男女也；左右者，阴阳之道路也；水火者，阴阳之征兆也；阴阳者，万物之能始也。故曰：阴在内，阳之守也；阳在外，阴之使也。

【语译】

所以说，天和地，分别居于万物的上下；阴和阳，是人体气血的相对属性；左和右，是阴阳升降的道路；水和火，是阴阳的象征。阴阳变化是一切事物生成发展的原始，所以说，阴在内，为阳之镇守；阳在外，为阴之役使。

【解读】

这一段话承接上文，依然在论述阴阳的重要性。天覆于上，地载于下，万物在天地之间。阴阳二气，是血气中之男女。"左右者，阴阳之道路也"，杨上善的解释为"阴气右行，阳气左行"；王冰解释为"阴阳二气，左右循环，故左右为阴阳之道路也"。阴阳虽不可见，但是水火是阴阳的征兆，在治疗疾病时，这是一个很有用的方法。

帝曰：法阴阳奈何？岐伯曰：阳胜则身热，腠理闭，喘粗为之俯仰，汗不出而热，齿干以烦冤腹满死，能冬不能夏。阴胜则身寒，汗出，身常清，数栗而寒，寒则厥，厥则腹满死，能夏不能冬。此阴阳更胜之变，病之形能也。

【语译】

黄帝问：医学上，人身怎么取法于阴阳呢？岐伯回答说：阳气太过身体就会热，皮肤腠理紧闭，气粗喘促，呼吸困难，身体也随之俯仰摆动。汗发不出来，并且体内很热，牙齿干燥，心里烦闷，如果有腹部胀满的感觉，说明病情严重。因为这属于阳性病，患者冬天还可以经受得起，但是夏天就经受不起了。阴气太过，身体就会恶寒、出汗，经常感觉身上冷而且打冷战，到最后还会出现手足厥冷的现象。如果再有腹部胀满的感觉，那病情也比较严重。因为这是阴盛的病，患者夏天可以经受得起，但是冬天经受不起。这就是阴阳一方偏盛导致失去平衡而出现的基本病理变化和它们的主要临床表现。

"冤"，音婉。"胜"就是胜利的意思，阳战胜阴或者阴战胜阳。这段话主要讲阴阳交战，一方偏胜之后出现的病理现象。吴昆对这段话的解释是：

"阳胜则火用事，故身热。阳实于表，则腠理闭；阳胜于里，则喘粗。阳邪在背，则利于俯；阳邪在胸，则利于仰。'汗不出而热'，则热无所泄，'齿干以烦冤'，则精液干涸矣。若其人腹满，则为阳邪作实，内外皆为阳矣。

"阴胜则水用事，故身寒。卫外之阳气不足，故汗出而身常清冷。'数栗而寒'，寒战也，乃《坤》之上六，'龙战于野'之义。'寒则厥'，寒极而手足逆冷也。若其人腹满，则为阴邪作实，内外皆为阴邪，是为阳厥，故死。夏为火令，犹可相持，冬则寒阴邪助，不能为矣。"

吴昆的注解清楚地解释了阳胜和阴胜后出现疾病的程度是由浅到深的。阳胜：实于表时是腠理闭，胜于里时喘粗，在背在胸也有不同的表现，背俯胸仰。阴阳继续交战，阳的力量又壮大时，就会出现热无所泄，内耗津液以至于干枯和腹满的情况。阴胜：最常见的表现是身寒，卫气固护不利，导致身体长期畏寒，打冷战。阴气在人体聚集到一定程度就会出现"寒则厥"的状况，"寒则厥"就是手足逆冷。如果最后出现腹满，那就内外皆阴，导致死亡。在解释阴胜时，要注意到吴昆运用了坤卦中的上六爻来解释，"龙战于野"，上六阴爻就是阴累积到最极致的体现。

帝曰：调此二者奈何？岐伯曰：能知七损八益，则二者可调，不知用此，则早衰之节也。年四十，而阴气自半也，起居衰矣。年五十，体重，耳目不聪明矣。年六十，阴痿，气大衰，九窍不利，下虚上实，涕泣俱出矣。故曰：知之则强，不知则老，故同出而名异耳。智者察同，愚者察异，愚者不足，智者有余，有余则耳目聪明，身体轻强，老者复壮，壮者益治。是以圣人为无为之事，乐恬愉之能，从欲快志于虚无之守，故寿命无穷，与天地终，此圣人之治身也。

【语译】

黄帝问：那么怎样才能够使阴阳调和呢？岐伯回答说：能够知晓七损八益的道理，就能够使阴阳调和了，否则，只会让身体早早衰竭。就一般人而言，到了

40 岁，阴气就衰退一半了，起居动作不灵活；到了 50 岁，身体就变得笨重，耳不聪目不明；到了 60 岁，阴萎不用，肾气大衰，九窍的功能不利，出现下虚上实的现象，流鼻涕、淌眼泪等衰老的现象也都出现了。所以说，懂得调和阴阳的人，身体就会强健；不懂得调和阴阳的人，身体就会很容易衰老。同样都生活一世，却出现了强弱两种不同的现象。有智慧的人，在身体还没有出现疾病的时候，就能够注意保养；愚昧的人，只有在疾病发作的时候才知道治疗。愚昧的人经常感到体力不足；智慧的人，却经常感觉精力有余。精力有余，就会耳目聪明，身体强壮。即便是身体已经衰老，也能够焕发青春容颜；本来就很强壮的人，就会更加强壮了。所以，明白事理的人，能够做到顺应自然，把恬淡之趣作为生活的快乐，在没有任何干扰的环境中，去寻求最大的幸福，从而享受无穷的寿命，与天地长存。这就是圣人保养身体的方法啊！

【解读】

这段话以及前面几段话主要论述了阴阳失调的基本病理变化和临床表现，以及调和阴阳的方法。

人的生命历程是一个出生、生长、死亡的自然过程，以 40、50、60 三个年龄为界，划分出了三种生命的状态。其实人到了 40 岁，身体已经开始走下坡路了，阴气减半，起居动作不灵；到了 50 岁，身体笨重，耳目不聪明；60 岁时肾气大衰，九窍功能不利，流鼻涕、淌眼泪。如何调和阴阳，使得衰老来临的时间向后推迟呢？"能知七损八益，则二者可调"，"损益"是补泻的意思，《上古天真论》论述了男女在生理上的变化规律，"女七七，男八八"，意思是女子 7 岁一个变化，男子 8 岁一个变化，每到 7 或者 8 的倍数的年纪时，在生理上都会出现很多变化。1973 年马王堆汉墓出土的医书里也出现了有关"七损八益"的论述："气有八益，又有七损。不能用八益，去七损，则行年四十而阴气自半也，五十而起居衰，六十而耳目不聪明，七十上枯下脱，阴气不用，唾涕自流。"这段论述把损和益的对象交代清楚了，就是气。所以擅长养生的人是不会损耗自己的气，气的概念是中华文化的独特发明，是根植于中国传统思维的产物。

天不足西北，故西北方阴也，而人右耳目不如左明也。地不满东南，故东南方阳也，而人左手足不如右强也。帝曰：何以然？岐伯曰：东方阳也，阳者其精并于上，并于上则上明而下虚，故使耳目聪明而手足不便也。西方阴也，阴者其精并于下，并于下则下盛而上虚，故其耳目不聪明而手足便也。故俱感于邪，其在上则右甚，在下则左甚，此天地阴阳所不能全也，故邪居之。

【语译】

西北方的阳热之气不足，所以西方属于阴，因此人的右耳目就不如左边的聪明了。东南方的阴寒之气是不足的，所以东方属于阳，因此人的左手足就不如右边灵活。黄帝问：这有什么道理呢？岐伯回答说：东方属于阳，而阳气的精华聚合在上部，上部旺盛了，下部就必然会虚弱，所以就会出现耳目聪明但是手脚不便利的情况。西方属于阴，而阴气的精华聚合在下部，下部旺盛了，上部必然会虚弱，所以就会出现耳目不聪明但是手脚便利的情况了。所以说，同样是感受外邪，如果是上部受邪，那么身体的右侧就会比较重；如果是下部受邪，那么身体的左侧比较重。这就是天地阴阳之所不能平衡，人身体也会有左右阴阳不同，所以邪气就会乘虚而入，留滞在身体比较虚弱的地方。

【解读】

我们大家对自己最熟悉的东西往往是最不熟悉的，比如我们自己的左眼睛和右眼睛究竟哪一只视力更好？我们的左耳朵和右耳朵哪一只听力更好？还有我们的两只手、两只脚哪一只更好使？我们平常注意吗？我们知道吗？如果你知道，那么你问过为什么吗？我们现在太关注外面的世界了，忙得没时间关注内在的世界了。今天我就和大家谈谈这个问题。在《阴阳应象大论》中岐伯替我们回答了这个问题。

岐伯说"人右耳目不如左明也"，也就是说人的右耳朵不如左耳朵好使，右眼睛不如左眼睛好使。就耳朵和眼睛来说，左边的比右边的强。为什么呢？因为"天不足西北，故西北方阴也"。西北方阳气、热气不足，所以西北方属于阴。《黄帝内经》总是将人和天地对应起来，人的耳朵和眼睛长在人体的上面，长在头上，对应着自然界上面的天，西北方对应人的右边，东南方对应人的左边。为什么？在北半球，人面向南方站立，东边就是人的左边，西边就是人的右边。你看太阳是从东边升起、西边落下，所以在北半球，东边、南边阳气足，西边、北边阴气足，对应人的耳朵、眼睛，就是左边强一些，右边弱一些。

再看人的手和脚，是左边强还是右边强呢？这一点，大部分人都知道是右边强，所以岐伯说"人左手足不如右强也"。我们大多数人都是用右手写字、拿筷子，用左手甚至被人称为"左撇子"。这又是什么道理呢？岐伯说："地不满东南，故东南方阳也。"东南方地势低下，阴气不足，所以东南方属于阳。相对于头上的耳朵和眼睛而言，手和脚是在下面的，所以耳朵和眼睛为阳，手和脚为阴，左手和左脚好比是东南方，阴气是不足的，所以左边的手脚不如右边的手脚强。

"天不足西北""地不满东南"其实来源于一个神话故事，据《列子》记载，很久以前，有一个叫共工的部落首领与黄帝的孙子颛顼相争当帝王，结果被打败了，一怒之下，他用头撞击不周之山，结果天柱塌了，地维断了。天倾向西北方，所以日月星辰就往西北方移动了；地不满东南，故水流尘埃都流向东南方。

人体的耳朵和眼睛与西北方的天相对应，手和脚与东南方的大地相对应，为什么会这样呢？

"岐伯曰：东方阳也，阳者其精并于上，并于上则上明而下虚，故使耳目聪明而手足不便也。"岐伯回答：东方属于阳，阳气的精华聚合在上部；上部旺盛了，下部就必然会虚弱，所以就会出现耳目聪明但是手脚不便利的情况。"西方阴也，阴者其精并于下，并于下则下盛而上虚，故其耳目不聪明而手足便也。"西方属于阴，阴气的精华聚合在下部，下部旺盛了，上部必然会虚弱，所以就会出现耳目不聪明但是手脚便利的情况。"故俱感于邪，其在上则右甚，在下则左甚，此天地阴阳所不能全也，故邪居之。"所以说同样是感受外邪，如果是上部受邪，那么身体的右侧就会比较重；如果是下部受邪，那么身体的左侧比较重。这就是说，天地阴阳是不平衡的，人身体也会有左右阴阳不同，所以邪气就会乘虚而入，留滞在身体比较虚弱的地方。

人体的左右充满了秘密，大家肯定听说过左脑和右脑。有科学研究证明，大脑分为左半球和右半球，也就是左脑和右脑。通常左脑具有语言、概念、数字、分析、逻辑推理等功能，右脑具有音乐、绘画、空间几何、想象、综合等功能。左脑偏于抽象思维，右脑偏于形象思维。左脑主管人右边的一切活动，右脑主管人左边的一切活动。对这一结论最近有人提出反对意见，美国犹他大学的科学家通过研究说：没有找到人们在使用左右脑上有倾向性的证据，任何功能都是左右脑同时参与的。

当然这种争论还会持续下去，因为大脑的秘密远远没有解开。人的左侧和右侧是有区别的，这是客观事实。《黄帝内经》早就发现了这一秘密。

故天有精，地有形，天有八纪，地有五里，故能为万物之父母。清阳上天，浊阴归地，是故天地之动静，神明为之纲纪，故能以生长收藏，终而复始，惟贤人上配天以养头，下象地以养足，中傍人事以养五脏。天气通于肺，地气通于嗌，风气通于肝，雷气通于心，谷气通于脾，雨气通于肾。六经为川，肠胃为海，九窍为水注之气。以天地为之阴阳，阳之汗，以天地之雨名之；阳之气，以天地之疾风名之。暴气象雷，逆气象阳。故治不法天之纪，不用地之里，则灾害至矣。

【语译】

天有精气，地有形体，天有八个节气，地有五个方位，因此能够成为万事万物发生和发展的起源。清阳上升于天，浊阴下降于地，天地的运动和静止，是由阴阳的神妙变化来决定的，因此能够使万事万物春生、夏长、秋收、冬藏，一直循环往复。智慧的人，顺应天气来养护头颅，顺应地气来养护双脚，在中部则凭借人事来调养五脏。天的轻清之气与肺相应，地的水谷之气与咽喉相应，风木之气和肝相应，雷火之气与心相应，山谷之气与脾相应，雨水之气与肾相应。六条经脉好像大河，肠胃就像大海，九窍就像水流之处。如果用天地的阴阳来比喻人体的阴阳，那么人的汗就好像天上下雨，人的气就好像刮风，人的暴怒之气就好像雷霆，人的逆气就好像久晴不雨。所以养生如果不与天地之理相应，就会有疾病发生。

【解读】

我们讲了人体左右的秘密，发现人的左右耳朵、左右眼睛、左右手脚是不一样的，这与天地方位有关系。那么人的头脚和五脏又有什么秘密，和天地自然又有什么关系呢？让我们来听一听岐伯的回答。岐伯首先从自然界说起。

天有精气，地有形状，天有八个节气（"八纪"是"立春、立夏、立秋、立冬，春分、夏至、秋分、冬至"八个节气），地有五个方位（"五里"是指"东、南、西、北、中"五个方位），因此能够成为万事万物发生和发展的起源。清阳上升于天，浊阴下降于地。然后就开始说到人，"上配天以养头，下象地以养足，中傍人事以养五脏"。人的头要和天相配，人的脚要和大地相配，而五脏在中央要和人事相配，这是按照天、地、人三才把人体划分为三部分，所以顺应天以保养头，顺应地以保养脚，顺应人事以保养五脏。怎么保养呢？头配天，天为阳气，要效法天来保养头的阳气。头是阳气聚集的地方，要使阳气充实，可以干洗脸、干梳头，这些我们前面已经讲过，这里再介绍一种"鸣天鼓"的方法，将两手搓热，用两手捂住耳朵，手指向后，用手指敲打后面的脑袋，敲打二十四次。这就是坐式八段锦中的"左右鸣天鼓，二十四度闻"。

要效法大地来保养双脚，大地为阴，可以用手搓脚底涌泉穴，使得阴气充盈，使双脚像大地一样稳重、坚实。脚底有一个穴位——涌泉，这个穴位不在脚底的正中间，而在脚掌人字沟的交点上，这是肾经的第一个穴位，也就是肾经的"根"。什么是根？根就是根本、开始，是肾气的起始、精气的源泉。涌泉就是精气源源不断，像泉水一样涌出来。这个穴位最接地气，它直接贴在地面上，因此我们才总是强调脚部要保暖。入冬后，最好每天晚上用热水泡脚，然后用大拇指在这个穴位上按揉，再用手心劳宫穴按摩。

对头和脚的重视，是我国传统医学的特色，中国人特别注意保养头部和脚部，如果养成头和脚的保养习惯，是非常健康的。

怎么顺应人事来保养五脏呢？人事以和为贵，人事要和谐，所以五脏也要和谐。如果人事不和谐，就会争斗，甚至发生战争；五脏如果不和谐，也一样要争斗，会损伤身体，严重者就会死亡。

自然界和人的五脏究竟又是什么关系呢？自然界的天气和肺相通，地气和咽喉（嗌）相通，风木之气和肝相通，雷火之气和心相通，山谷之气和脾相通，雨水之气和肾相通。六条经脉好像大河，肠胃就像大海，九窍就像水所贯注的地方。如果用自然界来比喻人体的阴阳，那么人的汗就好像天在下雨，人的气就好像刮风，人的暴怒就好像打雷，人的逆气就好像久晴不雨（"逆气象阳"）。所以养生必须和天地自然的道理相应，否则就会有疾病发生。

故邪风之至，疾如风雨，故善治者治皮毛，其次治肌肤，其次治筋脉，其次治六腑，其次治五脏。治五脏者，半死半生也。故天之邪气，感则害人五脏；水谷之寒热，感则害于六腑；地之湿气，感则害皮肉筋脉。

【语译】

因此邪风到来，就像有暴风骤雨一样。擅长治病的医生，在病邪刚刚入侵皮毛的时候，就给予及时的治疗；医术稍差的医生，在病邪入侵肌肤的时候才给予治疗；再差一点的医生，在病邪入侵筋脉的时候才给予治疗；更差的医生在病邪入侵六腑时才给予治疗；最差的医生是病邪已经入侵五脏了才给予治疗。如果病邪已经入侵到五脏，治愈的希望与死亡的可能性就差不多了。人们如果感受到了天的邪气，就会使五脏受到伤害；如果感受到了饮食的寒热，就会使六腑受到伤害；如果感受到了土地的湿气，就会使皮肉筋脉受到伤害。

【解读】

很多人都听说过扁鹊给蔡桓公治病的故事。扁鹊有一天见到蔡桓公，就说："大王，你的病现在在皮肤，不治疗恐怕会加深。"蔡桓公说："我没病。"扁鹊离开以后，蔡桓公对大臣们说："医生总是喜欢治疗没有病的人来邀功获利。"过了十天，扁鹊见到蔡桓公说："你的病在肌肤了，不治疗恐怕会加深。"蔡桓公不理他。又过了十天，扁鹊见到蔡桓公说："你的病在肠胃了，不治疗恐怕会加深。"蔡桓公仍然不理他，很不高兴。又过了十天，扁鹊见到蔡桓公，二话没说，掉头就走。蔡桓公马上派人去问，扁鹊说："疾在皮肤，热敷就可以治好；在肌肤，针刺就可以治好；在肠胃，用汤药就可以治好；在骨髓，就没有任何办法了。现在大王的病已经在骨髓，我已经无能为力了。"过了五天，蔡桓公身体疼痛，派人寻找扁鹊，扁鹊已经逃到秦国了，蔡桓公于是病死了。这个故事说明了疾病由浅入深的过程和治疗疾病的最佳时机。

故善用针者，从阴引阳，从阳引阴，以右治左，以左治右，以我知彼，以表知里，以观过与不及之理，见微得过，用之不殆。

【语译】

因此，擅长用针刺来治疗疾病的医生，刺阴经从而引出阳经的邪气，刺阳经从而引出阴经的邪气；疾病在左者治疗右，疾病在右者治疗左；从自己正常的状态来比较病人异常的状态；从外在的表现了解内在的病变。用这样的方法来判断太过或不及的原因，就能在疾病初起时知道病邪所在，这样给人治疗疾病，就不会发展到危险的地步了。

【解读】

《黄帝内经》通过直觉体悟、通过内求实验，发现左右的秘密，用在扎针上，左侧有病扎右侧，右侧有病扎左侧。

因此，擅长用针刺来治病的医生，刺阴经从而引出阳经的邪气，刺阳经从而引出阴经的邪气；疾病在左者治疗右侧，疾病在右者治疗左侧；从自己正常的状态来推测病人异常的状态；从外在的表现了解内在的病变。观察疾病太过和不及的道理，看到轻微的就可以推测出严重的，有了这种能力，再给人治病就不会失败了。

比如左边牙齿痛，用针扎右手的合谷穴；右边牙齿痛，针刺左手的合谷穴，这样，牙齿马上不痛了。当年我在农村插队的时候，最喜欢做的事就是给人扎针，对于牙齿痛，左右交叉扎合谷穴特别有效。

当然，人体不仅仅是自身左右有秘密，其实全身与自然界都是一一相通的。

善诊者，察色按脉，先别阴阳；审清浊，而知部分；视喘息，听音声，而知所苦；观权衡规矩，而知病所主。按尺寸，观浮沉滑涩，而知病所生。以治无过，以诊则不失矣。

【语译】

善于诊治的医生，通过诊察病人的色泽和脉搏，首先辨明疾病属阴还是属阳。审察五色清浊，就可以知道哪个脏腑出现了问题；观察病人呼吸的情况，听病人的声音，从而知道病人的痛苦在哪里；观察四时脉象的正常与否，知道疾病出现在哪一个脏腑；诊察寸口的浮、沉、滑、涩，了解疾病发生的部位。这样，在治疗时就不会犯错，在诊断疾病时就不会出现过失。

【解读】

这一段阐释了阴阳对诊治的指导意义。杨上善说："善，谓上工善能诊候。诊候之要，谓按脉。"所以说"善诊者"就是诊脉技术高明的医生。要使医术高明，其诊治的第一步就是通过观颜色、诊断脉象而"别阴阳"。之后的"听音声"中，"音"指"五音"，就是"宫、商、角、徵、羽"五行之音。对"视喘息，听音声，而知所苦"这一句话，王冰的解读是："喘粗气热为有余，喘急气寒为不足，息高者心肺有余，息弱者肝肾不足。声大而缓者为宫，苦病脾；声轻而劲者为商，苦病肺；声调而直者为角，苦病肝；声和而美者为徵，苦病心；声沉而深者为羽，苦病肾。"这种解释把五行中的五音与各个脏腑对应起来，具有非常好的临床操作性和实用性。

故曰：病之始起者，可刺而已；其盛，可待衰而已。故因其轻而扬之，因其重而减之，因其衰而彰之。形不足者，温之以气；精不足者，补之以味。其高者，因而越之；其下者，引而竭之；中满者，泻之于内；其有邪者，渍形以为汗；其在皮者，汗而发之；其慓悍者，按而收之；其实者，散而泻之。审其阴阳，以别柔刚，阳病治阴，阴病治阳，定其血气，各守其乡，血实宜决之，气虚宜掣引之。

【语译】

所以说，疾病初起的时候，用针刺的方法就可以治疗；等到疾病发展严重一些，可以等它衰退的时候用针刺的方法治疗。因此病情比较轻的，使用发散清扬的方法治疗；病情比较重的，要用攻泄的方法治疗；气血衰弱的，应用补益的方法治疗。对于病人来说，形体比较羸弱的，用温补之药；精气不足的，用味厚的补药；如果病在膈上就用吐法，病在下焦就用疏导之法；胸腹胀满的，就用泻下的方法；如果邪在表，就用汤药浸渍以使出汗；邪在皮肤，可用发汗使其发泄；病势迅猛的，要查清病情加以控制；病属于实证，可以用散法或者泻法。观察病在阴或者在阳，来辨别其刚柔。病在阳的，可以治疗阴；病在阴的，可以治疗阳。安定各经气血，使之各守其位，血实就用泻血法，气虚就用导引法。

【解读】

最后，岐伯重点讲了疾病在不同时间、不同部位要采用的不同治疗方法。疾病初起时，用针刺的方法就可以治疗；等到疾病发展严重一些，可以等它衰退的时候再用针刺的方法治疗。疾病较轻的，使用发散清扬的方法治疗；病情较重的，要用攻泄的方法治疗；正气衰弱的，要给予补益之剂。对于病人来说，形体比较羸弱的，用温补之药；精气不足的，用味厚的补药；如果病在上焦就用吐法，病在下焦就用泻法；中部胀满的，要用泻下的方法；感受外邪的，要用发汗的方法；病情急猛的，要用抑制的方法；如果属于实证，要用发散方法排泄它。观察病在阴还是在阳，来决定应该用柔弱方法还是刚强方法。阳病应该治阴，阴病应该治阳。要辨明疾病是在气还是在血，使它们不至于相互伤害。血实就用泄血法，气虚就用导引（补气）法。

这里提出了"阳病治阴，阴病治阳"的治病原则，这正是中医诊治疾病的思维方式。我曾说过西医治疗的思维方法是"脚痛医脚、头痛医头"，中医可能是"脚痛医头、头痛医脚"。中医是整体思维，人就是一个整体，上下、左右、前后都是动态联系的，不仅人是动态联系的，病也是动态联系的，所以才可以从阴治阳，从阳治阴，从右治左，从左治右，从下治上，从上治下。时间、空间也都是动态关联的，所以才可以在已病之前就治未病，才能防微杜渐，以小见大。所以说，中医不仅仅是医学，而且是与天地之道相关的人生哲学。

五行理论也是中医基础理论中重要的部分，中医与五行理论相结合，形成了人的生理与万事万物相关联的五行系统。本篇介绍了五行之间的生克制化规律，借由这个规律认识事物的发展变化关系。五行相生，就有万事万物的发生和发展；五行相克，就能维持事物的协调变化。五行相生相克，相反相成，就如阴阳的对立统一。

阴阳离合论篇第六

这一篇为我们提出了一个崭新的概念"三阴三阳"，同时引出了十二经脉的开阖枢理论，这对后世中医基础理论以及中医临床的发展起到了重要的作用。

黄帝问曰：余闻天为阳，地为阴，日为阳，月为阴，大小月三百六十日成一岁，人亦应之。今三阴三阳，不应阴阳，其故何也？岐伯对曰：阴阳者，数之可十，推之可百，数之可千，推之可万，万之大不可胜数，然其要一也。

【语译】

黄帝问：我听说天属阳，地属阴，太阳属阳，月亮属阴，大月小月合起来三百六十天为一年，人体也与此相感应。而如今人身的三阴三阳与天地阴阳之数不相符合，这是为什么呢？岐伯回答道：天地阴阳的范围极其广泛，在推演过程中可以由一到十，由十分百，由百散千，由千推万，不可胜数，然而根本的规律却只有一个。

【解读】

通过对前面几篇的讲解，我们基本上都知道了什么是阴阳，怎么划分阴阳。有人会问：怎么同一个东西一会儿说是阴，一会儿又说是阳？其实这并不难理解，这说明同一个东西在不同的关系中阴阳属性是不同的。我曾举过一个例子，比如我这个人，在我父亲面前，我是儿子，那么父亲为阳，我就为阴；但在我儿子面前，我是父亲，那么我就是阳，我儿子就是阴。所以阴阳只是一种关系的划分，功能的划分。从《易经》开始，万事万物被分成了阴阳，这样，复杂的事物一下子就有序化了、简单化了。按照一分为二的法则，一分为二、二分为四、四分为八，也就是太极分两仪，两仪分四象，四象分八卦。可是在《素问》第六篇《阴阳离合论》中却有一种特殊的分法，不是一分为二，而是一分为三，于是有了一个崭新的概念"三阴三阳"。这是很了不起的，是《黄帝内经》的伟大发现！"三阴三阳"不仅指导了人体十二经络理论，而且指导了张仲景《伤寒论》六经辨证体系。

那么"三阴三阳"究竟是怎样形成的？有什么内在的秘密呢？

黄帝问："我听说天属阳，地属阴，太阳属阳，月亮属阴，大月小月三百六十天为一年，人也是和它相应的。如今你说的三阴三阳，不和一阴一阳相对应，这是怎么回事呢？"岐伯回答道："阴阳者，数之可十，推之可百，数之可千，推之可万，万之大不可胜数，然其要一也。"阴阳啊，是可以不断分离的，可数出几十个，推导出几百个，数出几千个，推导出几万个，数都数不清楚啊，但是这其中的精要只有一个。

岐伯的这个回答，重点在说阴阳在自然界和人体身上都是可以不断划分的，是永远也数不尽的，却可以统归于"一"，也就是一阴一阳，一阴一阳最终同归为一气。这就是庄子说的"通天下一气耳"。这一篇的名称为什么叫"阴阳离合"？"离"就是分离，"合"就是相合、统合。阴阳好比夫妻，夫妻是相对独立的，是可以分离的，但夫妻是相爱的，他们的心是相合的，是一心一意的。"离"表示阴阳无限可分，这一篇特指分为"三"，就是三阴三阳。无论阴阳怎样分离，但归根结底可以通归于"一"，三阳归于一阳，三阴归于一阴。为什么要分为"三"呢？其实"三"这个数字在我国古代具有非常重要的意义，《道德经》中说："道生一，一生二，二生三，三生万物，万物负阴而抱阳，冲气以为和。"所以说，一切万物都是由三推开而去，进行衍化的。《黄帝内经》把《易经》的"一分为二"和《道德经》的"三生万物"结合在一起，创立了"三阴三阳"学说。

天覆地载，万物方生，未出地者，命曰阴处，名曰阴中之阴；则出地者，命曰阴中之阳。阳予之正，阴为之主。故生因春，长因夏，收因秋，藏因冬，失常则天地四塞。阴阳之变，其在人者，亦数之可数。

【语译】

由于天的覆盖、地的承载，万物才能生出，在天地之间生发繁衍。在它们还未冒出地面时叫作居于阴处，称为"阴中之阴"。已经拱出地面的，叫作阴中之阳。万物的长养皆依赖着阳气的温煦和阴精的滋养。因此，万物借着春天升发之气生长，凭着夏天的炎热之气繁茂，靠着秋天的清肃之气收成，依着冬天严寒之气储藏。这就是四时生长化收藏的规律。若四时气候反常，天地之间正常的春生夏长秋收冬藏的过程就会被打乱，天地阴阳二气就会闭塞不通。这种阴阳变化的规律，反映在人身上，也是一样的。

【解读】

"三阴三阳"是怎样分出来的呢？岐伯说"天覆地载，万物方生"，由于天的覆盖、地的承载，万物才能出生。在万物还没有从大地冒出头，还在阴的地方时，叫作阴中之阴；刚从大地冒出头的，叫作阴中之阳。这就开始进一步划分了：从阴中可以进一步分出阴阳，叫阴中之阴、阴中之阳；从阳中又可以进一步分出阴阳，叫阳中之阴、阳中之阳。大家还记得吧？我在讲《金匮真言论》时讲过一天的昼夜变化，总的来说，白天为阳，黑夜为阴，但如果进一步划分，白天以中午午时为界，午时之前太阳是上升的，是阳中之阳；午时以后太阳是下降的，是阳中之阴。黑夜为阴，一般以半夜子时为界，子时之前阴气是加重的，是阴中之阴；子时以后阳气开始萌发，是阴中之阳。就一年四季来说，也是这样，春天和夏天天气温热，是属于阳的，但春天和夏天比，春天没有夏天热，所以是少阳，夏天就是太阳；秋天和冬天天气寒凉，比较而言，秋天是凉，冬天是寒冷，所以秋天是少阴，冬天是太阴。

阴阳对万物起什么作用呢？岐伯说："阳予之正，阴为之主。"阳气给予万物生长的热量和正气，阳是万物的父亲；阴是万物的主宰，是万物的母亲。虽然说万物生长靠太阳，但是万物同样离不开大地，要靠大地承载。就像一个人既要有父亲，又要有母亲，父母阴阳相互配合，生命才得以在天地间存活。岐伯接着总结四季的作用："生因春，长因夏，收因秋，藏因冬。"万物在春天生发，在夏天盛长，在秋天收获，在冬天封藏。如果天地失常的话，万物就闭塞不通。阴阳的变化，反映在人身上，也是可以推算的。说到这里，岐伯只说了二阴二阳，并没有说三阴三阳，所以黄帝接着提问。让我们来看下一段。

帝曰：愿闻三阴三阳之离合也。岐伯曰：圣人南面而立，前曰广明，后曰太冲，太冲之地，名曰少阴，少阴之上，名曰太阳，太阳根起于至阴，结于命门，名曰阴中之阳。中身而上，名曰广明，广明之下，名曰太阴，太阴之前，名曰阳明，阳明根起于厉兑，名曰阴中之阳。厥阴之表，名曰少阳，少阳根起于窍阴，名曰阴中之少阳。是故三阳之离合也，太阳为开，阳明为阖，少阳为枢。三经者，不得相失也，搏而勿浮，命曰一阳。

【语译】

黄帝说：请您讲讲三阴三阳离合的情况吧。岐伯回答：圣人面向南面站立，前方叫作广明，后面叫作太冲。循行于太冲部位的经脉称为少阴，少阴上面的经脉称为太阳，太阳起源于足小趾外侧的至阴穴，上端聚集于面部的晴明穴。因为太阳与少阴相表里，所以太阳称为阴中之阳。以人身上下而言，身体上半部分属阳，称为广明，广明之下叫作太阴，太阴的前面叫作阳明。阳明经脉的下端起于足大趾侧趾之端的厉兑穴，因阳明与太阴相表里，所以称为阴中之阳。厥阴为里，厥阴是阴气已尽，并重新向阳转化的过程，所以厥阴之表叫作少阳，少阳下端起于足部窍阴穴，因少阳居于厥阴之表，因此称为阴中之少阳。因此，三阳经脉的离合，分开而言，太阳主表为开，阳明主里为合，少阳介乎表里之间为枢。这三条经脉，不是各自为政，而是紧密联系、相互配合，使脉搏跳动有力而不过于浮躁，所以合称为一阳。

【解读】

本段从分、合两方面讲述了三阳经脉的特点及其相互关系，阐释了阴阳划分的道理，三阳经有其特定的循行路线，以发挥其功用，又彼此联系，协同发挥阳经的作用。

古人说"坐北朝南"，其实不管你是站着，还是坐着，都是面朝南（阳）叫"广明"，背对北（阴）叫"太冲"。古人看风水四句话："前有照，后有靠，左青龙，右白虎。"这里的"前"就是南方，"后"就是北方。南方是朝阳的，当然明亮、光明，前方开阔，视野好，光线好，所以叫"广明"。北方要有靠山，为什么？因为我们在北半球，到了冬天，北风、西北风寒风凛冽，所以要有山来遮挡这股寒风。城市里没有山怎么办？后面有高楼，也相当于是山。南方为火，北方为水，所以叫"太冲"，"冲"原来写作"沖"，是三点水，水字旁，意思是水流摇晃，就是水。为什么岐伯要说自然界的南北方位呢？其实是为了说明人体结构。大家发现了吧？古人不是在尸体上解剖人体，而是把人放在自然界中去观察。在人身体上，南面就是头，北边就是脚。为什么？因为南方热、北方冷，我指的当然是我们北半球。热是火，火是往上的，所以是头；水是往下的，所以是脚。我们来看"太冲"这个词，在自然界它是指北方，而在人体身上就指一个穴位太冲穴，它就在脚上，足背侧，第一、二脚趾头后方凹陷处，足厥阴肝经上的重要穴道之一。前面我们讲了怒伤肝，按摩这个穴位可以消气、缓解情绪。还有一条经脉叫"太冲脉"，这个我们在《上古天真论》中说过。太冲脉有一个分支就是从脚上内踝骨后分出，走在足背上。这样一来，自然界的南北方位就成为人的头和脚的坐标，三阴三阳在人体身上就很清晰地显示出来了。

接着岐伯又说，在太冲穴这个地方行走的经脉叫作少阴，在少阴上面的经脉叫作太阳。这里的少阴是指足少阴肾经，这条经起源于脚的小趾头的下面，然后斜走到脚板心，这里有一个鼎鼎大名的穴位叫涌泉穴，然后沿着小腿内侧、大腿内侧往上走，在内侧走的为阴，所以叫少阴，在外侧走的为阳，叫太阳。所以足少阴肾经和足太阳膀胱经一个在里面，一个在外面，如果记不住，我们就想象一下，少阴和太阳是相配的一对夫妻，太阳是丈夫，少阴是妻子，老夫少妻，老少配，男主外女主内，所以太阳在外面，少阴在里面。足少阴起源于脚的小趾头的下面，足太阳的根部也在脚的小趾外侧，这里有一个穴位叫至阴，这条经在外侧，从后背走的，上面的结束穴位叫命门，命门，就是藏精光照之所，就是眼睛。但是命门在不同的医家、不同的历史时期所代表的含义和位置都不一样。注意，这里的命门是指眼睛，在眼睛的内角上有一个穴位叫睛明穴。因太阳是少阴的外表，所以称为阴中之阳。

除了太阳和少阴这一对夫妻经脉，还有两对夫妻经脉。一共是三对夫妻，也就是六经。第二对夫妻叫太阴和阳明。太阴是妻子，在里面还是在外面？当然在里面，阳明是丈夫，在外面。阳明下端开始的穴位叫厉兑，就在脚的第二趾的末端，因阳明是太阴的外表，所以称为阴中之阳。就像现代人称一个男人，如果说他是某某女人的男人，那说明这个女人名气大。这是第二对夫妻，请记一下他们的名字，女的叫太阴，男的叫阳明。

再看第三对夫妻，女的叫厥阴，男的叫少阳，当然厥阴在里面，少阳在外面，少阳最下端的穴位叫窍阴，就在脚的第四趾末端的外侧，因少阳在厥阴的外表，所以称为阴中之少阳。这三对夫妻经脉，我再说一下他们的名字：少阴和太阳，太阴和阳明，厥阴和少阳。注意，不是太阳配太阴，少阳配少阴，全是有年龄差距的。在这三对夫妻的名称中，太阴、少阴，太阳、少阳，我们已经很熟悉了，但"厥阴"和"阳明"没听说过，是新名字，是《黄帝内经》第一次提出来的，以前没有出现过，《易经》没有提过，先秦诸子百家也没提到过。不过《易经》虽然没有提到这两个名字，但已经有了"六子"的说法。《易经》八个卦，乾卦和坤卦是父亲和母亲，剩下六个卦就是六个孩子，三个男孩，三个女孩，不就是三阴三阳吗？《易经》对这三个男孩、三个女孩起的名字是卦名，而《黄帝内经》却是阴阳的名称，除了太阳、少阳、太阴、少阴这四个名字外，又加了"厥阴"和"阳明"。

那么"厥阴"和"阳明"是什么意思呢？我们先看"厥阴"，"厥"本来是指昏厥，昏倒，气不顺闭住了，这里是指阴气发展到末端，开始向阳转化。再看"阳明"，阳明是指阳气发展到末端，开始向阴转化。三阴三阳其实就是阴气和阳气运行过程中的三个阶段、三个环节，也是三种状态。岐伯用了一个非常形象的比喻说这三条阳经的分离和合并，就像一扇门，太阳就是门打开了，它的阳气是向外发散的，为三阳之表。阳明就是门关上了，它的阳气蓄居于内，为三阳之里。少阳呢，就是门的枢纽，阳气在表里之间，可出可入，像开关一样。所以太阳为开在外表，阳明为阖在里面，"阖"这个字是门字旁，就是"合"，少阳介于表里之间，为枢——枢纽。虽然是三种状态，但其实是一扇门，三者之间不是各自为政，而是相互紧密联系，互相发生作用，所以合起来称为一阳。

"三经"指的就是我们刚刚讨论的三条阳经，这三条经脉一起搏击于手，这里指的是切诊的过程。看病的四个诊断方法为：望、闻、问、切，这里说的就是切脉，医者用手指的食指、中指和无名指的指目部位切病人的脉气汇聚之处，根据脉象和其他信息诊断疾病。三条经脉搏击于手却没有轻重的差异，没有三阳差降的区分，故说三阳合为一道。

帝曰：愿闻三阴。岐伯曰：外者为阳，内者为阴，然则中为阴，其冲在下，名曰太阴，太阴根起于隐白，名曰阴中之阴。太阴之后，名曰少阴，少阴根起于涌泉，名曰阴中之少阴。少阴之前，名曰厥阴，厥阴根起于大敦，阴之绝阳，名曰阴之绝阴。是故三阴之离合也，太阴为开，厥阴为阖，少阴为枢。三经者，不得相失也，搏而勿沉，名曰一阴。阴阳鐘鐘，积传为一周，气里形表而为相成也。

【语译】

黄帝说：请你再讲讲三阴经吧。岐伯说：在外部的为阳，在内部的为阴，所以循行于人体里面的经脉称为阴经。行于少阴经前面的称为太阴经，太阴经的根起于足大趾之端的隐白穴，称为阴中之阴。行于太阴经后面的，称为少阴经，少阴经的根起于足心的涌泉穴，称为阴中之少阴。少阴经前面的，称为厥阴经，厥阴经的根起于足大趾之端的大敦穴，因为两条阴经相合，厥阴经又位于最里侧，故称为阴中之绝阴。因此，三条阴经的离合，分开而言，太阴经在三阴之表，为开；厥阴经在三阴之里，为阖；少阴经位于表里之间，为枢。这三条阴经并不是相互离失，而是互相联系，合而为一，共同发挥作用。阴阳二气运行不息，流传周身，按照次序循行于人体脏腑四肢百骸，阴阳二气相互配合，形体气血表里相辅相成，固护周身。

【解读】

黄帝又问了，三阴经的离合又是怎么一回事呢？岐伯回答，外面的属阳，内部的为阴，但是在三条阴经中，冲脉在太阴经的下面，太阴经起于隐白穴，隐白穴位于足大趾端。因为脾阴之脉循行于腹阴，故称为阴中之阴。太阴经后面的，叫作少阴经，少阴经起于涌泉，涌泉穴在脚底，肾本少阴而循行于阴分，故称为阴中之少阴。少阴经前面的叫作厥阴经，厥阴经起于大敦穴，大敦穴在足大趾之端，厥阴经又称为阴之绝阴。注意，这个"绝"是灭绝、绝断的绝，表示阴气到这个地方就尽了，马上要转变成阳气了，故称为阴之绝阴。大家发现了没有，三阴三阳这六条经起源的地方都在脚趾头，对这六条经的称呼，都是说"阴中之"什么，三条阴经是"阴中之"什么阴，三条阳经是"阴中之"什么阳。可见阴是依托，是基础，就像母亲，她是生育我们的最重要的人。我们生下来第一个认识的是母亲，并不认识父亲，这是人的本能，后来母亲说这个男人是你的父亲，你才认识父亲。我们总是说"祖国啊母亲"，不会说"祖国啊父亲"。这些都是从直接生育我们的人的角度说的。这里说的六条经也都是从"阴"出发来说的。

再看三阴的离合。太阴为开，厥阴为合，少阴为枢。它们也像一扇门一样，太阴是开门，厥阴是关门，少阴是中间的枢纽。这三条经脉，不可各自为政，而是互相联系。三条阴经不得相失，搏击于指但没有浮沉的区别，三阴同为一用。

阴经阳经相互配合，如环无端，积传一周，气血津液表里因经脉相沟通，相互为用。

总结一下，"开阖枢"的说法很有意思，也非常形象。三阴三阳中，太阴、太阳都是开门，少阴、少阳都是半开半关的枢纽，两个新名词"厥阴""阳明"都是关门。从这个比喻可以看出，三阴、三阳实际上是阴气和阳气盛衰的不同阶段、不同程度，但究竟哪个强盛、哪个衰弱，它们从盛到衰的次序究竟是怎么排列的，历代医家的解释各不相同，尤其是汉代张仲景的《伤寒论》所说的次序和这一篇所说的次序是不同的。不仅如此，就是《黄帝内经》的不同篇章说得也是不一致的。这说明什么问题？说明三阴三阳的运用是广泛的，三阴三阳可以随机应变地解释人体生命的复杂现象。

最后我们就这一篇来说一下它们的排序。这篇的排序还是很清楚的，按照《易经》六子卦的说法，我来打一个比喻，大家就明白了。三阴好比三个女儿，太阴是大女儿，就是巽卦；少阴是二女儿，就是离卦；厥阴是三女儿，就是兑卦。三阳就是三个儿子，太阳是大儿子，就是震卦；少阳是二儿子，就是坎卦；阳明是小儿子，就是艮卦。只要根据长幼的排列，就可以看出阴阳的盛衰了。关于三阴三阳，八卦里也有与之对应的部分。六经的方位是河图四生数交会组合的结果。一、二、三、四是四生数，其中，一、三是阳数，二、四是阴数。一、三两阳交会为太阳，对应着艮卦的位置。二、四两阴交会为太阴，对应着坤卦的位置。一、二交会为少阴，对应坎卦的位置。三、四交会为厥阴，对应震卦的位置。少阳对应巽卦的位置，阳明对应乾卦的位置。人们因经脉的作用得以保其全形，尽其天年。

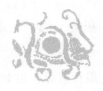

阴阳别论篇第七

本篇主要讲述如何判断疾病的阴阳，包括以脉搏有无胃气来分阴阳，以脉搏起落分阴阳，以脉搏的气势分阴阳，以脉搏的快慢分阴阳等。人体的气血运行除了受脏腑功能的影响，同时还受外界环境的影响，综合判断气血运行的状况，可以了解全身的机能状况。

黄帝问曰：人有四经十二从，何谓？岐伯对曰：四经应四时，十二从应十二月，十二月应十二脉。

脉有阴阳，知阳者知阴，知阴者知阳。凡阳有五，五五二十五阳。所谓阴者，真脏也，见则为败，败必死也。所谓阳者，胃脘之阳也。别于阳者，知病处也；别于阴者，知死生之期。三阳在头，三阴在手，所谓一也。别于阳者，知病忌时；别于阴者，知死生之期。谨熟阴阳，无与众谋。所谓阴阳者，去者为阴，至者为阳；静者为阴，动者为阳；迟者为阴，数者为阳。凡持真脉之脏脉者，肝至悬绝急，十八日死；心至悬绝，九日死；肺至悬绝，十二日死；肾至悬绝，七日死；脾至悬绝，四日死。

【语译】

黄帝问：人有四经、十二从，这是什么意思呢？岐伯回答说：四经是指肝、心、肺、肾，分别对应春、夏、秋、冬四季；十二从即十二个时辰，分别对应十二个月；十二个月又对应有形的十二经脉。

十二经脉，乃脏腑阴阳配合，知道阳脉就可以知道阴脉，知道阴脉也可以知道阳脉。阳脉总共有五种，但不同季节的五脏阳脉各不相同，因此有二十五种阳脉。阴脉就是真脏脉，出现这种脉象就是胃气已经衰败，胃气衰败一定会死亡。阳脉就是具有胃脘之阳气的脉象。能够辨别阳脉就知道病位，能够辨别真脏脉就可以预测死期。三阳经的情况反映在头部的人迎脉，三阴经的情况反映在手部的寸口脉，它们反映的其实是一致的。能分辨阳脉和阴脉，就能知道病所忌之时和死生之期。谨熟此分别阴阳的方法，就不需要与别人讨论了。脉象的阴阳，脉往的属阴，脉来的属阳；脉静的属阴，脉动的属阳；脉慢的属阴，脉快的属阳。凡是诊得真脏脉，如果肝脉真脏脉独现，与其他各脏差别很大，脉象劲急，到第十八天死；心脉真脏脉独现，以至悬殊于他脏，到第九天死；肺脉真脏脉独现，与其他脏差别很大，到第十二天死；肾脉真脏脉独现，与其他脏差别很大，到第七日死；脾脉真脏脉独现，与其他各脏差别很大，到第四日死。

【解读】

"我从哪里来？我往哪里去？"这是人生的两大哲学问题。"我何时而来？我何时而去？"则不仅是人生两大哲学问题，而且也是人生两大科学问题。对于已经来到这个世间的我们来说，人人更关注的是自己离开世间的时间。今天我们要讲的这一篇《阴阳别论》就回答了这个问题。《阴阳别论》是《素问》的第七篇。对"阴阳"这一核心概念，前面已经讲得很多了，那这一篇有什么特点呢？这一篇主要讲了怎样按照脉象的阴阳来诊断病症，判断死亡的时间。因为这一篇所说的阴阳含义和其他篇章所说的有所不同，所以称为"别论"，"别"就是特别、特殊的意思。

黄帝问：人有四经十二从，是什么意思呢？

岐伯回答说：四经是指肝、心、肺、肾四脏的脉象，分别对应春、夏、秋、冬四季；十二从就是十二个时辰，分别对应十二个月；十二个月又对应十二经脉。经脉又分为阴脉和阳脉，知道阳脉就可以知道阴脉，知道阴脉也可以知道阳脉。阳脉总共有五种，就是五脏阳脉，但不同季节的五脏阳脉各不相同，因此有二十五种阳脉。为什么是二十五种呢？因为五脏阳脉在五个季节（四季加上长夏共五季）有不同的表现，所以是五五二十五种阳脉。"阴脉"就是真脏脉，又叫"败脉""绝脉""死脉"，是没有胃气的脉象，出现这种脉象就是胃气已经衰败，胃气衰败就一定会死亡。也就是说，真脏脉是在疾病危重期出现的没有胃气的脉象。这个时候病邪深重，元气衰竭，胃气已经败坏了。阳脉是有胃气的脉象，也就是有胃脘之阳气。"别于阳者，知病处也；别于阴者，知死生之期。"能够辨别阳脉就能知道得病的位置，能够辨别阴脉（真脏脉）就能知道死生的日期。"三阳在头，三阴在手，所谓一也。"三阳经的情况反映在头部的人迎脉，三阴经的情况反映在手部的寸口脉，它们反映的其实是一致的。人迎脉，在结喉旁两侧颈动脉的地方，你用手摸一下能感觉到这里的脉搏在跳动。现代医生一般不摸人迎脉了，我跟我父亲诊病的时候，还经常看到我父亲给病人摸人迎脉。寸口脉，在手的鱼际之后，就是我们经常看到的老中医把脉的地方。

把脉要分别阳脉和阴脉，"别于阳者，知病忌时；别于阴者，知死生之期"。能分辨阳脉，就能知道疾病所忌讳的时间；能分辨阴脉，就能知道死生的日期。谨熟此分别阴阳的方法，就不需要与别人讨论了。但脉象的阴阳是有多种意思的，"去者为阴，至者为阳；静者为阴，动者为阳；迟者为阴，数者为阳"。比如脉往的属阴，脉来的属阳；脉静的属阴，脉动的属阳；脉慢的属阴，脉快的属阳。如果诊断发现没有胃气的真脏脉了，这个人就危险了。具体地说，"肝至悬绝"，如肝脉来时胃气断绝，这里用了"悬绝"两个字，就像一根线孤立悬挂，无依无靠，绷得紧紧的，马上就要断掉一样，那么到了第十八天必死；心脉来时胃气断绝，到第九天必死；肺脉来时胃气断绝，到第十二天必死；肾脉来时胃气断绝，到第七天必死；脾脉来时胃气断绝，到第四天必死。

为什么胃气这么重要呢？胃气就是胃脘的阳气，是五脏赖以滋生的能量。脾胃是后天的根本，是气血生化的源头。人为什么要吃饭？因为人体的五脏六腑都需要营养，吃进去的食物都需要胃进行消化。胃气充足，人的机体就健康。胃气不足，人就会生病。胃气没有了，人当然就活不成了。所以把脉要注意"胃气"，实际上胃气是一个人脾胃功能在脉象的反映，正常的话应该是和缓流利的脉象。一旦不和缓流利了，就要根据寸关尺的不同脉象来判断生病的性质和部位。

我母亲曾经给一个70多岁的老婆婆看病，那是春天三月，天气暖和了，早晨7点多钟，我母亲把老婆婆的脉，发现她的脉已经没有胃气了，两边像断开了一样，本来春天的脉是微弦而长的，现在却非常短，突然断开，五脏脉都没有胃气了，出现了真脏脉了。我母亲对病人家属说："你们准备后事了，可能活不到明天天亮。"病人家属不相信。这个老婆婆的儿媳妇平常就跟婆婆关系处得不好，听了之后，就到外面到处和村里人说："老舜说了，我婆婆活不到明天了。"我妈叫张舜华，当地人都叫她"女张一帖老舜"。可是到了晚上，老婆婆还是好好的，而且吃了一大碗饭，家属们都说："老舜看错了！"我母亲心想：难道真是我看错了？于是她又去把了老婆婆的脉，发现五脏都出现了真脏脉，都没有胃气了，于是肯定地说："你们准备后事吧。"果然第二天天还没亮，老婆婆就去世了。

我母亲就是根据《黄帝内经》中关于真脏脉脉象的论述来判断的。

在下面的叙述中，岐伯分析了三阴三阳六经发病的症状，说明了一阳、二阳、三阳发病的情况，一阳就是少阳，二阳就是阳明，三阳就是太阳。又提到了一阴、二阴、三阴发病的情况，一阴就是厥阴，二阴就是少阴，三阴就是太阴。这一篇的三阴三阳和前面的《阴阳离合论》次序有所不同。

本篇主要讲述如何分辨脉的阴阳来判断疾病的情况，讲的是诊断法。这里的阴阳有好几个不同的意思，包括以脉搏有无胃气来分阴阳，这是最重要的，可以判断生死，还有以脉搏起落分阴阳，以脉搏的气势分阴阳，以脉搏的快慢分阴阳等。能通过诊脉来把握疾病的原因，是因为脉是气血运行的通道，所以可以通过了解气血的变动来了解全身的机能状况。但是人体的气血运行除了受脏腑功能的影响，同时还受外界环境的影响，因此，即使是正常的脉，在不同的时节也会发生一定的变化，例如春天阳气升发，脉微弦，夏天脉微钩，长夏微缓，秋微毛，冬微石。

明代医家马莳认为，此篇是前人天人合一观念的集中体现，他说："四经者，肝心肺肾为四经，而不言脾者，（盖脾）寄旺于四经之中也。十二从者，手有三阴三阳，足有三阴三阳，而十二经脉之行，相顺而不悖也。伯言四经应春夏秋冬之四时，十二从应十二月，盖以十二月正应十二脉也。"

经脉对应十二月的具体情况是：手太阴肺经应正月（寅），手阳明大肠经应二月（卯），足阳明胃经应三月（辰），足太阴脾经应四月（巳），手少阴心经应五月（午），手太阳小肠经应六月（未），足太阳膀胱经应七月（申），足少阴肾经应八月（酉），手厥阴心包经应九月（戌），手少阳三焦经应十月（亥），足少阳胆经应十一月（子），足太阴脾经应十二月（丑）。

春三月是寅、卯、辰，夏三月是巳、午、未，秋三月是申、酉、戌，冬三月是亥、子、丑。春天木气生发，对应肝胆的功能；夏天火热旺盛，心与小肠的功能与之对应；秋天凉爽肃杀，肺与大肠主通、降，在功能上与之对应；冬日天寒地冻，万物封藏，对应肾和膀胱的功能；而脾胃的功能是运化，对应四季之中辰、戌、丑、未之月，这其中的意味就是，四时皆需要有运化，这就是马莳说的"寄旺于四经之中"。

这里需要强调一点，中医所讲的肝、心、脾、肺、肾，和现代科学中的概念有关联，但不是一回事，用逻辑学的术语来讲，基本是一个真包含的关系。中医中的肝、心、脾、肺、肾首先是一个功能的概念，其次才是形态概念，并且这个形态概念真包含于肝脏、心脏、脾脏（胰腺）、肺脏和肾脏。肝对应木，主疏散、生发；心对应火，主动力、温煦；脾对应土，主转运、变化；肺对应金，主收敛、肃降；肾对应水，主润下、封藏。因此，体现这些功能的系统就叫肝、心、脾、肺、肾，不光是五个脏器，还有六腑、经络、四肢百骸。而为什么说是基本真包含呢？"spleen"这个词在翻译的时候，出了一些问题。我们知道中医的脾是主运化的，四时须臾不能不旺，十个人中有七八个都是脾胃不和、脾虚的。然而，生活中我们很少听到谁的脾脏生病了，除非是外伤导致脾脏破裂，或者肝硬化、腹水、肝脾肿大，以及一些免疫病、血液病等，都不是特别常见的病。西医的"spleen"在中医当中没有一个确切合适的概念，于是把"脾"就作为它的对应，这一点其实是不太合适的。西医中的胰腺具有分泌多种消化酶的功能，将其作为中医的脾的物质基础之一应该是更合适的。

《素问》第二十九篇《太阴阳明论》也提到了"脾不主时"的概念。对此，岐伯的解释是"脾者土也，治中央，常以四时长四脏，各十八日寄治，不得独主于时也。脾脏者，常着胃土之精也，土者生万物而法天地，故上下至头足，不得主时也"。此篇中提到的脾是各以十八日寄治，与本篇中提到的脾胃对应辰、戌、丑、未之月似有所不同，这是因为《黄帝内经》并非出自一时一人之手，而是相当于一本高水平的论文集，汇集了当时各顶尖高手的医学哲学思想。两处对应的具体时间虽然不同，但内涵是一样的，即脾胃运化的功能贯穿于四季更替之中。读《黄帝内经》也要学会求同存异地去理解古圣先贤的意思。《阴阳应象大论》中所说的"智者察同，愚者察异"，就是这个道理。如果智慧还不足以一下子理解古人的意思，就要保留自己的意见，而不是轻易地否定它。所有的理论都有其成立的前提和条件，这要靠我们自己去体会和寻找。

此处"凡阳有五"的阳脉，指的是有胃气的脉，即脉气有充和之感。高士宗解释为："阴阳互见，彼此相资。若以阳脉论之，凡阳有五，肝心脾肺肾，皆有和平之阳脉也。五五二十五阳者，肝脉应春，心脉应夏，脾脉应长夏，肺脉应秋，肾脉应冬。春时而肝心脾肺肾之脉，皆有微弦之胃脉；夏时而肝心脾肺肾之脉，皆有微钩之胃脉；长夏而肝心脾肺肾之脉，皆有微缓之胃脉；秋时而肝心脾肺肾之脉，皆有微毛之胃脉；冬时而肝心脾肺肾之脉，皆有微石之胃脉。是五五二十五阳。"五脏之脉，都不可以没有胃气，否则就是危重的表现。

这里的真脏脉，指的是五脏真气败露之脉，即脉象极其失常，没有充盈和缓的感觉，或者失去规律。杨上善注释说："于五时之中，五脏脉见，各无胃气，惟有真脏独见，此为阴也。"

这里胃脘之阳，是五脏赖以滋生的功能。我们知道脾胃是后天之主，气血生化之源。人为什么要吃饭？因为人体的五脏六腑都需要营养、需要气血才能够代谢。四时之脉：春弦、夏洪、秋浮、冬沉、长夏和缓。五脏之脉：肝弦、心洪、脾缓、肺涩、肾沉。张志聪说：如春时之肝脉微弦而长、心脉微弦而洪、脾脉微弦而缓、肺脉微弦而涩、肾脉微弦而沉，夏时之肝脉微洪而弦、心脉微洪而大、脾脉微洪而缓、肺脉微洪而涩、肾脉微洪而沉，就可以说五脏都得到了微和之胃气；能别阳和之胃气，则一有不和，便可以根据具体情况判断生病的性质和部位。

曰：二阳之病发心脾，有不得隐曲，女子不月；其传为风消，其传为息贲者，死不治。

【语译】

一般地说：阳明经的病常导致心痹，病人二便困难，女子可能闭经。如果传变为风消，即发热消瘦，或是传变为喘息、胃气上逆的，就不能治疗了。

【解读】

这一段讲述的是经脉的问题与脏腑身体疾病的关系。

"二阳"就是阳明，阳和明都是阳，所以叫二阳。手阳明连接大肠，足阳明连接胃，胃和大肠都是以通降为顺，胃主收纳，为水谷之海，胃经多气多血，如果其功能失调，则气血的生成就要受到影响；而大肠的功能失调，则会造成泄泻或便秘。这里的"心脾"在《太素》中写作"心痹"，并且根据上下文的情况来看，此处的"心脾"也应该是一个病名，因此从《太素》的说法比较合理。这里的"隐曲"，杨上善注解为"二便"，而王冰注释为"隐蔽委曲之事"或"便写（泻）"，根据胃和大肠的功能都为通降这一点来看，解释为排泄问题较为合理。脾胃是后天之本，胃肠问题不容小觑，它是多种严重疾病的根源。

《素问》第八篇《灵兰秘典论》对五脏六腑有一系列形象的比喻，其中，脾胃为"仓廪之官，五味出焉"；小肠为"受盛之官，化物出焉"；大肠是"传道之官，变化出焉"。结合我们现有的知识，食物在充满消化酶和消化液的小肠里会得到最充分的消化和吸收，而大肠吸收的主要是水分，并将食物残渣运往肛门。二阳之病就是阳明病，阳明属金，主燥化、通降，我们可以视整个消化道为阳明。

张志聪解释说，人之精血皆是胃腑（胃肠）水谷所滋生，并且脾为胃行其津液。二阳病，则中焦脾胃津液耗竭，因此没有多余的可以奉养心神，那么就会造成血虚，不荣则痛，因此出现心痹；水谷之精，都由脾负责输送给五脏，如果阳明系统出现问题，在肾则无所藏而导致精虚损，表现为男子无精，女子无血，月事不得按时而至。至于传变，在精血两虚的基础上，则热盛而生风，津液消竭。肺为娇脏，易被火热燥邪所伤，因此传变为肺病，表现为喘急息肩，与肺气肿、肺心病类似，都是非常难治的慢性病。

曰：三阳为病，发寒热，下为痈肿，及为痿厥腨痛，其传为索泽，其传为颓疝。

【语译】

一般来说，太阳病会引起寒热失调，并且下身肿及手足软弱无力、腿肚酸痛。若传变，可能出现血液虚少而皮肤不润泽，或阴囊肿大。

【解读】

"腨"读作"涮"，指腓肠肌；"痟"读作"渊"，是疼痛的意思。

"三阳"即是太阳，太阳的特点是多血少气；一阳就是少阳，少阳的特点是多气少血；太阴多血少气，厥阴多血少气，少阴多气少血。太阳经是我们一身的藩篱，我们最熟悉的病——感冒，大多数都是太阳经受了风寒而引起的。稍微熟悉《伤寒论》的读者朋友就会知道，有两个专业术语分别叫作太阳中风和太阳伤寒，对应的基本方剂分别是桂枝汤和麻黄汤。太阳本寒标热，太阳之气主一身之表，邪气侵袭人体，正邪在体表交争，所以表现为发热、恶寒等症状。足太阳经的循行，从眼睛的内角开始上行，走头下项、挟脊柱、贯穿臀部，一直向下到足底，然后上到小趾外侧至阴穴。不知道读者朋友有没有留意过，过去汉服的袜子，就跟我们现在的靴子似的，一直从足部包裹到小腿，而且很宽大，这就保护了足太阳经中最薄弱的两个部分之一——小腿的下半段。太阳经另一个薄弱的地方就是项部，脖子的后方。因此民间治疗和预防感冒的"土办法"，一个是大椎穴拔罐，另一个是热水泡脚，这是有一定道理的。高士宗在《素问直解》中指出，下臀、下胻的水肿，是由于太阳经的经脉、血气逆于肉理的结果；至于"痿厥"，即腿脚痿痹而厥逆，是由于肌肉营养不足而导致肌肉痿弱、酸疼所引起的。此处的"厥逆"，指的是发冷。民间有"人老先老腿"的说法，因此，古代养生家提倡，身体肢节一觉重滞，便行导引使之轻快。例如马王堆出土的导引图，还有隋朝的《诸病源候论》，都记载了丰富的导引内容。

关于"索泽"，杨上善训"索"为"夺"，与李中梓、王肯堂相近，认为是皮肤色泽不润滑，而高士宗则认为指的是"膀胱水泽枯索也"。"颓"是一个通假字，通"㿗"，有阴肿之义，因此"颓疝"即是阴器肿胀。因此，太阳经的病症表现包括恶寒、发热、小腿酸胀、下肢痿弱发冷、皮肤枯槁、阴肿等。

曰：一阳发病，少气善咳善泄，其传为心掣，其传为隔。二阳一阴发病主惊骇背痛，善噫善欠，名曰风厥。二阴一阳发病，善胀心满善气。三阳三阴发病，为偏枯痿易，四支不举。

【语译】

一般来说，少阳经发病，则表现为少气、易咳、易泻。若发生传变，可能会心虚掣痛，或饮食不下，大便不通。阳明厥阴发病，表现的症状有惊骇、背痛、常嗳气、打呵欠，这种病称为风厥。少阴少阳发病，表现的症状有腹胀、心中烦闷、善太息。太阳太阴发病，表现为半身不遂，筋骨废弛，痿弱无力或四肢难举。

【解读】

"泄"是通假字，通"泻"。《黄帝内经》是汉代以前的书，当时的词语大多都是单音节词。我们今天说的泄泻，是一个复音词，并且是一个偏义副词，它的意义主要在"泻"，而不是"泄"。这是我们读古书要注意的地方。"掣"是牵拉的意思，"心掣"即心脏发病时被牵拉的感觉。心脏缺氧、缺血时，就会有"胸痛彻背，背痛彻心"的感觉，这是我们临床上诊断冠心病的重要临床表现。稍微熟悉

《伤寒论》的读者朋友就会怀疑，这个少阳病气虚、咳嗽、泄泻、便秘都好理解，怎么就会变成"冠心病"了呢？对此，张志聪这么说："少阳之气病也，少阳主初生之气，病则生气少矣。足少阳相火主气，气少则火壮矣，火烁金故善咳。木火之邪，贼伤中土，故善泄也。饮食入胃，浊气归心，脾胃受伤而为泄，故心虚而掣痛矣。"大意是，少阳主阳气刚刚生发的那个阶段，阳气不能生发则会缺少生气，使心火太旺——灼伤肺，表现为咳嗽，灼伤脾胃导致泄泻，脾胃失调最后还会导致心失荣养，"隔"指的是饮食不下，大便不通，杨上善训为"塞"，《灵枢》上也有脾脉"微急为膈中"可以对照。心属火，脾胃属土，火生土，火虚则土寒不能运化，因此胸膈不利。

少阳、少阴为枢，阳明、厥阴为阖，太阳、太阴为开，高士宗说："阳明、厥阴主阖，如二阳一阴发病，则二阳不能为阳之阖，一阴不能为阴之阖，不能阖而乍阖，则主惊骇。背为阳，主开，不能转开为阖，故背痛。阴气上冲而复下，则善噫。噫，嗳也。阳气下行而复上，则善欠。欠，呵欠也。此一阴发病，为肝虚风胜，二阳发病，土受木克，故曰风厥，语风气盛，而中土厥逆也。"这段话细致地解释了少阳病出现惊骇、背痛、嗳气、打呵欠等症状的病理。

少阳经的走行在身体的侧面，它的性质属木，主疏泄；"少阳为枢"讲的是它具有沟通内外的作用。张志聪说："二阴一阳发病，则二阴不能枢转于内，一阳不能枢转于外，故善胀；申明善胀者，非肿胀之谓，乃心满善气。盖阴枢不转，则心满；阳枢不转则善气也。"

三阳就是太阳，三阴即太阴。由于太阳为诸阳主气而主肌肉，阳气虚则不能容养肌肉，发生偏枯，半身不遂。"痿易"，马莳注释为"左右变易为痿也"，而丹波元简认为，这里是不如平常的意思。由于足太阴经联系到脾，脾主四肢，因此三阳三阴发病则四肢无力不能抬举。

鼓一阳曰钩，鼓一阴曰毛，鼓阳胜急曰弦，鼓阳至而绝曰石，阴阳相过曰溜。

【语译】

诊脉时，若指下有如琴弦端直的微阳鼓动，称为弦脉；若指下有轻虚以浮的微阴鼓动，称为毛脉；若脉阳势胜急，来盛去衰，犹如钩状，称为钩脉；若脉按无力，如石头下沉，称为石脉；脉阴阳之气相过，正平和缓，称为溜脉。

张其成全解黄帝内经·素问

【解读】

据《素问识》考证，"鼓一阳"以下二十九字，是错简，与上下文意不相衔接。这里的"鼓"指的是按脉时指下的感受。张志聪说："钩当作弦、下文的弦当作钩。"这个"钩"是洪的意思，来盛去衰之象，好像不能很好地衔接，因此比喻为钩。这里的阳、阴指的是有力、无力，因此"一阳"指的稍微有力，"一阴"则是稍微无力。这里的"急"，应该是传抄过程中的讹误，应作"隐"，21世纪在日本发现的《太素》的抄本上就是"隐"。"鼓阳胜隐"指的是比"一阳"更有力一些的脉搏。

阴争于内，阳扰于外，魄汗未藏，四逆而起，起则熏肺，使人喘鸣。阴之所生，和本曰和。是故刚与刚，阳气破散，阴气乃消亡。淖则刚柔不和，经气乃绝。

【语译】

阴失阳和而争斗于内，阳失阴和而扰动于外，使得魄汗外泄，未能闭藏，四肢厥逆而起，伤肺就会使人喘鸣。阴气的生成，是由于五味的调和。因此两者都过于旺盛，阳气就会破散，阴气就会消亡。阴阳混乱就会导致刚柔失和，经气就会随之衰绝。

【解读】

这一段讲的是阴阳失衡后，阳气外扰、阴气内争的病理变化。"熏"字根据杨上善的考证应为"动"的通假字。"和本曰和"意思是阴阳调和的根本叫作平衡。"刚与刚"的意思相当于阳到了极点，《类经》解释为"以火济火，盛极必衰，故阳气反为之破散"。由于肺藏魄，肺又主皮毛，故称"魄汗"。"淖"读作"闹"，原意是水朝宗于大海，这里是湿润、浑浊的意思，借代阴盛的状态。阴阳二气相互对立又相互依赖，只有保持动态的平衡才能使机体调和。

死阴之属，不过三日而死；生阳之属，不过四日而死。所谓生阳死阴者，肝之心谓之生阳，心之肺谓之死阴，肺之肾谓之重阴，肾之脾谓之辟阴，死不治。结阳者，肿四支。结阴者，便血一升，再结二升，三结三升。阴阳结斜，多阴少阳曰石水，少腹肿。二阳结谓之消，三阳结谓之隔，三阴结谓之水，一阴一阳结谓之喉痹。阴搏阳别谓之有子。阴阳虚肠辟死。阳加于阴谓之汗。阴虚阳搏谓之崩。三阴俱搏，二十日夜半死。二阴俱搏，十三日夕时死。一阴俱搏，十日死。三阳俱搏且鼓，三日死。三阴三阳俱搏，心腹满，发尽不得隐曲，五日死。二阳俱搏，其病温，死不治，不过十日死。

【语译】

属于死阴的病，不超过三天就会死去；属于生阳的病，不超过四天就会死去。什么是生阳、死阴呢？例如肝病传心，木来生火，称为生阳；心病传肺，火来克金，称为死阴；肺病传肾，金乘水，阴之乘阴，称为重阴；肾病传脾，水来侮土，称为辟阴，为不治之症。阳气结聚，则四肢肿；阴气内结不得外行，血气无宗，渗入肠下而便血，并随阴结程度而加重。阴经阳经为邪气所结，阴气多而阳气少，聚集而不散而称为石水，表现为少腹肿胀；阳明经（胃、大肠）气结，则会发为消渴病；太阳经（膀胱、小肠）气结，就会有大小便不通的症状；太阴经（脾、肺）气结，则水气泛滥，发为水肿；厥阴少阳经气结，则发为喉痹。尺脉搏击于指下，与寸脉不同，这是有子之脉。脉尺寸俱虚，又下利脓血，气虚日耗，以至于死。阳主动，阴主静，阳加于阴使阴气外泄，故而有汗。阴虚者，沉取不足，阳搏者，浮取有余，阳实阴虚，妇人有内崩失血之症。三阴之脉（肺、脾）都搏击于指下，则在第二十日的夜半死亡；二阴之脉（心、肾）都搏击于指下，则在第十三日的夕时死亡；一阴之脉（肝、心包）都搏击于指下，则在第十日死亡；三阳之脉（小肠、膀胱）都搏击于指下且鼓动尤甚，则在第三日死亡；三阴三阳之脉（肺、脾、小肠、膀胱）都搏击于指下，则心腹胀满尤甚，大小便不通，在第五天死亡；二阳之脉（大肠、胃）都搏击于指下，其病热温，当死不治，不过十天就死了。

【解读】

"死阴"和"生阳"代表了两种不同的病理过程。张志聪注："五脏相克而传谓之死阴，相生而传谓之生阳。"肺传肾的疾病，本来属于"生阳"的范围（金生水），但因为肺、肾都是阴脏，所以称"重阴"。"辟阴"的"辟"，是开辟的意思；按一般的情况，脾土是克肾水的，但脾太虚弱，反而被水欺侮，所以很难纠正。

"结"是郁结的意思。《圣济总录》中说："热盛则肿，而四肢为诸阳之本，阳结于外，不得行于阴，则热邪郁于四肢，故其证为肿。"又云："邪在五脏则阴脉不和，阴脉不和则血留之。……阴气内结，不得外行，血无所禀，渗入肠间，故便血也。""阴阳结斜"即邪气同时郁结于阴阳两个部分，"斜"与"邪"是古今字。"石水"是一种水肿病。《金匮要略》："石水其脉自沉，外证腹满不喘。"

尺脉搏击是阳气勃发之象，与寸口处的脉象差别很大，这就是妊娠脉。正常情况下，尺脉应是偏沉的。尺脉对应人体的下部，左右两边分别称为肾与命门的对应之处。《平人气象论》中指出："妇人手少阴脉动甚者，妊子也。"肾主藏精，又主生殖，应是封藏之象。而一个快速发育的胚胎，具有旺盛的生命力，即阳气非常旺盛。因此这个阳气勃发的脉象，就是胚胎发育的征象，一般要到三个月以后才比较明显。

在临床上分辨阴阳常常是不容易的。本篇举例从各种角度来分别"阴"和"阳"，通篇都在讲诊断，却不直接讲授任何治疗的具体技术方法，但又在这种举例当中，力求使人明辨身体机能的主要矛盾所在，目的是使医者能够法从心出，技随手转，根据情况灵活调整治疗的方略。《黄帝内经》里所设的方药并不多，却多有经脉的内容，可见过去中医的诊疗思路和手段，与如今以方药为主的情形并不相同。

《说文解字》释"醫"曰："醫，治病工也。殹，恶姿也，醫之性然。得酒而使，从酉。"王育注解说："一曰殹，病声。酒，所以治病也。《周礼》有醫酒。古者巫彭初作醫。""治病工也"中的"工"字，即"巫"字，《说文解字》中"工""巫"互解。而"医"中的酒，又是"巫"制作的。《说文解字》认为"医"可分为匸、矢两部分。段玉裁认为"医"是个会意字，并认为匸的意义由匸而来，匸像弯曲隐蔽的形状，而匸则像在隐蔽的东西上压盖了一样东西。《墨经》说："治病，匸也。"后世引申之，认为是按跷导引之意。"医"的另一部分"矢"，《说文解字》是指弓弩之矢，引申为有尖锐锋角的器物，如砭石以及后代的金针和外治刀具。因此"医"所从"匸"和"矢"，都是巫医使用的器物。考古学发现，五千年前的新石器时代，已经有了作为医学用途的砭石及外治刀具。按跷导引即古代气功与舞蹈的表现形式。《吕氏春秋·古乐》篇中讲到，远古先民因"民气郁阏而滞着，筋骨瑟缩不达"，因而"作为舞以宣导之"。可见，导引等外治法是调整经络平衡的重要方法，在早期的中医学中发挥着重要的作用。

如今，随着本草药物知识的积累，人工种植、养殖中药的技术日渐发达，以及社会文化环境的变迁和人们不断更新需求的影响，中医诊疗的方式演变为以中药方剂内服为主，针灸治疗为辅，他法更是少之又少。《黄帝内经》不光是一本讲人体构造、生理病理的医学书，它兼有"上医医国"的哲学。因此，它多讲述经脉的内容，而仅设有 13 个处方。这启示我们，在平时的养生保健中，要发挥自己的主观能动性，注重心身平衡，积极锻炼身体，未雨绸缪，预防为主，既病防变，追求人与自然的平衡，而不仅仅依靠进补或依赖药物。

如果阴阳不和谐，失去动态平衡，"阴争于内，阳扰于外"，会导致什么情况？什么情况下又会导致死亡？能否预测死亡日期呢？

岐伯先是提到了"死阴"和"生阳"两种情况。"死阴之属，不过三日而死；生阳之属，不过四日而死。"属于死阴的病，不超过三天就会死亡；属于生阳的病，不超过四天就会死亡。什么是死阴？什么是生阳呢？岐伯说"肝之心谓之生阳，心之肺谓之死阴"。这第一个"之"是动词，"到"的意思，就是"传到"，"肝之心"就是肝病传到心，木来生火，称为生阳；心病传肺，火来克金，称为死阴。"五脏相克而传谓之死阴，相生而传谓之生阳。"除了"生阳""死阴"，还有"重阴""辟阴"："肺之肾谓之重阴，肾之脾谓之辟阴。"肺病传肾，金生水，金为阴。水也为阴，称为重阴；肾病传脾，本来是土克水，现在水反过来克土，脾太虚弱，反而被肾水欺侮，称为辟阴，这是不治之症。

接着，岐伯又提出"结阳"和"结阴"两类情况。"结"就是气血郁结、不通畅了。我们都听说过"通则不痛，痛则不通"这句话吧？就是说如果气血通畅就不会疼痛，如果疼痛就是气血不通畅，就是"结"。"结阳者，肿四支。结阴者，便血一升，再结二升，三结三升。"阳气郁结，邪气郁结在阳经，四肢肿；阴气郁结，邪气郁结在阴经，就会大便出血，并随"阴结"的程度而加重，初结，便血一升；再结，便血二升；三结，便血三升。

接下来岐伯分析了阴阳邪气郁结的各种情况："阴阳结斜，多阴少阳曰石水，少腹肿。二阳结谓之消，三阳结谓之隔，三阴结谓之水，一阴一阳结谓之喉痹。"比如阴阳邪气郁结，阴气多而阳气少，聚集不散而称为石水（一种水肿病），表现为小腹（肚脐与骨盆之间）肿胀；二阳——阳明经（足阳明胃、手阳明大肠）气结，则会发为消渴病（糖尿病）；三阳——太阳经（足太阳膀胱、手太阳小肠）气结，就会有大小便不通的"隔"症状；三阴——太阴经（足太阴脾、手太阴肺）气结，则水气泛滥，发为水肿；一阴一阳——厥阴经和少阳经气结，则发为喉痹（喉咙红肿疼痛，干燥、有异物感，吞咽不利）。

"三阴俱搏，二十日夜半死。"三阴之脉——太阴之脉（手太阴肺、足太阴脾），都搏击于指下，则在第二十日的夜半死亡；二阴之脉——少阴之脉（手少阴心、足少阴肾），都搏击于指下，则在第十三日的夕时死亡；一阴之脉——厥阴之脉（手厥阴心包、足厥阴肝），都搏击于指下，则在第十日死亡；三阳之脉——太阳之脉（手太阳小肠、足太阳膀胱），都搏击于指下且鼓动得很厉害，则在第三日死亡；三阴三阳之脉——太阴、太阳之脉（肺、脾、小肠、膀胱），都搏击于指下，则心腹胀满，阴阳之气发泄已尽，加上大小便不通，在第五天死亡；二阳之脉——阳明之脉（手阳明大肠、足阳明胃），都搏击于指下，又患有温病，无法治疗，不超过十天就要死亡。

当然，在临床上分辨这些脉象、判断死亡日期是不容易的，现代人基本上没有办法做到了。这里我要强调一点，《黄帝内经》反反复复讲各种诊法，却极少讲方药，一共才讲了13个方子，目的是使医者能够法从心出、技随手转，要用心体悟身体情况，及时发现问题，灵活采用各种预防措施，从而不得病。

卷三

灵兰秘典论篇第八

本篇主要论及中医的藏象学说，以官职类比脏腑，介绍了心、肺、肝、胆、膻中、脾、胃、大肠、小肠、肾、三焦、膀胱共十二脏腑的主要生理功能、各脏腑之间的联系，强调了心在脏腑中的主导地位及其对生命健康的意义。十二脏腑各司其职，彼此协调有序，人就能健康长寿。

黄帝问曰：愿闻十二脏之相使，贵贱何如？岐伯对曰：悉乎哉问也，请遂言之。心者，君主之官也，神明出焉。肺者，相傅之官，治节出焉。肝者，将军之官，谋虑出焉。胆者，中正之官，决断出焉。膻中者，臣使之官，喜乐出焉。脾胃者，仓廪之官，五味出焉。大肠者，传道之官，变化出焉。小肠者，受盛之官，化物出焉。肾者，作强之官，伎巧出焉。三焦者，决渎之官，水道出焉。膀胱者，州都之官，津液藏焉，气化则能出矣。凡此十二官者，不得相失也。故主明则下安，以此养生则寿，殁世不殆，以为天下则大昌。主不明则十二官危，使道闭塞而不通，形乃大伤，以此养生则殃，以为天下者，其宗大危，戒之戒之！

【语译】

黄帝问：我希望听你讲解一下人体六脏六腑这十二个脏器的相互作用、高低贵贱是什么样的。岐伯回答说：你问得很详细啊，那么请让我来讲解一下这个问题。心，是一身的君主，它主宰全身脏腑百骸，人的精神、意识、思维活动都是由心生出的。肺，是身体中的宰相，它的位置高，靠近君主心，犹如宰相辅佐君王，主宰一身之气，调节人体内外、上下的生理活动。肝，是将军之官，像将军一样英勇威武，人的谋略由肝生出。胆，是中正之官，刚正果断，人的决断由此而出。膻中，被称为臣使之官，心志的喜乐等情绪由它传达显现。脾和胃，被称为仓廪之官，如同仓库，负责饮食的受纳和输布运化，饮食五味所蕴含的营养的消化、吸收和运输由它负责。大肠，是传道之官，负责运输饮食消化后的糟粕，将它变化为粪便后排泄到体外。小肠，被称为受盛之官，负责接受胃中已消化的食物，将它们进一步分清化浊。肾，被称为作强之官，负责贮藏精气，精气旺盛，人就能够使用各种技巧。三焦，被称为决渎之官，负责疏通人体内的水道。膀胱，被称为州都之官，水液汇聚于此，通过气化作用将尿液排出体外。这十二个器官分工不同，但应该保持相互协调而不脱节。所以君主如果贤明，下属就会彼此安定协调。用这个道理来养生，就能够长寿，终生都不会发生严重的疾病；用这个道理来治理天下，国家就会非常繁荣昌盛。如果君主不贤明，那么人体十二个器官都会有危险，它们发挥作用的渠道就会闭塞不通，人体就会遭受严重的伤害。用这种方法来养生，只会引起灾祸，使寿命缩短。同样的道理，如果让昏聩不明的君主来治理天下，那么国家就危险了，千万要警戒啊！

【解读】

我们人人都想知道自己身体内部的秘密，可是我们谁都无法打开自己的身体，只能借助解剖学的知识。然而对非专业的老百姓来说，解剖学知识又太复杂、太高深了。有没有一种简便的方法来认识人体五脏六腑的秘密呢？有！我们今天要学习的《灵兰秘典论》就用一种非常简单又形象的方法告诉我们，身体内部的结构其实并不复杂，身体就像一个国家，一个个脏器就像一个个官员，它们各负其责，一起捍卫我们的身体。

灵兰，指灵台兰室，是古代帝王收藏典籍的地方。秘典，即秘藏典籍。珍藏于灵台兰室的秘密典籍，是多么重要、多么珍贵。《灵兰秘典论》所讲述的十二脏腑的功能，正是构成中医藏象学说的主要内容，可谓中医学的根基。

黄帝问："你能否讲解一下人体十二个脏器的职能分工、高低贵贱是怎么回事？"岐伯回答说："你询问得很详细啊，请允许我详细地讲解一下这个问题。"接下来岐伯就用了形象的比喻介绍了人体的十二个脏器。为什么是十二个脏器？我们平常总说五脏六腑，加起来不是十一个吗？其实，从阴阳相配的角度来看，五脏配的是五腑，六脏配的是六腑。这里的十二脏就是六脏六腑。脏为阴，腑为阳。十二脏"相使""贵贱"是什么意思？"相使"，就是辅相、臣使，就是十二脏在功能活动上哪一个是宰相，哪一个是臣使。什么是"贵贱"？就是指君臣上下职位高低，就是十二脏功能的主次分工。

岐伯的回答非常有趣，他把我们的身体比喻为一个国家，这个国家里有国王，有宰相，有将军，还有其他大臣，各负其责，各司其职。各个部门、各个官员把自己的工作做好，把自己应该完成的任务完成好，彼此之间的协调和谐、有序，那么这个国家就能够抵御外邪的侵略，就强大，人体这个国家就健康长寿；否则敌人就会攻入体内，就会生病，严重的就国破家亡。

在人体这个国家中，心是最重要的，是国王，所以岐伯第一个就说："心者，君主之官也，神明出焉。"心，是"君主之官"，好比一个国王、一个皇帝，它主宰全身脏腑百骸，人的精神、意识、思维活动都由此而出。也可以说心主管神明，主管人的精神意识思维活动。从字形上看，"心"在甲骨文中就是实体解剖的"心脏"，处于身体上部。为什么说心就是君主呢？因为心掌管人体中最重要的东西，就是人的"神明"，也就是人的精神意识思维活动。人最重要的当然是神明，也就是精神意念、思想意识，所以心就是国王，国王掌管着一个国家最重要的权力。

中医认为人的精神意识是心主管的，这一点是西医所不能接受的。不过中医的五脏绝不能等同于西医解剖学的五种脏器，中医的五脏是五大功能系统，中医所说的"心"就包括了大脑。先秦大多数思想家都认为心主管神明、意识、情志。比如《孟子·告子上》说，"耳目之官不思……心之官则思"，肯定了心具有思维的功能。《管子·心术》说，"心之在体，君之位也。九窍之有职，官之分也"，治心和治国是一致的。《荀子·解蔽》说，"心者形之君也，而神明之主也。出令而无所受令"，强调心为人体最高的主宰。中国最早的词典《尔雅》解释："心，纤也。所识纤微，无物不贯心也。"心认识事物是细致入微的，人的任何思想活动都要通过心。《黄帝内经》沿用了这一说法，认为人的思维、情感、记忆乃至智慧等都是由心主管的，后世两千多年来历代医家都继承了这一观点。例如，明代医学家张介宾说："心为一身之君主，禀虚灵而含造化，具一理以应万几，脏腑百骸，惟所是命，聪明智能，莫不由之。"心藏神，神统率形体，协调人体脏腑，统率四肢百骸，人的聪明才智、智慧能力，都由心主导。人生三宝精、气、神，其中的神就由心来主管，神明在人生中是最最重要的，神可以主宰精和气。当然，五脏都有神，但心神是老大，位置最高。心还主管血脉，就是说人的血和经脉都是由心主导的。从解剖学上可以看到，心就像一个泵，把血送到全身各个地方。另外，大家发现了没有？脉搏跳动的频率和心跳动的频率也是基本一致的。心有这么重要的功能，如此位高权重，在人体六脏六腑中是最重要的，当然就是君主之官，就是身体这个国家的国王了。

有了国王，必须有大臣。我们再看其他大臣："肺者，相傅之官，治节出焉。"肺也位于身体上部，位高近君，上通呼吸，主宰一身之气，下调诸脏，辅佐心协调脏腑功能，犹如宰保相傅，包揽重任，所以被称为"相傅之官"。在一个国家里，宰相的地位是仅次于皇帝的，人的肺脏也处于这么一个位置。宰相要处理国家各种事物，起到治理辅佐的作用，我们的肺也是这样。肺的第一大功能是主气，主一身之气。这里的主气不仅仅指呼吸功能，肺还可以把呼吸之气转化为一种正气、清气而舒布全身。这种气就是"宗气"。宗气"积于胸中，出于喉咙，以贯心脉，而行呼吸焉"，它由脾胃化生的水谷之气与肺呼吸的自然界清气结合而成，积存在"气海"中，具有促进呼吸、推动血脉和滋养先天元气的作用。

肺的第二大功能是主管全身气血营卫的正常运行和脏腑四肢百骸的功能活动。"肺朝百脉"，全身的血液都流经肺，血液的运行也有赖于肺气的推动。王冰说："位高非君，故官为相傅。主行荣卫，故治节由之。"肺主治节的功能，主要是通过调节全身气的运行，输布荣卫来达到的。

肺的第三大功能是主肃降，它可以把人的气机肃降到全身，也可以把人体内的体液肃降和宣发到全身各处。肺气的肃降是跟它的宣发功能结合在一起的，所以它又能通调水道，起到肺循环的作用。《尼言》中说："肺者，筏也。然而居乎其上，为五脏之华盖也。"华盖，本指帝王出行时用的车盖，或指画上文彩的伞盖，肺为华盖，主要是说肺居体腔脏腑最高位，并有覆盖和保护诸脏抵御外邪的作用。但肺脏清虚娇嫩，吸之则满，呼之则虚，易受外感六淫之邪的侵犯，亦称为娇脏。

肺的第四大功能是主皮毛。人全身表皮都有毛孔，毛孔又叫气门，是气出入的地方，都直接由肺来主管。当然，呼吸主要是通过鼻子，所以肺又开窍于鼻。

"肝者，将军之官，谋虑出焉。"肝为刚脏，刚强的性质非常像武官，所以称它为"将军之官"，但它是有勇有谋的武官，主管着人的谋略思考。肝如同将军能够抵御侵犯人体的外来邪气，又与人的精神体力有关系。如果一个人的肝出了问题，那么他就很容易感到疲倦。由于肝的刚强暴急，一个人也容易因愤怒而引起气逆。肝在志为怒，怒气一发，精神就不能平静，从而影响正常思维，因此肝功能正常，人才能正常谋略思考。心主血，肝藏血，肝是储藏血液的一个仓库，是调节外周循环血量的血库，如果肝血护养不当，人的精气就会不足，因为"精"从广义上来说，包括了血。肝主管全身筋膜，与肢体运动有关，筋膜正常的屈伸运动，也需要肝血的濡养，因此肝血不足，也会导致肢体关节的活动不利。肝又主疏泄，包括三个方面。疏泄，即传输、疏通、发泄。肝脏属木，就像春天的树木，主生发。一是它把人体内部的气机生发、疏泄出来，使气息畅通无阻。气机如果得不到疏泄，就称作"气闭"，气闭就会引起很多的病理变化，譬如出现水肿、瘀血、女子闭经等，这些情况都是因为气机不畅引起的，而肝起到疏泄、调畅气机的作用。如果肝气郁结，就要用疏肝理气的药物。肝主疏泄的第二个方面是疏泄情志，即七情五志，也就是喜、怒、哀、乐等情绪，这些情志的抒发也是通过肝进行的。第三个方面，肝还疏泄"水谷精微"，人们吃进去的食物变成营养物质，要通过肝把它们传输到全身。

"胆者，中正之官，决断出焉。"胆，是"中正之官"，"中正"，就是刚正果断、不偏不倚。"中正之官"是什么官？应该是检察官、法官。人的决断由此而出。检察官、法官处理案件必须秉持公正，果断判案，不可拖泥带水、优柔寡断。胆就是这么一个官。胆呈囊形，附于肝之短叶间，与肝相连，肝和胆之间有经脉相互络属，互为表里，有一个成语就叫"肝胆相照"。肝主谋虑，胆主决断，因此，只有肝胆功能正常，人才善于思考，做出正确的决断，所以胆被称为"中正之官"。如果胆有了疾病，在情志上往往会有一些表现，比如心中恐惧不安、惊恐害怕，这时候要从胆论治。《厄言》说："胆者，淡也。清净之府，无所受输，淡淡然也。"胆为清净之府，内藏清汁，由肝之精气所化生，且胆汁是一种清净、味苦、呈黄绿色的液体，故称"清汁"，胆的下方有管道与小肠相通，胆汁经此进入小肠，帮助饮食消化。

"膻中者，臣使之官，喜乐出焉。"膻中，是"臣使之官"，是国王的使臣，奉行和传达国王的命令，心这个国王的喜乐由此而出。注意，这里的"膻中"不是指膻中穴，膻中穴在两乳之间、胸口处。这里的膻中是指心包，也叫心包络，顾名思义就是包在心脏外面的包膜，具有保护心脏的作用。膻中心包是"臣使之官"，好像国王的使臣，又像国王身边的太监，它的主要职责有两个：一个是代君行令，代表心这个国王传达命令，表达心的意志；另一个是代君受邪，保护心脏这个国王。当外邪侵犯心脏这个国王时，它要挺身而出，先承受邪气，保护国王不受侵犯。因为心包络是心的外围，所以邪气犯心，总是先侵犯心包络，这样就保护了心脏不受邪气的侵害。心包这个使臣、太监是最接近心这个国王的，所以国王的情绪总是通过使臣、太监表达出来。心在志为喜，膻中就传达心的喜乐情绪，因此说喜乐从此而出。如果心的阳气不舒展，情志就不安，也通过膻中心包表达出来。

"脾胃者，仓廪之官，五味出焉。"储藏未去壳的谷物之所称为仓，储藏已去壳的谷物之所称为廪，仓廪之官形象地表达了脾胃受纳饮食水谷、化生精微散布全身的功能。这里的五味，指水谷精气。水谷入胃，脾为转输，荣养四旁，以养五脏气，补助全身生理功能的需要，故言五味出焉。胃是"太仓"，又被称为"水谷之海"，食物从口而入，下行储存于胃内。食物需要消化，胃的作用就是腐熟储存其中的水谷，也就是将食物初步消化成食糜。同时，脾将食物腐熟后游溢而出的水谷精微物质吸收，并运输给全身、营养全身。这就是脾的最主要功能：脾主运化。它可以运化水液，运化水谷，把吃进去的食物等营养物质以及水液输送给其他的脏器，起到了一个传输官的作用，相当于"后勤部长"。脾的这种传输作用对生命来说是非常重要的，中医把它称为后天之本。先天的根本在于肾，后天的根本是脾。

脾的第二大功能，是主升清。脾把食入的粮食进行消化，其中的精华通过脾的"升清"送到心肺而转输到全身，糟粕则排出。脾和胃是互为表里的，脾可以把清气往上升，而跟脾相对应的是胃，胃是主降的，脾是主升的，两者共同起着运化升清、降浊的作用。

脾的第三大功能是统血。肝藏血，心主血，而脾统血。血和这三脏的关系最为密切，脾在中间起统领的作用，它能够收摄、控制血液，使它在脉道中正常运行。如果脾气不足，不能够收摄血液，就会表现为各种情形的出血。

脾的第四大功能，是主肌肉，肌肉归脾主管，肌肉的营养是通过脾的运化吸收而来的。

"大肠者，传道之官，变化出焉。"大肠，是"传道之官"，负责传送食物的糟粕，并把它化为粪便排出体外。传道，传就是传送，道就是"导"，导出糟粕的东西。"变化出焉"，指变化成糟粕之物从这里出来。水液可渗出膀胱，糟粕转化为大粪。大肠在小肠的下面，传化糟粕腐秽之物，称为"传道之官"。水谷经小肠吸收后遗留的糟粕传至大肠，再由大肠将水液输至膀胱，将有形的糟粕之物化为粪便排出体外。六腑以通为用，大肠排泄功能的正常，对于身体健康至关重要。有两句谚语："若想不死，肠中无屎。""若想长生，肠中长清。"也就是说大肠要保持畅通，要清爽、干净，这能保持身体健康。

"小肠者，受盛之官，化物出焉。"小肠，是"受盛之官"，变化之物从这里出来。"受盛"就是接受、容纳。小肠在胃的下面，接受从胃传下来的食物，然后进行分化、甄别，分出清还是浊，也就是将食物分别出精华还是糟粕，精华依靠脾之升清传输到全身，糟粕通过小肠的下降传导至大肠，这就是"化物出焉"。姚止庵说："承奉胃司，受盛糟粕，受已复化，传入大肠"，指的就是这个过程。小肠升清降浊的功能，其实是脾的升清和胃的降浊功能的具体体现。大肠、小肠是主管交通运输的，它们的功能有点像交通部部长。

"肾者，作强之官，伎巧出焉。"肾，是"作强之官"，人的各种技巧都从这里出来。"作强"是什么意思？字面的意思是创作、强大，这是个什么官？各家有各家的说法，没有统一。我认为，"作强"可能跟工匠有关系。肾的"官职"是主管技巧，主管发明创造的，各种技巧、各种发明创造都从它这里出来。我在这里问一问大家：人最大的发明创造是什么？是造人啊！工匠是创造器物的，肾脏是创造生命的，所以肾脏就好比是一个创造生命的工匠，它具有创造力，是生命的原动力。肾的作用是强大的，技能是精巧的。为什么？因为肾藏精，主管生殖，肾精充足，才能生孩子，人类才能繁衍。肾精还和大脑相通，肾精足人就聪明、有智慧，所以肾主智慧。人聪明、有智慧，当然就可以发明创造了。肾这个"作强之官"相当于现在的什么官？有人说是科技部部长，因为科技发明嘛；有人说是发改委主任，管人类发展。我看都不是其中的一个，应该是科技部、卫生部、发改委的综合部部长。肾为水脏，它对人体内水液的生成、分布、排泄起着重要的作用。"腰为肾之府"，肾位于腰部，左右各一，《素问·脉要精微论》中说："转摇不能，肾将惫矣。"如果腰不能转动，那可能就是肾脏出了问题。肾主纳气，就是接收气。气是从口鼻吸入到肺的，所以肺主气。肺主的是呼气，肾主的是纳气，肺所接收的气最后都要下达到肾，因此《类证治裁》里说："肺为气之主，肾为气之根。"临床上有一种呼吸困难就是因为肾纳气的功能出了问题。

"三焦者，决渎之官，水道出焉。"关于三焦的具体位置，历来都没有定论，现代普遍认为三焦是腹腔内的肠系膜、大小网膜和淋巴管等。《灵枢·经脉》中说："三焦手少阳之脉……下膈，循属三焦。"说明三焦在人体中是以实体脏腑的形式存在的。另外，《灵枢·营卫生会》提出"上焦如雾，中焦如沤，下焦如渎"，后世张介宾因此认为三焦是分布于胸腹腔的包容五脏六腑的一个大腑，没有其他脏腑可以与它的地位相称。所以它也被称为"孤府"。三焦的功能主要在于两点，一是通调水道。"决"，指通调，"渎"，指水道。"决渎之官"，在古代相当于总督河道之职。以"决渎之官"比喻三焦，说明它有疏通水道、运行水液的作用，是人体水液升降布散及浊液排泄的通道。人体水液代谢是在脾、肺、肾、膀胱等脏腑的相互作用下共同完成的，但水液布散及排泄都离不开三焦决渎行水的功能。吴昆说："上焦不治，水溢高原；中焦不治，水停中脘；下焦不治，水畜膀胱。故三焦气治，则为开决沟渎之官，水道无泛滥停畜之患矣。"因此，三焦功能正常，则水液输布顺畅，浊液外泄通利；如果三焦功能失常，水道不通，则水液输布受阻，浊液外泄有碍，就会出现小便不利，肌肤水肿，小腹胀满等症状。三焦的第二个功能是通行诸气，这个功能在《黄帝内经》中并未被提及，而是在《难经》中出现的。《难经·六十六难》说："三焦者，原气之别使也，主通行三气，经历于五脏六腑。""原气之别使"，它是元气运行的通道。三焦具有运行体内诸气，将它们散布到全身各处的作用。

"膀胱者，州都之官，津液藏焉，气化则能出矣。"膀胱，是"州都之官"，负责蓄藏津液，通过气化作用将尿液排出体外。"州"，是水中的陆地；"都"，通渚（zhǔ），指水中小块陆地，"州都"，也就是水流汇集的地方。膀胱，位置在人体的最下方，形状是中空袋子，具有气化作用，全身水液汇聚在这里变成尿液，然后排出体外。膀胱有主导开合的作用，维持着贮尿和排尿的协调平衡，所以被称为"州都之官"。而膀胱的气化作用实际上属于肾的气化作用，所以说，肾与膀胱相表里。如果肾的气化功能失常，那么膀胱的气化作用也就大大下降，开合就不灵了，就会出现小便不利或癃闭，以及尿频、尿急、遗尿、小便不禁等。

这十二个器官，虽然分工不同，但其作用应该彼此协调而不能相互脱节。六脏六腑十二种官职，在心这个国王的领导下，把身体这个国家治理得井井有条，这个国家就是一个功能齐全的网络系统，牵一发而动全身。其中最重要的当然是国王、君主，其他都是大臣、属下。"心"这个身体的君主、国王，关系到全身所有器官的安危。"故主明则下安，以此养生则寿，殁世不殆，以为天下则大昌。"所以君主如果明智顺达，下属就会安定协调，用此养生之道就能够长寿，终生都不会生重病；用这个道理治理天下，国家就会繁荣昌盛。如果让昏聩不明的君主来治理天下，"其宗大危，戒之戒之！"那么政权就危险难保了，所以千万要警戒再警戒啊！

至道在微，变化无穷，孰知其原！窈乎哉，消者瞿瞿，孰知其要！闵闵之当，孰者为良！恍惚之数，生于毫氂，毫氂之数，起于度量，千之万之，可以益大，推之大之，其形乃制。黄帝曰：善哉，余闻精光之道，大圣之业，而宣明大道，非斋戒择吉日，不敢受也。黄帝乃择吉日良兆，而藏灵兰之室，以传保焉。

【语译】

最深奥的道理是微妙难测的，它的变化也无穷无尽，谁能知道它的本源呢？实在是非常困难啊。道理是极为精微的，谁能掌握它的精要呢？道理深远而合宜，谁能知道哪些是精华？那些似有若无的数目，是用微小的毫厘之数来度量的，而毫厘又产生于更微小的度量。如果把这些数目成千上万倍地增长，推衍增大以后，就形成了世间万物。黄帝说：太好了！我听到了如此精要明白的道理，这真是圣人才能建立的事业。如此宣畅明了的宏大理论，如果不诚心诚意沐浴斋戒并选择良辰吉日，我是不敢接受的。于是黄帝就选择良辰吉日，把这些理论著作珍藏于灵台兰室，以便很好地保存，流传后世。

【解读】

承接上文来说，小到一个人的修身、养生，大到治国之道，都开始于精微之处。"孰知其原！……孰知其要！……孰者为良！"源头在哪儿？精要是什么？精华在哪儿？连续三问，最终归于"生于毫氂"，推之万千，"其形乃制"，"至道"无所不在，无时不在，无所不能，变化无穷，化生万物。道无形，物有形，有形之物由道而生，以道可以论脏腑、论天下、论古今、论万事万物……

黄帝听后，说：太好了！我听到了如此精要明白的道理，这真的是圣人才能建立的事业。如此宣畅明白的宏大理论，如果不诚心诚意沐浴斋戒、选择良辰吉日，实在不敢接受。于是黄帝就选择了良辰吉日，把这些理论著作珍藏于灵兰之室，以便很好地保存，流传后世。所以这一篇就叫《灵兰秘典论》。

关尹子《八筹》说："道也，其来无今，其往无古，其高无盖，其低无载，其大无外，其小无内，其外无物，其内无人，其近无我，其远无彼。不可析，不可合，不可喻，不可思。惟其浑沦，所以为道。"什么是道呢？道是中国哲学的最高范畴。《周易·系辞上》曰："一阴一阳之谓道。"道之变化无穷，阴阳亦变化无穷，道无处不在，阴阳亦无处不在。我们人分阴阳，人的体质分阴阳，人的五脏分阴阳，人的六腑分阴阳，人的经络分阴阳，人的病也分阴阳，药物也分阴阳，宇宙中的万事万物都分阴阳。那么人类应该怎么做？人类一定要与它和谐相处，要顺应自然，顺应阴阳，这就又回归于中华文化的核心价值。有人说中华文化博大精深。当一个事物的外延无限大时，那么它的核心就无限小，博大的是外延，精深的是内涵——阴阳中和。这就是《周易》的乾卦和坤卦，这是中华民族的两大精神，一乾一坤，一阴一阳，一刚一柔，一儒一道，一白一黑，一马一牛，所以中华文化就在这里，中医治病养生的关键也在这里。

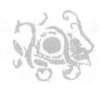

六节藏象论篇第九

本篇主要讲述了六个方面的内容：一是天度，即年、月、节、候的划分；二是人体与天地的对应关系；三是五运之气的正常与异常情况及影响；四是天地之气滋养人体的原理；五是对藏象系统的介绍；六是通过人迎穴与寸口穴的脉诊判断疾病状况的方法。其重点在于说明人体脏腑与天地自然之间的关系。

黄帝问曰：余闻天以六六之节，以成一岁，人以九九制会，计人亦有三百六十五节，以为天地，久矣。不知其所谓也？岐伯对曰：昭乎哉问也，请遂言之。夫六六之节，九九制会者，所以正天之度，气之数也。天度者，所以制日月之行也；气数者，所以纪化生之用也。天为阳，地为阴；日为阳，月为阴；行有分纪，周有道理。日行一度，月行十三度而有奇焉，故大小月三百六十五日而成岁，积气余而盈闰矣。立端于始，表正于中，推余于终，而天度毕矣。

【语译】

黄帝问道：我听说天以干支相循满六十日为一甲子，六个甲子构成一年，人有九窍九脏腑为"九九制会"，一年有三百六十五日，计算人体也有三百六十五个穴位。人体与天地相应的说法由来已久，但我不明白为什么是这样。岐伯回答说：你的提问很高明啊，就请让我讲一讲这个问题。所谓六六之节和九九制会，是用来校正天体运行的度量和气候变化的规律的。天度，是用来确定日月运行的度量的。气数，是用来记载万物化生的循环周期的。天在上为阳，地在下为阴；日行于昼分为阳，月行于夜分为阴。天地日月的运行有各自的分区和纪律，它们运行的周期也有各自的轨道。太阳一昼夜运行一度，月亮一昼夜运行十三度还要多一些，所以大的月份和小的月份加起来一共三百六十五天，形成一年。一年当中，大小月之外多余的天数累积下来，盈余的部分就产生了闰月。确立一年的开端是冬至日，并以此为岁始，根据圭表测量日影长度的变化来校正中气，调节时令节气，推算出到岁终盈余的天数累积成闰月，这样天度的变化就能计量完毕了。

【解读】

上一篇《灵兰秘典论》告诉我们：我们的身体就像一个国家，心是国王，其他脏腑就是一个个大臣。如果把身体放在一个更广大的空间，那么人的整个身体、人身体的各个脏器和天地日月的运行又有什么秘密呢？今天我们就来讲一讲《素问》的第九篇《六节藏象论》。这个题目中的"藏象"两个字非常重要，这里的"藏"是"收藏"的"藏"，藏象就是"内藏外象"。内藏就是藏在身体里面的东西，包括脏腑、气血、津液、精神、经络等等。现在很多书上写成"六节脏象论"，其实是不对的。身体内藏的脏腑经络和外面的天地万物现象合在一起，叫"藏象"。这是《黄帝内经》认识人体生命的最重要的方法，也叫"取象比类"或者"取类比象"的方法。现代也有人把它称为"黑箱"的方法。身体好比一个黑色的箱子，通过观测这个箱子输入和输出的信息，来探索这个黑箱的内部构造和机理。这种方法注重整体和功能。"藏象"就是用外面的"象"来观测身体这个黑箱的秘密。外面最大的"象"就是天象、天文，那么《黄帝内经》是怎样用天象、天文之象来推测人体内在秘密的呢？

黄帝问道："我听说天是按照'六六之节'而构成一年，人是按照'九九制会'而构成身体，一年有 365 日，所以人体也有 365 个穴位，人体与天地相应的说法由来已久，但我不明白：为什么是这样？"

岐伯回答说："你的提问很高明啊，就请让我讲一讲这个问题。所谓'六六之节'和'九九制会'，是用来确定天体运行的尺度和万物气化的度数的。""六六"和"九九"这两个数字很有意思，如果大家听过我讲的《易经》，马上就会联想到乾卦和坤卦，乾卦的爻数就是九，坤卦的爻数就是六。但这里说天的数字是

"六六"，地的数字是"九九"，是从天地阴阳交合的泰卦来说的，就是"六六"阴气在天上，"九九"阳气在地下，那么阴气必定要下降，阳气必定要上升，于是阴和阳就互相交通、交合，阴阳发生作用，万物就和谐，这样就通泰了。"六六之节"的"节"，是古代纪年单位。六节，即一年六个甲子。"六六"就是 6×60，等于 360，正好是一年 360 天，这是从整数的角度来说的。"六六之节"是说六个甲子为一年。六十甲子，大家都熟悉吧？就是十天干和十二地支相配，完整地配一轮下来刚好是 60。甲为天干之首，天干有十个：甲、乙、丙、丁、戊、己、庚、辛、壬、癸，所以叫十天干；子为地支之首，地支有十二个：子、丑、寅、卯、辰、巳、午、未、申、酉、戌、亥，所以叫十二地支。古代以干支纪年，干支相配一轮为一甲子就是 60 日，即为一节，六个甲子为一年，也就是 360 日，当然准确地说是 365.2422 天。这一点古人早就发现了，不是现代人发现的，玛雅人就发现了，他们已经精确到小数点后四位了，这多了不得！考古发现，玛雅历法和中国历法非常相似。我们中国人早就发现一年是 365.25 天，这也很厉害，古人早就发现了。明末清初伟大的思想家顾炎武就说过："三代以上，人人皆知天文。"我们现在有几个人知道天文的？我们应该感到惭愧。

六十甲子顺序表

顺序	干支	顺序	干支	顺序	干支	顺序	干支
1	甲子	16	己卯	31	甲午	46	己酉
2	乙丑	17	庚辰	32	乙未	47	庚戌
3	丙寅	18	辛巳	33	丙申	48	辛亥
4	丁卯	19	壬午	34	丁酉	49	壬子
5	戊辰	20	癸未	35	戊戌	50	癸丑
6	己巳	21	甲申	36	己亥	51	甲寅
7	庚午	22	乙酉	37	庚子	52	乙卯
8	辛未	23	丙戌	38	辛丑	53	丙辰
9	壬申	24	丁亥	39	壬寅	54	丁巳
10	癸酉	25	戊子	40	癸卯	55	戊午
11	甲戌	26	己丑	41	甲辰	56	己未
12	乙亥	27	庚寅	42	乙巳	57	庚申
13	丙子	28	辛卯	43	丙午	58	辛酉
14	丁丑	29	壬辰	44	丁未	59	壬戌
15	戊寅	30	癸巳	45	戊申	60	癸亥

我问大家一个问题：中国古代有没有阳历？没有？错了！中国古代有阳历！什么叫阳历？什么叫阴历？阴就是太阴，就是月亮，月相变化一个周期为一"月"（现代叫作朔望月），以朔望月为单位的历法是"阴历"。阳就是太阳，阳历就是根据太阳的运动周期确定的历法。早期地球上的人觉得太阳每天都是从东方升起，又在西方落下，从而认为是太阳绕地球运动，后来才发现这是不对的，应该是地球绕着太阳转。哥白尼提出了"日心说"，这毕竟是后来的事。我们还是回到先秦时代，回到《黄帝内经》的时代，当时人们看到太阳东升西落一个周期就是一天；看到太阳沿着天球上的轨迹——黄道运行一个周期就是一年，其实就是地球绕太阳公转一周的时间。以太阳年为单位的历法是"阳历"。现在我们大家都认为，西方人采用阳历，我国古代用的是阴历，其实这是一个很大的错误。中国古代是有阳历的，我们的历法是既有阳历又有阴历，叫阴阳合历。我们的阳历当然不是用阿拉伯数字表示的，而是用天干地支、用二十四节气表示的。大家知道吗？我们的二十四节气在 2016 年被联合国教科文组织列入人类非物质文化遗产代表作名录了。

讲到这里，我不禁要告诉大家一个秘密。大家发现没有，西方用的是阳历，阿拉伯民族用的是阴历，自古以来，这两种文明发生冲突，一直到今天也无法调和。可是我们用的是阴阳合历，我们的文化是和谐的，既能融合西方，又能融合东方。所以中华文明成为唯一流传到今天也没有消亡的文明，而且也一定能够成为消解东西方文明冲突的伟大的精神力量，这一点我们应该有文化自信！

我们接着听岐伯的回答："天为阳，地为阴；日为阳，月为阴；行有分纪，周有道理。"天在上为阳，地在下为阴；白天见到太阳运行为阳，晚上见到月亮的运行为阴。天地日月的运行有各自的轨迹，它们运行的周期也有一定的度数。什么度数呢？"日行一度，月行十三度而有奇焉，故大小月三百六十五日而成岁，积气余而盈闰矣。"太阳一昼夜运行一度，月亮一昼夜运行 13 度还要多一些，多多少呢？多 7/19。所以大的月份和小的月份加起来一共 365 天，形成一年。这里说的是阳历，阳历大月 31 天，小月 30 天，但 2 月份只有 28 天（平年）或 29 天（闰年），加起来 365 天多一点。阴历大月是 30 天，小月是 29 天，平均一个月为29.5 天，一年 12 个月就是 354 天多一点。但阳历是 365.25 天，阳历的天数比阴历的天数多了，每年要多出 11 天多，3 年要多出 30 多天，也就是一个多月。这样积累下去，阴历和阳历的纪年时间就会越差越大，就会脱节。怎么办？怎样使得阴历和阳历的天数协调起来呢？古人很聪明，想了一个办法，就是在阴历上加一个闰月，这就是"积气余而盈闰矣"，就是把每年多余的天数累积下来，盈余的部分就产生了闰月。每 2—3 年加 1 个闰月，5 年差不多 2 个闰月，19 年设立 7 个闰月。这样阴历和阳历就能够对应起来、协调起来，就不脱节了。这就是阴阳合历。

那么一年是从什么时候开始呢？"立端于始，表正于中，推余于终，而天度毕矣。"是以冬至日作为一年的开始的，这是用圭表测量日影长度的变化来校正中气。圭表是古代的一种天文仪器。"表"是直立的竿子，圭是和表相连的底座。调节时令节气，推算出从一年开始到一年结束盈余的天数，然后累积成闰月，用闰月来协调阴阳历的平衡并相对应。你看古人多有智慧。《黄帝内经》独创了一种五运六气历，属于阴阳合历。我们后面会详细地讲。

从这里我们可以看出，中医学实际上是来源于天文学的，《黄帝内经》其实就是天文和人文相结合的生命健康学！

把年、月、日、时等计时单位按照一定的法则进行编排以便记录和计算较长的时间序列，这种法则叫历法。古人以昼夜交替的周期为一"日"，以月相变化的周期为一"月"（现代叫作朔望月），以寒来暑往的周期也即地球绕太阳一周的时间为一"年"（现代叫作太阳年）。以朔望月为单位的历法是"阴历"，以太阳年为单位的历法是"阳历"。我国古代的历法不是纯阴历，而是阴阳合历。

《黄帝内经》采用四分历，并发明了五运六气历。四分历以一回归年等于 365.25 日，因岁余四分之一日而得名。四分历又用朔望月来定月，用闰月的办法使年的平均长度接近回归年，它兼有阴历月和回归年双重性质，属于阴阳合历。它以岁实（也叫岁周，相当于回归年）为 365.25 日，朔策（也叫朔实，相当于朔望月）约为 29.53 日，岁余四分之一日，通过置闰月调整岁实与朔策的长度，是一种既重视月相盈亏，又照顾二十四节气，年、月、日均依据天象的历法。其中二十四节气与气候、物候变化相符，以表示一年之中生物的生化节律。《黄帝内经》独创的五运六气历，属于阴阳合历，以天干地支作为运算符号进行推演，阐明六十甲子年中天度、气数、气候、物候、疾病的变化与防治规律，从时空角度反映天、地、人的统一。五运六气历采用十天干与十二地支相配以记年、月、日、时的方法，以十天干配合五运推算每年的岁运，以十二地支配合六气推算每年的岁气，并根据年干支推算六十年的天时气候变化及其对人体生命活动的影响。

五运六气历划分的原则是"分则气分，至则气至"，表示气数与天度相对应。五运六气历将一年分为六步，也称六气。每一步气占二十四节气中的四个节气。

每年的六步气是：

第一步气始于大寒，历经立春、雨水、惊蛰；

第二步气始于春分，历经清明、谷雨、立夏；

第三步气始于小满，历经芒种、夏至、小暑；

第四步气始于大暑，历经立秋、处暑、白露；

第五步气始于秋分，历经寒露、霜降、立冬；

第六步气始于小雪，历经大雪、冬至、小寒。

然后又进入次年第一步气大寒。由上述六步气中二十四节气的分布可以看出，各步气的起始点均为中气，第二和第五步气正是春分和秋分。春分是第一步气与第二步气的分界，秋分是第四步气与第五步气的分界。如果将第一步气至第三步气看作上半年，第四步气至第六步气看作下半年，则第二步气和第五步气分别为上半年和下半年的中间，春分和秋分二分点就分别是上半年和下半年的分界线，这叫作"分则气分"。二十四节气在六步气的分布中上半年阳气当令时，阳气鼎盛的极点是夏至；下半年阴气当令时，阴气鼎盛的极点是冬至。夏至和冬至分别为阴气增长和阳气增长的起点，说明"至"是阴阳气到了极点。这叫作"至则气至"。至点不在第三步气和第六步气之最后，而居于中间，这表示了这两步气是阴阳二气由小至极而又返还的标志点。

"天度者，所以制日月之行也……日为阳，月为阴；行有分纪，周有道理。日行一度，月行十三度而有奇焉。"这里讲到日月的视运动。太阳的视运动有周日视运动和周年视运动两种。太阳的周日视运动自东向南向西左旋，太阳的周年视运动自西向南向东右旋。月亮在空中的周期运动有两种，一种是月相的朔弦望晦变化，称朔望月周期；另一种是月球在恒星背景中的位置变化，即月球绕地球公转一周的运动，称恒星月周期。对于朔望月周期，《黄帝内经》没有明确论及，但《六节藏象论》有"大小月"的记载。对于恒星月周期，《六节藏象论》提供了"日行一度，月行十三度有奇焉"的数据。"月行十三度有奇"，即月亮每日在周天运行的度数。《黄帝内经》以周天为 $365\frac{1}{4}$ 度，每日行 $13\frac{7}{19}$ 度，则恒星月周期应该是 $365\frac{1}{4} \div 13\frac{7}{19} = 27.32$ 天。

古时候，人们是通过天文仪器来观测太阳视运动的轨迹，它的轨迹无法直接显示在天空中，但是可以通过太阳的投影标示在地面上。对于太阳的投影，《黄帝内经》使用了"圭表"进行观测和标示。本文就有"立端于始，表正于中，推余于终，而天度毕矣"的说法，这里的"表"即是圭表，是古代的一种天文仪器。表是直立的竿子，圭是和表相连的底座。圭平卧在石座上，石座周围刻有水渠，用于定水平。南端立表，表的上端有一景符向外弯曲，景符中间有一圆孔。正午时候，太阳的影子经过圆孔射到圭面上。观察日影投射在圭面的长短周期变化，可以测知太阳行程，校正时令节气。例如中午日影最长的位置为冬至，日影最短的位置为夏至，而两个冬至或夏至之间的时间长度为一个回归年。（见图）在冬至、夏至两边中间的日子，就应该是春分和秋分，这两天的日影长度是相等的。这样，根据圭表上日影长度的测量与推算，就是确定二十四节气最简便而且可靠的方法。中国古代的哲学与科学的发展源于以"时"为目的与核心的古天文学，而先进的天文历法是中国农耕文明的必然要求。

张其成全解黄帝内经·素问

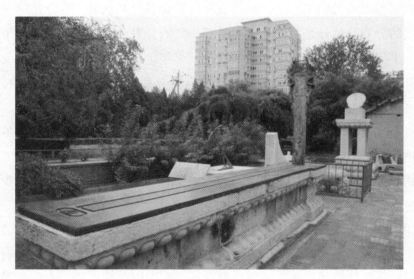

日晷

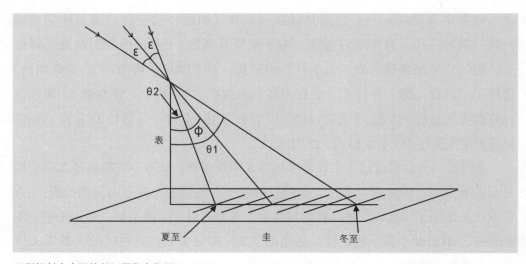

日影投射在圭面的长短周期变化图

帝曰：余已闻天度矣，愿闻气数何以合之？岐伯曰：天以六六为节，地以九九制会，天有十日，日六竟而周甲，甲六复而终岁，三百六十日法也。夫自古通天者，生之本，本于阴阳，其气九州九窍，皆通乎天气。故其生五，其气三，三而成天，三而成地，三而成人，三而三之，合则为九，九分为九野，九野为九脏，故形脏四，神脏五，合为九脏以应之也。

【语译】

黄帝问：我已经知道了天度的计量，还想知道：气数与天度是怎样相互配合的？岐伯回答：天以六六之数为节度，地以九九之数配合天道运行，十天干代表十日，十天干循环六次构成一周甲，周甲重复六次形成一年，这是计量一年三百六十天的法则。从古到今懂得天道的人，都知道这是生命存在的根本，而生命存在的根本就是天地阴阳的变化，无论是地划分出的九州，还是人体的九窍，都与天气相通。天地阴阳之气相通衍生出五行，同时根据阴阳之气的消长变化分为三阴三阳。三气和合形成天，三气和合形成地，三气和合形成人，天、地、人三才各分三气，三乘以三和合而构成九气，九气在地域上划分为九州，在人体上划分为九脏，也就是盛贮有形物质的四个形脏，和藏精神的五个神脏，合成九脏，与天气相应。

【解读】

黄帝问："我已经知道了天度的计量，还想了解气数，还有气数和天度是怎样相互配合的？"

岐伯回答的时候，并没有马上回答什么是"九九制会"的气数，而是先说出它们两者的关系：天以六十日为一节，六节为一年，地以九九之数配合天道运行。然后又进一步解释了"六六之节"的天度："天有十日，日六竟而周甲，甲六复而终岁，三百六十日法也。""天"指天干，天干有十个，代表十日，十天干循环六次构成一"周甲"，也就是一个甲子六十天，一甲子重复六次形成一终年，这是计量一年三百六十天的法则。古人将太阳的视运行转化为气的运行，气的运行按照《周易·系辞下》所说的"变动不居，周流六虚"分为六步。岐伯强调说："夫自古通天者，生之本，本于阴阳。"从古到今，懂得天道的人都知道这是生命存在的根本，而生命存在的根本就是天地阴阳的变化。这句话在《素问》的第三篇《生气通天论》一开篇就说过了，这里进一步强调了生命的根本就是来自天地间的阴阳之气。

接下来岐伯就解释"九九制会"了："其气九州九窍，皆通乎天气。"无论是地划分出的九州，还是人体的九窍，都与天气相通。"故其生五，其气三"，天地阴阳之气相通衍生出五行，又根据阴阳之气消长变化分为三阴三阳。阴阳怎么分出五行？我在前面已经说过了，阴阳按照程度分出太阳、太阴、少阳、少阴，再加上中间的土，就是五行。这一点我们大家已经明白了，那么阴阳怎么变成三阴三阳的呢？也就是怎么从二变成三的呢？其实这就是老子《道德经》所说的"道生一，一生二，二生三，三生万物"。"三"在这里表示中和。这一句的"道"是无，好比是零，一是气，二是阴阳，三不是第三者，而是"冲气"，是阴阳二气的中和、相交合，才能产生万物。我曾经写过一篇文章，文中指出，如果说西方文化是"二"的文化，那么中国文化就是"三"的文化。"二"是二元分离、二元对立，"三"是二元的统一、二元的相和。

"三而成天，三而成地，三而成人，三而三之，合则为九，九分为九野，九野为九脏。"三气和合形成天，三气和合形成地，三气和合形成人，天、地、人三才各分三气，三乘以三就是九气，九气在大地上划分为九州，在人体上划分为九脏。这里解释了"九九制会"。上面提到了"地之九九"，又提到了"人之九九"，大地的九就是九州。九州这个概念最早出现在先秦典籍《尚书·禹贡》中，是中国汉族先民提出的一个地域概念。汉族先民自古就将汉族原居地划分为九个区域，即所谓的"九州"。九州是：冀州、兖州、青州、徐州、扬州、荆州、豫州、梁州和雍州。自战国以来九州即成为古代中国的代称。我们前面提到过河图洛书，洛书就是九宫数，九宫就是四面八方八个方位加上中央一共九个方位。

人体的"九"就是九窍、九脏。哪九脏？"故形脏四，神脏五，合为九脏以应之也。"也就是有形的脏有四个，藏神的脏有五个，合成九脏与天地之气相应。注意，前面几篇提到了五脏、六脏的概念，这里又第一次提出"九脏"的概念。九脏，指心、肝、脾、肺、肾、胃、大肠、小肠、膀胱，合称九脏，就是五个神脏与四个形脏的合称。五个神脏指心、肝、脾、肺、肾，四个形脏指胃、大肠、小肠、膀胱。这四个形脏是储藏有形之物的，"皆受不净"；五个神脏是收藏无形之神气的：肝藏魂，心藏神，脾藏意，肺藏魄，肾藏志。西医说的内脏全是形脏，是解剖的内脏器官，不研究内脏是怎么藏神的，中医则特别重视内脏的藏神功能。

帝曰：余已闻六六九九之会也，夫子言积气盈闰，愿闻何谓气？请夫子发蒙解惑焉。岐伯曰：此上帝所秘，先师传之也。帝曰：请遂闻之。岐伯曰：五日谓之候，三候谓之气，六气谓之时，四时谓之岁，而各从其主治焉。五运相袭，而皆治之，终朞之日，周而复始，时立气布，如环无端，候亦同法。故曰：不知年之所加，气之盛衰，虚实之所起，不可以为工矣。

【语译】

黄帝说：我已经知道了六六和九九相互配合的道理，先生之前提到过累积下来的气，盈余部分构成闰月，我希望听您讲解一下什么叫作气。请先生启发我的蒙昧，解答我的疑惑吧。岐伯回答：这是上帝视为秘密的学问，是先师传授给我的。黄帝说：请将这些内容讲给我听听。岐伯回答："五日称为一候，三候共十五日称为一气，六气九十日称为一时，四时三百六十日称为一岁，并且四时各自顺从五行中的一行主宰统治当时的气候变化。五行之气按照木火土金水的次序相递承袭，这样五运更替各行都有主宰统治的时候，到终结时，按照这样的循环周期再重新开始，先确立一年中的四时，再根据四时分布相应的节气，像圆环一样没有尽端，并且按照同样的方法再在节气中分候。所以说，不知道当年所加临的主客气是什么，不知道主客气盛衰变化的情况和人体虚实的起因，就不能成为一个好医生。

【解读】

岐伯接着说："五日称为一候，三候（$3 \times 5 = 15$）十五日称为一气，六气（$6 \times 15 = 90$）九十日称为一时，四时（$4 \times 90 = 360$）三百六十日称为一岁，并且它们各自顺从五行中的一行主管当时的气候变化。一年的周期是三百六十日，一时的周期是九十日，一气的周期是十五日，一候的周期是五日，不同周期循环往复，如环无端。我们应知晓大小自然周期中五运六气的变化，这对医生来说是必须掌握的。"这里提到了五运主岁，即当年的气候变化是由五行中的哪一行所主宰的。甲己年是土运所主宰的，乙庚年是金运所主宰的，丙辛年是水运所主宰的，丁壬年是木运所主宰的，戊癸年是火运所主宰的。按照五行相生的顺序沿袭，每一年都有各自的主运，五年为一循环，周而复始。

五行之气按照木火土金水的次序相互传递下去，这样五运更替各行都有主管的时候，到终结时，又按照这样的循环周期再重新开始，先确立一年中的四时，再根据四时分布相应的节气，像圆环一样没有尽头，并且按照同样的方法再在节气中分候，五天为一候，三候为一气，全年二十四气七十二候。所以说，如果不知道当年所加临的主客气是什么，不知道主客气盛衰变化的情况和人体虚实的起因，就不能成为一个好医生。五运六气历的主要目的是根据气候的变化规律推知气候对人体的影响。那么五运之气是怎样影响人体的呢？

《黄帝内经》中的五运六气历认为，作用于大地的寒暑燥湿风火六种气，不是完全"迟疾任情"的，而是分为有规则的六步。六步气与五行相配应：厥阴配风木，少阴配君火，太阴配湿土，少阳配相火，阳明配燥金，太阳配寒水。这样，六步配上五行，就形成一个五行相生的节令推移规则，完成了一年太虚大气对大地作用的运转，也是太阳周年视运动的过程。五运和六气相配合，按照其属性关系可分为相生、相克、同化等，就同化而言，又有太过、不及、同天化、同地化等差别。五运六气历的主要目的是根据气候的变化规律推知气候对人体的影响。如：由客主加临可推测该年四时气候变化是否正常、人体是否得病，其奥秘在于观察客主加临的五行生克。如客主之气五行彼此相生，或相同，称为"气相得"，则气候和平，人不病；如客主之气五行相克，称为"不相得"，则气候反常，人体致病。依据司天、在泉之气，可预测生物的胎孕或不孕、人体的发病或不病。以黄道标度日月运行节律，将黄道划分为不同的节点系统，这些节点是太阳在黄道上的特征位置，用以司天地之气的分、至、启、闭，由此定出四时、八正、二十四节气历法，反映天地阴阳之气消长气数和生命活动的节律，推测人体脏腑气血盛衰的变化规律。

帝曰：五运之始，如环无端，其太过不及何如？岐伯曰：五气更立，各有所胜，盛虚之变，此其常也。帝曰：平气何如？岐伯曰：无过者也。帝曰：太过不及奈何？岐伯曰：在经有也。帝曰：何谓所胜？岐伯曰：春胜长夏，长夏胜冬，冬胜夏，夏胜秋，秋胜春，所谓得五行时之胜，各以气命其脏。

【语译】

黄帝问：五行循环，周而复始，如环无端，那么五行之气的太过与不及分别是怎么样的呢？岐伯回答：五行之气更替确立，各自有其所胜，因此会出现盛衰虚实的变化，这是它们的常态。黄帝问：平气是怎么样的呢？岐伯答：就是没有太过和不及的情况。黄帝问：太过和不及是什么样呢？岐伯答：这些内容在经书中都有记载。黄帝问：什么叫作所胜呢？岐伯答：春胜长夏即木克土，长夏胜冬即土克水，冬胜夏即水克火，夏胜秋即火克金，秋胜春即金克木，这就是时令的五行相胜情况，四时各自以相应的五行之气来命名相对应的五脏。

【解读】

"春有百花秋有月，夏有凉风冬有雪。若无闲事挂心头，便是人间好时节。"这首宋朝慧开禅师的诗，是大家所熟悉的。一年四季虽然每个季节都有每个季节的气候变化，但每个季节都有每个季节的美。如果没有闲事、烦恼、是非挂在心头，那么每一天、每一季都是人生最好、最美的时节。天和人是相应的、相合的，这种相应、相合又都是按照阴阳五行的规律进行的，《黄帝内经》找到了这种规律，那就是"五运六气"。《黄帝内经》将一年分为五季，又分为六季，五季对应五运，六季对应六气。这里我先说说五运，六气以后再说。五运对应五季。哪五季？那就是春、夏、长夏、秋、冬。长夏是指什么时候？我在前面已经说过了，长夏有两个意思，其中一个意思是指阴历的六月，大约相当于阳历的 7 月。五季对应五行就是木、火、土、金、水，对应的五气就是温、热、湿、燥、寒。什么是五运？五运，就是这五种气的运行。五种气的运行变化影响到人体的新陈代谢、生理功能、疾病状况的运行变化。

五运学说是《黄帝内经》的一大发现。黄帝和岐伯发现，不同的年份天气变化是不同的，气候是不同的，天气、气候的变化是有规律的，这个规律可以从记载这个年份的天干地支上表现出来。具体地说就是从天干上可以确定五运，从地支上可以确定六气。因为不同年份的天气、气候不同，所以对人体的影响也不同。如果气候的变化太过或者不及，就会使人生病。

岐伯阐述了五行之间相生相克的关系，以及主气太过和不及对人健康的影响。这一段话按季节来描述自然之气的变化，说明不同季节的相应之气如何相生相克。这一段话有重要的临床意义，使医生可以预料病人发病与痊愈的情况，并配合时令节气做出更有效的治疗方案。

"春胜长夏，长夏胜冬，冬胜夏，夏胜秋，秋胜春"，这是根据四时主气的五行生克情况得来的，春属木，长夏属土，木克土，所以春胜长夏，依此类推。四时各自以相应的五行之气来命名相对应的五脏，即春木与肝相应，夏火与心相应，长夏土与脾相应，秋金与肺相应，冬水与肾相应。

可以看到，文中岐伯对于太过与不及两种情况，都是持否定态度的。我们往往能够看到不及的不良影响，却忽视了太过的不良影响。《尚书·大禹谟》言："惟精惟一，允执厥中。"唯有不偏不倚之中道，才是真正应该践行的行为规范。而"持中"，也是中国传统特有的准则与范式。下文开始讲解五气不及与太过的危害。

帝曰：何以知其胜？岐伯曰：求其至也，皆归始春，未至而至，此谓太过，则薄所不胜，而乘所胜也，命曰气淫。至而不至，此谓不及，则所胜妄行，而所生受病，所不胜薄之也，命曰气迫。所谓求其至者，气至之时也。谨候其时，气可与期，失时反候，五治不分，邪僻内生，工不能禁也。帝曰：有不袭乎？岐伯曰：苍天之气，不得无常也。气之不袭，是谓非常，非常则变矣。帝曰：非常而变奈何？岐伯曰：变至则病，所胜则微，所不胜则甚，因而重感于邪，则死矣。故非其时则微，当其时则甚也。

【语译】

黄帝问：怎么知道它们之间的相胜情况？岐伯回答：先推求出气候到来的时间，一般是以立春为开端进行推算，如果时令未到而相应的脏气提前到来，这叫作太过，这样就会侵侮自己所不胜之气，并且加倍克制自己所胜之气，这种情况被命名为气淫。如果时令已到而相应的脏气还未到，这叫作不及，这样就无法制约所胜之气，使之妄行，而且无法滋养所生之气，使之生病，并且其所不胜之气，也会乘虚侵犯，这种情况被命名为气迫。所以说，推求正常时令到来的时间，是为了衡量对应的脏气实际到达的早晚。要谨慎观察时令气候的变化，预测相应脏气到来的时间。假如实际到来的脏气与时令不相合，不能分辨出五行主气，内里邪僻之气已经生成，医生也就无法控制病情。黄帝问：五行之气有不按次序更替的情况吗？岐伯回答：自然界的气候，不能没有常规。五行之气不按次序更替，这种现象叫作反常，反常就会变为灾祸。黄帝问：气候反常会生成怎样的灾祸呢？岐伯回答：气候反常就会导致疾病的发生。如果反常气候是时令气候所胜之气，那么病情就轻微；如果反常气候是时令气候所不胜之气，那么病情就严重。而若再感受其他邪气，病人就会死亡。所以，反常气候出现在其不能克制的时令，病情就轻微；若恰巧出现在其所克制的时令，病情就严重。

【解读】

本节讲述如何探知自然之气的相胜情况，最直接的办法就是从节气日期观察天气，比较常态下的气候变化，对比当下的气候变化。这样，我们就可以知道自然之气是否按照正常的轨迹运行，或是否有所偏差，从而预料疾病以及人体之气会受到怎样的影响。

《黄帝内经》构建了天人合一的医学模式，自然气候的变化会对病人产生直接的影响。如果自然之气有所偏颇，如自然之气太过，正好克制病人的受病脏器，就会直接加重病情。

那么究竟什么是太过，什么是不及呢？怎么知道它们之间的相胜相克的情况呢？岐伯认为，先推求出气候到来的时间，一般是从立春开始推算，如果时令未到而气候提前到来，称之为太过。比如春天还没有到来，气候就温暖了，这就是木气太过了。这样就会侵侮自己所不胜之气，这叫"薄所不胜"，"薄"就是欺侮、欺负的意思。比如木气太过，反而欺侮金气，本来是金克木，现在反过来木克金了，"所不胜"就是"所不能克制"的。什么东西是我所不能克制的？肯定是克制我的东西。比如木的"所不胜"是什么？肯定是金，因为金克木，木不能克金。但现在木反过来克金了，表明木的力量太强了。由于自己太强大，还可以加倍克制自己所胜之气，这叫"乘所胜也"，"乘"也是欺负的意思，"所胜"就是所克，比如木克土，木气太旺了，就会加倍地克制土气。反克和加倍克制这种情况被称为"气淫"，就是气太过。本来五行的相生相克是正常现象，既有生助的，也有克制的，从正反两个方面共同维持了事物的平衡。但这里却提出了五行相克的两种反常情况：一种叫"相乘"，一种叫"相侮"。"相乘"是乘虚侵袭的意思，也就是加倍地相克，超过正常的制约程度；"相侮"是恃强凌弱，就是反克的意思，反过来对克我一方进行反克、反抑制。

如果时令已到而气候还未到，称为不及，比如春天已经到了，可是温暖之气还没有到，还是寒冷，这叫不及。这样就"所胜妄行"，所克之气就克制不住，就会妄行，"而所生受病"，所生之气就无法滋养，就会生病，"所不胜薄之"，所不胜之气也就是克我的气就会加倍地侵犯我、克制我，这种情况被称为"气迫（逼迫）"。比如木气不及，木所克的土气就会妄行，春天里温暖之气迟迟到来，那么长夏六月的湿气就会加重妄行；木所生的火气就会生病，也就是夏天热气就不足，心脏就容易生病；克制木的金气就会加倍克制，秋燥之气就会加倍克制春天的温暖之气。

岐伯进一步说：要推求正常气候到来的时间，要知道太过与不及，就需要用正常的气候作为标准来衡量季节气候到来的早晚。要谨慎观察时令气候的变化，预测气候到来的时间。假如实际气候与时令正常气候相反，不能分辨出五运之气，就会邪病内扰，医生也就无法控制病情。

帝曰：善。余闻气合而有形，因变以正名，天地之运，阴阳之化，其于万物，孰少孰多，可得闻乎？岐伯曰：悉哉问也，天至广不可度，地至大不可量，大神灵问，请陈其方。草生五色，五色之变，不可胜视，草生五味，五味之美，不可胜极，嗜欲不同，各有所通。天食人以五气，地食人以五味。五气入鼻，藏于心肺，上使五色修明，音声能彰。五味入口，藏于肠胃，味有所藏，以养五气，气和而生，津液相成，神乃自生。

【语译】

黄帝说：说得好。我听说天地之气相交和合而生成有形万物，又因为所生成的万物变化多端、形态各异，所以依据各自的差异与特点确定它们的名称。天地间五运之气和阴阳的变化，在万物生成过程中，哪个作用大，哪个作用小呢？可以听你讲解一下吗？岐伯回答：你问得很详细啊！天极其广阔，无法测度；地极其博大，无法计量。不过，既然你提出了这么神妙的疑问，就请让我陈述其中的道理。自然界的草木生有五种颜色，但五种颜色的变化，是不可能看尽的；草木生有五种味道，但五种味道的醇美，是不可能尝完的。人们的嗜好、欲望不同，各种颜色、味道分别与人体内的五脏相通。天有五气供人们生存，地有五味供人们食用。五气由鼻吸入人体，贮藏在心肺中，上升使面色明润，声音洪亮。五味从口进入人体，贮藏于肠胃中，经过消化吸收，滋养五脏之气，五脏之气调和就具有生化能力，津液随之生成，精神也就自然产生了。

【解读】

黄帝说："讲得好。我听说天地之气相合而生成有形的万物，'因变以正名'，又因为天地之气变化多端，所以万物形态各异，并依据各自的差异确定它们的名称。天地间五运之气和阴阳的变化，在万物生成的过程中，哪个作用大，哪个作用小呢？可以说给我听听吗？"黄帝这里说的"余闻气合而有形"非常重要。在后面的《宝命全形论》里，说到了人是怎么产生的，岐伯就提出："夫人生于地，悬命于天，天地合气，命之曰人。"庄子曾说过："人之生，气之聚也。聚则为生，散则为死。"任何万物都是由气相聚而成的。

岐伯回答："你问得很详细啊！只是'天至广不可度，地至大不可量'，天极其广阔，不可以推测；地极其博大，不可以计量。不过，既然你提出了这么一个神秘又深奥的问题，那就请让我陈述其中的道理吧。""草生五色，五色之变，不可胜视，草生五味，五味之美，不可胜极。"自然界的草木生有五种颜色，但五种颜色的变化，是不可能看尽的；草木生有五种味道，但五种味道的醇美，是不可能尝完的。这一句中的"胜"的意思是"完尽"，我们在写信时最后要写一句"不胜感激"，就是感激不尽。这里五色的变化"不可胜视"是什么意思呢？这要按照五行来理解。五色指的是青、赤、黄、白、黑，五色的变化是人们永远也看不完的。绘画不就是五种颜色的变化组成的吗？五味鲜美"不可胜极"，也就是说酸、苦、甘、辛、咸这五种味道可以调和成各种各样的味道，是我们永远也尝不完的。

这种观点在《孙子兵法·势篇》中已经说过了："声不过五，五声之变，不可胜听也。色不过五，五色之变，不可胜观也。味不过五，五味之变，不可胜尝也。战势不过奇正，奇正之变，不可胜穷也。"声音不过五种：宫、商、角、徵、羽，这就是五声音阶，相当于1、2、3、5、6，但五声的变化却是听之不尽；颜色不过五种：青、红、黄、白、黑，但五色的变化却观之不尽；味道不过五种：酸、苦、甜、辣、咸，而五味的变化却尝之不尽。战势不过奇正两种，但奇正的变化却无穷无尽。"战势"的"势"，是物质在运动中所产生的一股潜在力量，包括气势、声势、态势、趋势等。《孙子兵法·形篇》讲了军队的形，就是存在的状态，偏于静态；这一篇讲了军队的势，表现为军队的战斗能量，偏于动态。怎么取得战争的胜利？很简单，六个字："以正合，以奇胜。"大凡用兵作战，总是以正兵当敌，以奇兵取胜，所以叫"出奇制胜"。正奇是什么？就是阴阳，正为阳，奇为阴。五声、五味、五色是什么？就是五行。我在前面已经说过多次，阴阳和五行是一回事，阴阳的细分就是五行，五行的整合就是阴阳。大家发现了没有？中医治病、处方用药就像用兵打仗。所以有一句话叫"用药如用兵"。

岐伯接着说："嗜欲不同，各有所通。"人们的嗜好、欲望不同，但各种颜色、味道是分别与人体相通的。当然，人的欲望也分五类，中医上的五欲主要是指眼、耳、鼻、口、身的欲望，在佛学中则指色、声、香、味、触五境所引起的五种欲望，民间一般指财、色、名、食、睡五种欲望。五色、五味、五欲各有所通，跟谁相通呢？跟人体内的五脏相通。

岐伯说："天食人以五气，地食人以五味。"这个"食人"是什么意思？这个"食"是不是吃的意思啊？如果理解为"吃"，那不就变成天吃人以五气，地吃人以五味？那就大错特错了。怎么会是吃人的意思呢？这个"食人"是"给人吃"的意思，"食"是使动词，即让人吃，意思是天用五气来让人吃，地用五味来让人吃。也就是说天用五气供人们生存，地用五味供人们食用。天供养人的五气是哪五种呢？是指臊、焦、香、腥、腐这五种气味，前面讲过的《金匮真言论》中提到过这五种气味。臊气入肝，焦气入心，香气入脾，腥气入肺，腐气入肾。五味已经讲过多次了，就是酸、苦、甘、辛、咸这五种味道。总的来说，五气、五味的饮食进入脾胃，然后化生为精微物质以充养身体；分而言之，饮食因为五味的不同又偏向作用于不同的五脏。根据五气、五味入五脏的道理，我们就可以按照不同的身体情况而选择适合自己的食物。

五行、五脏、五窍、五味、五气的对应关系

五行	木	火	土	金	水
五脏	肝	心	脾	肺	肾
五窍	目	舌	口	鼻	耳
五味	酸	苦	甘	辛	咸
五气	臊	焦	香	腥	腐

"五气入鼻，藏于心肺，上使五色修明，音声能彰。五味入口，藏于肠胃，味有所藏，以养五气，气和而生，津液相成，神乃自生。"五气由鼻吸入人体，贮藏在心肺中，上升使面色明润，使声音洪亮。五味由口进入人体，贮藏于肠胃中，被肠胃所消化吸收，滋养五脏之气。五脏之气调和就具有生化能力，津液随之生成，精神也就自然产生了。胃肠产生的营养物质从哪里来的呢？来源于我们吃的五谷粮食。饮食经过脾胃的消磨变成对人体有用的精微物质，这些精微物质再被运输到全身，有的濡润五脏六腑，有的滋养四肢百骸，所以身体健康，精力充沛。

"气和而生"这四个字非常重要。阴阳之气、五行之气只有调和才能产生万物，使万物生生不息。大家知道最早"和"的思想是怎么来的吗？就是从饮食、声音、音乐等日常生活中体会出来的。早在西周末年，太史伯阳父（史伯）就提出"和实生物，同则不继"的思想，就是说，如果和谐，万物就能生长繁衍；如果完全一致，万物就无法继续发展下去。他举例说，如果只有一种声音，就会单调得没办法听；如果只有一种物品，就会单调得没办法看（没有文采）；如果只有一种口味，就会单调得令人生厌；如果只有一种事物，就会单调得无事可说。过了两百多年，春秋时期齐国上大夫晏婴完全继承了这一思想，他说："和如羹焉。""和"就像做肉羹，要用水、火、醋、酱、盐来烹调，要各种佐料调和在一起才有美味。这一篇提到"气和而生，津液相成，神乃自生"，调和食物五气就能够滋养生命，首先生成津液，然后生出"神"，一个人就有活力了，两眼炯炯有神，神明就出来了。津液有多么重要？口中的津液，道家称它为琼浆玉液，也称为"神水"。"神水九吞咽"，津液一定不能吐掉，要反复吞咽，到达下丹田；"神乃自生"的"神"的意思非常多，这里既有精神、意识的意思，又有活力的意思。

本段讲的是自然之气与人体五脏之气的对应关系，提出了"气和而生，津液相成，神乃自生"的理论。人体生命的维持依赖于天地阴阳之气，人体之气与自然之气是相通的。

帝曰：藏象何如？岐伯曰：心者，生之本，神之变也，其华在面，其充在血脉，为阳中之太阳，通于夏气。肺者，气之本，魄之处也，其华在毛，其充在皮，为阳中之太阴，通于秋气。肾者，主蛰，封藏之本，精之处也，其华在发，其充在骨，为阴中之少阴，通于冬气。肝者，罢极之本，魂之居也，其华在爪，其充在筋，以生血气，其味酸，其色苍，此为阳中之少阳，通于春气。脾胃大肠小肠三焦膀胱者，仓廪之本，营之居也，名曰器，能化糟粕，转味而入出者也，其华在唇四白，其充在肌，其味甘，其色黄，此至阴之类，通于土气。凡十一脏，取决于胆也。

【语译】

黄帝问：人体内脏与其外在表现的关系是什么样的呢？岐伯回答："心，是生命的根本、神明的居所，它的荣华表现在人体的面部，其充养的部位在血脉，位于人体上部胸腔中，属阳，其性质火热，是阳中的太阳，与四时中阳气最旺盛的夏气相通。肺，是气的根本，魄的居所，它的荣华表现在皮肤的毫毛上，其充养的部位是皮肤，位于人体上部胸腔中，属阳，其性质清肃收敛，是阳中的太阴，与四时中阳气开始下降的秋气相通。肾，是真气蛰伏的地方，是封藏的根本，人体之精的居所，它的荣华表现在头发上，其充养的部位在骨骼，位于人体下部腹腔中，属阴，其性质闭藏，是阴中的少阴，与四时中阴气最旺盛、阳气闭藏的冬气相通。肝，是耐受疲劳的根本，魄的居所，它的荣华表现在爪甲上，充养的部位在筋膜，可以生化气血，它的味道是酸，颜色是苍青色，位于人体下部腹腔中，属阳（阴），其性质生发，是阳中的少阳，与四时中阳气初升的春气相通。脾、胃、大肠、小肠、三焦、膀胱，是粮仓的根本，营气的居所，它们具有盛贮食物器皿的功能，被叫作器，它们能够消化、吸收水谷和精微物质，传化糟粕，调控饮食水谷五味的转化、吸收和排泄，它们的荣华表现在口唇四旁的白肉上，其充养的部位在肌肉，它们的味道是甘，颜色是黄色，此六者在人体内，以从阳的部位到达阴的部位为主，因此称为至阴之类，与四时中湿气最盛的长夏土气相通。以上总共十一个脏器，其功能的发挥，都取决于胆。

【解读】

黄帝问："藏象是什么呢？""藏象"这个词太重要，我在这一篇的开头已经讲过，"藏象"就是"内藏外象"。中医认为"有诸内必形诸外"，"内藏"也就是人体内在的脏腑、气血、经络，可显象在人体的外面，比如征象、舌象、脉象，我们可以用外面的这些"象"来推测内在的脏腑功能、气血活动和病理变化等等。

岐伯做了回答，他的回答从内脏出发，一共讲了心肝脾肺肾五脏的功能，但在讲到脾脏的时候又连带提到了胃、大肠、小肠、三焦、膀胱，最后又提到了胆，加起来一共是十一脏。

我们先看心："心者，生之本，神之处也，其华在面，其充在血脉，为阳中之太阳，通于夏气。"心，是生命的根本，神明的居处，它的荣华表现在面部，并充实和温煦血脉，心是阳中的太阳，心与夏天之气相通。岐伯这里指出了心的两大生理功能，一个是心主血脉，一个是心藏神。心主血脉包括心主血和心主脉两个方面，心气可以推动和调节血脉循行，然后周流全身，发挥营养和滋润作用，所以心也被称为"脉之宗"；心藏神是指心主宰精神、意识、思维、情志活动，神、魂、魄、意、志五神以及喜、怒、思、忧、恐五志，都由心神所统领。人的精神、思维和意识应该是大脑的功能，怎么是心主管的呢？因为中医的心包括了大脑。精神、思维、意识是一个人生命最重要的东西，所以说心是生之本，生命的根本。五脏和外表的四肢百骸一一相连，或者说五脏主管外面的四肢百骸，心主管外面的什么呢？这里说"其华在面，其充在血脉"，"华"有荣华外露的意思，也就是说心脏的功能状态可以通过面部是红润还是枯萎表现出来。如果一个人的面部肌肤红润有光泽，表明这个人心气足，血气充盈，并充实和温煦血脉。心为什么是"阳中之太阳"？因为心的位置在人体上部胸腔，属阳，它的性质火热，也是阳，所以心是阳中的太阳，"心为火脏，烛照万物"。心为什么"通于夏气"？因为夏气是四时中阳气最旺盛的季节，心属火，火也是阳气中最旺盛的，所以心与夏季相应，夏天养生应该注重养心。

"肺者，气之本，魄之处也，其华在毛，其充在皮，为阳中之太阴，通于秋气。"肺，是气的根本，魄的居处，它的荣华表现在皮毛上，充养的部位在皮肤，是阳中的太阴，与秋天之气相通。肺的第一个功能是主气、司呼吸，"肺主一身之气"，肺吸入自然清气，和脾胃运化的水谷精气结合形成宗气，宗气积聚于胸中，通过肺的作用出入咽喉以司呼吸，贯通心脉以行气血，并通过心脉周流全身，从而维持各脏腑组织器官的功能活动；肺的呼吸运动还调节着全身气机的升降出入运动。

肺的第二个功能是藏魄，"魂魄"的"魄"。肝藏魂，肺藏魄。魂魄是人的精神灵气。将它们两个比较一下：魂在外面，魄在里面。我们都知道两个成语，一个叫"魂飞魄散"，一个叫"丧魂落魄"，都是魂在前，魄在后。这说明魂为阳，魄为阴。魂是轻清的阳气，构成人的思维才智；魄是重浊的阴气，构成人的感觉形体。如果魂魄（阴阳）协调，人体就健康。人死魂（阳气）归于天，魄（阴气）归于地下。魂是阳神，魄是阴神，道教有"三魂七魄"之说。肺藏魄，"魄"是与身俱来的、本能的、较低级的神经精神活动，如新生儿啼哭、吮吸、非条件反射动作和四肢运动，以及耳听、目视、冷热痛痒等感觉。这些本能的反应与动作是由肺主管的宗气所推动。

肺"其华在毛，其充在皮"，肺对应的外面是皮毛，或者说肺主管皮毛。肺的生理病理与皮肤、汗腺的功能，以及毫毛的润泽荣枯密切相关。肺的生理功能正常，则皮肤健康、毫毛光泽，抵御外邪的能力较强。肺为什么是"阳中之太阴"？其实这里有错误，根据《太素》和《针灸甲乙经》版本，这里写的是"阳中之少阴"，这就好理解了。因为肺位于胸腔，在胸膈以上，左右各一，所以居阳位，但是其性清凉，其气主收敛、肃降，生理特性属阴，所以肺是"阳中之少阴"。为什么"通于秋气"？因为秋天阳气衰弱，阳气开始下降，阴气渐增，天气转凉，草木枯萎，正好与肺金属性相符，人体肺脏属于金，主肃降下行，清凉肃杀，所以与秋气相通。

"肾者，主蛰，封藏之本，精之处也，其华在发，其充在骨，为阴中之少阴，通于冬气。"肾，主蛰伏，是封藏真气的根本，精的居处，它的荣华表现在头发上，它充养的部位在骨骼，是阴中的少阴，与冬天之气相通。"蛰"，藏也，就是动物蛰居、冬眠。我们知道有一个节气叫惊蛰，就是把冬眠的动物惊醒了，这个节气在每年的阳历3月6号左右，这时候开始打雷，天上的春雷惊醒蛰居的动物。例如《周易·系辞下》提到"龙蛇之蛰，以存身也"。肾处在五脏的最低位置，它要收藏、要封藏。封藏什么东西呢？"精之处也"，就是藏精，它要封藏五脏六腑的精华。肾脏所藏的精包括先天之精和后天之精两部分。先天之精也叫生殖之精，禀受于父母，主人的生育繁殖；后天之精也叫脏腑之精，由脏腑化生水谷和精微物质而成，主人体生长发育。"其华在发，其充在骨"，发为血之余，毛发的生长有赖于精血的滋养，肾藏精，精能生血，所以毛发的生长与脱落、润泽与枯槁，可以反映出人体的肾气是否充足。精还可以生骨髓，肾的精气旺盛，那么骨髓就充实，骨骼就强壮，运动就捷健。

肾为什么是"阴中之少阴"？这里同样是搞错了，应该是"阴中之太阴"。新校正全元起本及《针灸甲乙经》和《太素》的表述都与本文不同，它们都写着肾是"阴中之太阴"，所以应该改过来。肾位于人体下部腹腔中，在五脏的最下方，收藏五脏六腑之精气，所以是太阴。肾为什么"通于冬气"？因为冬天草木凋零，万物封藏，阴气最旺盛，阳气闭藏，正好与肾的封藏功能相符。从五行来说它们都属水，所以说通于冬气。

"肝者，罢极之本，魂之居也，其华在爪，其充在筋，以生血气，其味酸，其色苍，此为阳中之少阳，通于春气。"肝是耐受疲劳的根本，是魂的居处，它的荣华表现在指爪上，它充养的部位在筋膜，可以生化气血，它的味道是酸，颜色是苍青色，是阳中的少阳，与春天之气相通。肝为什么是"罢极之本"？先看"罢极"这两个字，"罢"在《说文解字》中的解释为"遣有罪也"，就是遣散有罪的人，可见"罢"的本义是"遣散"，由此引申为"解除、消除"。那么"极"是什么意思呢？极，有穷极之义，引申为疲劳、疲乏。因为肝主筋，筋管运动，所以说疲劳的根本在肝，疲劳过度了就损伤筋，损伤肝。

此外，肝贮藏血液，可以根据人的活动需要及时调节血量。肝血如果充足，人就不容易疲劳。为什么肝是"魂之居"？我在前面讲到肺的时候说过：魂魄是人的精神灵气。肝藏魂，肺藏魄。魂在外面，魄在里面；魂为阳，魄为阴。"魄"是本能的、较低级的神经精神活动，"魂"则是一些非本能的、较高级的精神心理活动，如感情、情志活动、梦幻、想象等都是魂的功能。魂是神所变出来的，是神所派生的，所以魂是伴随心神活动而作出反应的思维意识活动。魂与神一样，都是以血为物质基础的。心主血，故藏神；肝藏血，故藏魂。肝的藏血功能正常，则魂有所舍；若肝血不足，心血亏损，则魂不守舍，就会惊骇多梦、卧寐不安、梦游、梦呓等。

肝为什么"其华在爪，其充在筋，以生血气"？肝的荣华表现在指爪上，它充养的部位在筋膜。爪就是指爪、指甲，包括手指甲和脚指甲。"爪为筋之余"，爪是筋延伸到体外的部分，爪甲的荣枯，可反映肝血的盛衰。比如指甲颜色苍白，往往说明有贫血或营养不良，可多吃大枣、黑芝麻等补气、补血的食品；若指甲黯黄，可能是肝胆疾病或其他慢性疾病的先兆，需进一步检查才能确诊；指甲青紫，暗示有寒证，或是血瘀、缺氧。再看指甲纹路，如果指甲出现纵纹，多为过度疲劳、神经衰弱、免疫力低下或其他慢性疾病，平时应注意休息；如果出现横沟，一般是营养不良，或是慢性消化系统疾病。再看指甲根部的"月牙"，又称半月痕，也能反映机体的气血健康状况。如果半月痕大小适中，呈灰白色，表明身体健康；如果没有半月痕，多是气血不足的表现；如果半月痕过大，则易患高血压、甲亢等疾病。指甲是"筋"的一部分，肝主筋，肝主管全身的筋膜，筋膜要依赖肝血的滋养，才能强健有力，活动自如。

肝为什么是"阳中之少阳，通于春气"？我们知道，在四季中少阳属春，阳气还不是很旺盛，五行为木；而肝的性质是生发的，肝气不能郁结，一郁结就易得抑郁症，所以肝是"阳中之少阳"。肝好比阳气初升的春气，所以春天重在养肝。

再看脾，注意，脾不是单独说的，而是和胃、大肠、小肠、三焦、膀胱一共六个脏腑合起来一起说的："脾胃大肠小肠三焦膀胱者，仓廪之本，营之居也，名曰器，能化糟粕，转味而入出者也，其华在唇四白，其充在肌，其味甘，其色黄，此至阴之类，通于土气。"脾、胃、大肠、小肠、三焦、膀胱，是粮仓的根本，是营气的居处，好像是盛贮食物的器皿，能够消化、吸收水谷和精微物质，传化糟粕，调控饮食五味的转化、吸收和排泄，它们的荣华表现在嘴唇四旁的白肉上，充养的部位在肌肉，它们的味道是甘甜的，颜色是黄色，它们都属于至阴之类，与湿气最盛的长夏土气相通。

脾、胃、大肠、小肠、三焦、膀胱，这六个脏腑属于人的消化排泄系统，主要负责受盛运化水谷、排泄糟粕，所以都被称为"仓廪之本"。前面《灵兰秘典论》说过："脾胃者，仓廪之官，五味出焉。"脾胃还是营气居住的地方，"营气"是水谷和精微物质所化生的精气，是血液的组成部分，有营养全身的作用。水谷主要贮藏在六腑中，是营气的居所，所以叫作"器"。《周易·系辞上》说："形乃谓之器。"这里具体是指有受盛作用的器官，它们的功能主要就是生成五味以养五脏、转化糟粕从二阴排出。肾为先天之本，而脾则是后天之本，是气血生化之源。脾就像一个中转站，食物、水等东西送进去之后，应该先分类，然后按不同的类传送出去，有用的传送到身体的各个部位，没用的往下送到小肠、大肠、膀胱排泄出去。

为什么"其华在唇四白，其充在肌"？"唇四白"，是嘴唇四周的白肉；脾开窍于口，主肌肉，所以可以通过唇四白和肌肉是否丰厚来了解脾胃的状况。脾开窍于口，脾的功能可以从嘴反映出来：脾气足则食欲旺盛，想吃东西，能够辨别食物的味道；脾虚则无味，不想吃东西，也辨别不了食物的味道；脾气失调会出现口腻、口苦、口中有异味等现象，脾热则会出现口中甘甜的现象。有的人口气重、口臭，除了口腔不干净、食物残留在口腔中发酵或者口腔中有炎症外，就要考虑脾胃的问题了，因为"肠胃热、胃火旺"也能造成口气重、口臭。脾胃的情况怎么从"唇四白"反映出来呢？"唇四白"，就是嘴周围一圈黄白无毛的部位，大约一毫米宽。如果唇四白不明显了，那么脾胃功能肯定衰退了；如果唇四白的颜色特别干黄，说明脾胃功能衰退严重；如果唇四白发黑、发青了，说明这个人有危险了。

为什么说脾胃"其充在肌"？脾胃主管肌肉，这个应该好理解，一个人如果脾胃不好，就不想吃东西，最后面黄肌瘦。人的肌肉要靠水谷和精微物质、气血津液等来营养，而这些营养物质都要靠脾这个中转站的运输、传送。因此，脾气运输能力强，营养就充足，肌肉肯定就丰满壮实，四肢活动有力。反之，脾气运输能力弱，营养缺乏，则肌肉消瘦或萎缩，四肢乏力。

脾胃为什么是"至阴之类，通于土气"？先看什么是"至阴"，至阴就是从阳到阴。脾在人的腹部，按位置来说属阴，脾对应长夏，而长夏是春夏之阳转入秋冬之阴的季节，也就是从阳到阴的时候，所以把脾称为"至阴"。脾属土，所以对应的味道是甘甜之味，对应的颜色是黄色。

通过上面的讲解，我们可以根据五时推知五脏的生理功能特点，心、脾、肺、肾分别与夏、长夏、秋、冬四时相互通应，分别主阳气旺长、盛长万物、阳气肃降、阴气旺盛。而四时又与四象相应，在《周易》中四象是从两仪（阳、阴）衍生出来的，分别是太阳、少阴、少阳、太阴，并最终得到五脏与四象的对应关系。由此可见，《周易》的"四象"之说对《内经》藏象理论的形成有重要影响。

最后岐伯总结："凡十一脏，取决于胆也。"这句话指出了人体十一脏功能的正常发挥决定于胆的功能正常，强调了胆生理功能的重要性。胆为什么这么重要呢？张介宾认为五脏"藏精而不写"，所以"皆内实"，六腑"化物而不藏"，所以"皆中虚"。只有胆是非常特殊的，它"中虚"所以属于腑，但是又"藏而不泻"，这一点和脏相似，所以能够通达阴阳，并且足少阳胆经属于半表半里之经，能通达人体全身的阴阳之气，十一个脏器功能的发挥，都取决于胆。不过也有其他的观点，李东垣就认为："胆者少阳春升之气，春气升则万化安。故胆气春升，则余脏从之。"胆属于阳木，对应的是春天，这时候阳气渐升，气候由寒转暖，万物萌发生机，除旧更新，所以在人体脏腑的生理活动中，胆具有"主生发，通阴阳"的特殊作用。胆是"中正之官"，什么是中正？就是不偏不倚。中正和中医的思想完全吻合，中医就是阴阳平和之医，不偏不倚之医。如果其他十一个脏器都能做到不偏不倚，胆自然也就中正了。

我赞同金元四大家之一的李东垣的观点，因为胆具有"主生发，通阴阳"的特殊作用，具有阳气初升的功能，这个初升的阳气是人体其他脏腑阳气上升的源头。胆属于阳木，对应的是春天，春天阳气上升，万物萌发生机，胆的阳气带动人体其他脏腑也像万物一样开始欣欣向荣。在子午流注中，胆经在子时是最旺盛的，子时是一阳来复之时。所以说，"凡十一脏，取决于胆也"。

故人迎一盛病在少阳，二盛病在太阳，三盛病在阳明，四盛已上为格阳。寸口一盛病在厥阴，二盛病在少阴，三盛病在太阴，四盛已上为关阴。人迎与寸口俱盛四倍已上为关格，关格之脉赢，不能极于天地之精气，则死矣。

【语译】

所以人迎脉大于寸口脉一倍，那么病在少阳；大于两倍，病在太阳；大于三倍，病在阳明；大于寸口脉四倍以上，就是阳盛达到极点，不能与阴气相交通，叫作格阳。寸口脉大于人迎脉一倍，那么病在厥阴；大于两倍，病在少阴；大于三倍，病在太阴；大于人迎脉四倍以上，就是阴盛达到极点，不能与阳气相交通，叫作关阴。如果人迎脉与寸口脉都大于正常四倍以上，那么阴阳气皆盛到极点，彼此不能相交通，这就叫作关格。关格的脉象亢盛，阴阳盛极而无法相交通，不能够再获取天之清气和地之水谷气，就必死无疑。

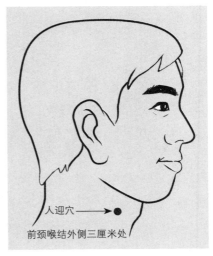

人迎穴←——●

前颈喉结外侧三厘米处

人迎穴穴位图

【解读】

本节讲述脉法，通过对比人迎脉与寸口脉的变化，教导医者如何从脉象来判断病情，以及不同的脉象对应什么病症。

人迎脉是指颈旁颈总动脉，寸口脉是指手太阴肺经的动脉，两者在临床诊断中是互相参照的，本段话就是根据人迎穴与寸口穴处脉搏跳动的快慢来判断疾病的所在。小便不通名关，呕吐不止名格，关格就是以小便不通与呕吐并见为主症，主要是由于脾肾阴阳衰弱，气化不利，湿浊毒邪犯胃所致，再加之标实本虚互相影响，使病情恶化，最终正不胜邪，出现内闭外脱、阴竭阳亡的极危症候。

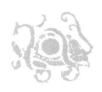

五脏生成篇第十

本篇主要讲述五脏的生成制约关系，以及五脏与五体、五味、五色、五脉的关系，解释了从色脉上观察五脏变化的方法，介绍了八种重要脉相的诊断方法。这是中医象思维在人体与诊断疾病中的具体体现。

心之合脉也，其荣色也，其主肾也。肺之合皮也，其荣毛也，其主心也。肝之合筋也，其荣爪也，其主肺也。脾之合肉也，其荣唇也，其主肝也。肾之合骨也，其荣发也，其主脾也。

【语译】

与心相配合的是脉，心的荣华体现在面部的色泽上，制约心的是肾。与肺相配合的是皮，皮的荣华表现在毛发上，制约肺的是心。与肝相配合的是筋，肝的荣华体现在爪甲上，制约肝的是肺。与脾相配合的是肉，脾的荣华表现于唇，制约脾的是肝。与肾相配合的是骨，肾的荣华体现在头发上，制约肾的是脾。

【解读】

我们先看这一篇的题目《五脏生成》，大家有没有发现一个问题：前面九篇的题目都有一个"论"字，比如《上古天真论》《四气调神大论》等，而这一篇的题目没有这个"论"字。这是为什么呢？这要看一看这一篇的内容。这一篇中没有出现黄帝问、岐伯答的模式，它不是在讲两个人的谈论，所以没有用"论"字。这一篇是直接说理。说什么呢？从题目上看是说五脏的生成，以及五脏之间是怎样相互制约的，说明了五脏与五体、五味、五色、五脉的关系，解释了怎样从色脉上观察五脏的变化。

"心之合脉也，其荣色也，其主肾也。"与心相配合的是脉，心的荣华体现在面部色泽上，制约心的是肾。"合"是配合之意；"荣"，是荣华之意，这里指精华在人体外部的反映。心的这两个功能前面都讲过了，比如上一篇《六节藏象论》说心"其华在面，其充在血脉"，就是说心的情况可以通过面部表现出来，心主管血脉。这两点前面一篇已经说过了，这里不再重复。但最后一句"其主肾也"是第一次提出来，意思就是心的主人是肾。这是什么意思呢？主人是控制、管理、制约仆人的，心的主人是肾，心就是肾的仆人，就要受肾的管制、制约。心为火，肾为水，水能克火，火畏于水，心火被肾水所制化，心要受到肾的制约。当然心和肾是互相作用、互相制约，这样才能维持正常的生理活动。肾中真阳上升，能温养心火；心火能制肾水泛滥而助真阳；肾水又能制心火，使其不致过亢而益心阴。这种关系也称水火既济、心肾相交，否则就是"心肾不交"或"水火未济"，就会出现心悸、心烦、失眠、多梦、五心烦热，男子梦遗，女子梦交等症状。

"肺之合皮也，其荣毛也，其主心也。"与肺相配合的是皮，肺的荣华表现在汗毛上，肺的主人是心，也就是说制约肺的是心，因为肺属金，心属火，火克金，所以心可以制约肺。"肝之合筋也，其荣爪也，其主肺也。"与肝相配合的是筋，肝的荣华体现在爪甲上，肝的主人是肺，也就是说制约肝的是肺，因为肝属木，肺属金，金克木，所以肺可以制约肝。"脾之合肉也，其荣唇也，其主肝也。"与脾相配合的是肉，脾的荣华表现于唇，脾的主人是肝，也就是说制约脾的是肝，因为脾属土，肝属木，木克土，所以肝可以制约脾。"肾之合骨也，其荣发也，其主脾也。"与肾相配合的是骨，肾的荣华表现在头发上，肾的主人是脾，也就是说制约肾的是脾，因为脾属土，肾属水，土克水，所以脾可以制约肾。

此段文字说的是五脏（肝、心、脾、肺、肾）的制约生成，五脏对应的五华（爪、面、唇、毛、发）、对应的五体（筋、脉、肉、皮、骨），我们在前面的篇章中都已经讲过了。这一篇第一次出现的是"其主"的说法，值得注意。这种主人制约仆人的说法怎么体现呢？

这一点我们从饮食五味中可以看出来。我们已经知道，《黄帝内经》将食物的味道分为酸、苦、甘、辛、咸五种，分别对应肝、心、脾、肺、肾五脏。由于五味各归相应的五脏，五味中任何一味的多食、过食，都会导致五脏之间的制化平衡被打破。如果说多食的五味是主人，那么它们克制的五脏就是仆人，主人太强横了，仆人就要遭殃了。

五脏与五华、五体、五主、五味的关系

五行＼配属	木	火	土	金	水
五脏	肝	心	脾	肺	肾
五华	爪	面	唇	毛	发
五体	筋	脉	肉	皮	骨
五主	肺	肾	肝	心	脾
五味	酸	苦	甘	辛	咸

是故多食咸，则脉凝泣而变色；多食苦，则皮槁而毛拔；多食辛，则筋急而爪枯；多食酸，则肉胝䐜而唇揭；多食甘，则骨痛而发落，此五味之所伤也。故心欲苦，肺欲辛，肝欲酸，脾欲甘，肾欲咸，此五味之所合也。

【语译】

所以，过多食用咸味的食物，会使血脉凝滞且颜面色泽出现变化。过多食用苦味的食物，会使皮肤枯槁且毫毛脱落。过多食用辛味的食物，会使筋拘挛且爪甲干枯。过多食用酸味的食物，会使肌肉厚粗皱缩而口唇揭掀。过多食用甘味的食物，会使骨骼疼痛而头发脱落。这都是偏食五味才造成的损害。所以心喜好苦味，肺喜好辛味，肝喜好酸味，脾喜好甘味，肾喜好咸味，这是五味与五脏之气相配合的对应关系。

【解读】

之前我们已经知道了五脏与五味的对应关系，酸、苦、甘、辛、咸五种味道分别对应肝、心、脾、肺、肾五脏。总的来说就是任何一种味道的多食、过食都是不利于身体的健康的。由于五味各归相应的五脏，五味中任何一味的多食、过食，都会导致五脏之间的制化平衡被扰乱，从而出现相应的病理变化。

"多食咸，则脉凝泣而变色。"过多食用咸味的食物，会使血脉凝结、流动缓慢甚至停止，颜面色泽出现变化，本来红润的脸色变得发黑或者过度发红。"泣"就是涩、不滑，往来不利之意。为什么？因为咸味对应的五行是水，对应的五脏是肾，血脉和面色对应的是心，心为火，水克火，可见肾是心的主人，肾制约心。吃过多的咸味，肾水过于强盛，导致克制心火太过，所以心对应的血管、面色就会出现不正常的变化。根据现代科学的研究，吃得过咸，或者说吃盐过多，会引起血压增高，血管壁变得脆弱，从而引起心脑血管疾病。

"多食苦，则皮槁而毛拔。"过多食用苦味的食物，会使皮肤枯槁、不自然而且毫毛（也就是汗毛）脱落，像拔掉一样。为什么？因为苦味对应的五行是火，对应的五脏是心，皮肤和毫毛对应的是肺，肺为金，火克金，可见心是肺的主人，心制约肺。吃过多的苦味，心火过于强盛，导致克制肺金太过，所以肺对应的皮、毛出现了不正常的变化。

"多食辛，则筋急而爪枯。"过多食用辣味的食物，会使筋拘挛而不柔软，指甲干枯而不坚韧。为什么？因为辣味对应的五行是金，对应的五脏是肺，筋和指甲对应的是肝，肝为木，金克木，可见肺是肝的主人，肺制约肝。吃过多的辣味，肺金过于强盛，导致克制肝木太过，所以肝对应的筋、指甲就会出现不正常的变化。

"多食酸，则肉胝（zhī）䐜而唇揭。"过多食用酸味的食物，会使肌肉坚硬皱缩而失去弹性，口唇干裂掀起。"胝"就是皮厚、坚硬，俗称茧子。有一个成语就叫"胼（pián）手胝足"，就是手脚都长老茧了。"䐜"就是皱。为什么？因为酸味对应的五行是木，对应的五脏是肝，肌肉和嘴唇对应的是脾，脾为土，木克土，可见肝是脾的主人，肝制约脾。吃过多的酸味，肝木过于强盛，导致克制脾土太过，所以脾对应的肌肉、嘴唇就会出现不正常的变化。

"多食甘，则骨痛而发落。"过多食用甜味的食物，会使骨骼疼痛而头发脱落。为什么？因为甜味对应的五行是土，对应的五脏是脾，骨骼和头发对应的五脏是肾，肾为水，土克水，可见脾是肾的主人，脾制约肾。吃过多的甜味，脾土过于强盛，导致克制肾水太过，所以肾对应的骨骼、头发就会出现不正常的变化。

"此五味之所伤也。"这都是偏食五味才造成的损害。"故心欲苦，肺欲辛，肝欲酸，脾欲甘，肾欲咸，此五味之所合也。"所以，心喜好苦味，肺喜好辣味，肝喜好酸味，脾喜好甜味，肾喜好咸味，这是五味与五脏之气相配合的对应关系。关键是要适度，一旦过度，就会引起对应的五脏发生病变。

五脏之气，故色见青如草兹者死，黄如枳实者死，黑如炲者死，赤如衃血者死，白如枯骨者死，此五色之见死也。青如翠羽者生，赤如鸡冠者生，黄如蟹腹者生，白如豕膏者生，黑如乌羽者生，此五色之见生也。生于心，如以缟裹朱；

生于肺，如以缟裹红；生于肝，如以缟裹绀；生于脾，如以缟裹栝楼实；生于肾，如以缟裹紫，此五脏所生之外荣也。

【语译】

所以面部色泽出现像死草般的青色，是死征；出现像枳实般的黄色，是死征；出现像烟灰般的黑色，是死征。出现凝血一样的红色，是死征；出现像枯骨一样的白色，是死征；这是从五色的表现来分析死征的情况。面色青得像翠鸟的羽毛，是生色；红得像鸡冠一样，是生色；黄得像蟹腹一样，是生色；白得如同猪脂，是生色；黑得像乌鸦的羽毛，是生色。这是以五色的表现来判断生气的情况。心有生气，面色就像白绢包裹朱砂一样；肺有生气，面色就像白绢包裹红色的东西一样；肝有生气，面色就像白绢裹着绀色的东西一样；脾有生气，面色就像白绢裹着栝楼的果实一样；肾有生气，面色就像白绢裹着紫色的丝绸一样。这都是五脏的生气显露于外部的表现。

【解读】

我们知道了五脏和五味的关系，五味如果太过就会损伤五脏。那么五脏功能的强弱、五脏之气的盛衰，有没有办法知道呢？《黄帝内经》没有采用解剖的手段，也没有现代这样的仪器设备和生理生化的检验手段，它是怎么诊断五脏情况的呢？《黄帝内经》创造了一种"以象测脏"的方法，就是观察人体外表的各种现象，然后推测出五脏的生理病理变化。"有诸内者必形诸外"，人体内脏的功能变化一定会通过外在的"象"表现出来，这些"象"都是可察可感的，通过这些"象"就可以诊断人体内脏的情况。这一篇主要提出了两种"以象测脏"的方法，一种是观察面部的颜色，一种是辨别脉象。

五脏之气的盛衰变化可以反映在面部，如果面部色泽出现像死草般的青色（青中带有黑色），是死征；出现像枳实般的黄色（枳实是芸香科柑橘属，又称为酸橙），是死征；出现像烟灰般的黑色（炲，煤烟灰），是死征；出现干凝血一样的红色（衃，凝聚成紫黑色的瘀血），是死征；出现像枯骨一样的白色，是死征。出现这五种面色就是死亡的征象。这五种面色可以称为五死色，它们的共同点在于色泽都枯槁了，没有光泽。有死色必有生色。那么哪五种面色是生的颜色——就是活的颜色呢？

面色青得像翠鸟的羽毛（青绿而有光泽），是生色；红得像鸡冠一样（红润），是生色；黄得像蟹腹一样（明润），是生色；白得如同猪油（光亮润泽），是生色；

黑得像乌鸦的羽毛（透亮），是生色。这是以五色的表现来判断生气的情况，总的特点是光亮、有润泽。具体到五脏，生气还表现为：心有生气，面色就像白绢包裹朱砂一样；肺有生气，面色就像白绢包裹红色的东西一样；肝有生气，面色就像白绢裹着绀色（带有紫色的深蓝色）的东西一样；脾有生气，面色就像白绢裹着栝楼（葫芦科植物）的果实一样；肾有生气，面色就像白绢裹着紫色的丝绸一样。这都是五脏的生气显露于外部的表现。

这里讲的五种面色都以"缟"也就是白绢作为底色，中国人的肤色是偏黄的，如果出现白色就表示有病了，一般来说表明气血不足，也就是气虚、血虚。阳气虚弱，不能温润体肤，会出现脸色发白；血液不足，不能营养面部，会出现脸色苍白。气血不足引起的脸色泛白，如果裹着上述几种颜色就没有大问题，不会死亡。为什么？面部的颜色都像裹上了一层白绢，例如像白绢包裹朱砂、白绢包裹红色的东西等等，就像"雾里看花，水中望月"一样，说明这些颜色都是有光泽的、柔和的、不干枯的，所以虽然有病，但还有生气的，是可以恢复健康的。

所以我们观察面色不能只是分辨属于什么颜色，而是要分辨这种颜色还有没有光泽，是不是滋润，是不是柔和，是不是干枯了、没有一点水分了。

总的来说，死草、枳实、烟灰、凝血、枯骨这些面色都是一种暴露真脏色的无柔和感、无色泽的颜色，就像褪色的老照片、雾霾天。而像翠鸟的羽毛（青）、鸡冠（红）、蟹腹（黄）、猪的油脂（白）、乌鸦的羽毛（黑），这些颜色都是有光泽的、明润的，真色隐见不暴露。

总结一下，五脏表现在面部的颜色：肝，对应青色，脸色青如翠羽者生，如以缟裹绀者生，见青如草兹者死；心，对应红色，脸色赤如鸡冠者生，以缟裹朱者生，如衃血者死；脾，对应黄色，脸色黄如蟹腹者生，如以缟裹栝楼实者生，如枳实者死；肺，对应白色，脸色白如豕膏者生，如以缟裹红者生，白如枯骨者死；肾，对应黑色，脸色黑如乌羽者生，如以缟裹紫者生，黑如炲者死。

色味当五脏：白当肺、辛，赤当心、苦，青当肝、酸，黄当脾、甘，黑当肾、咸。故白当皮，赤当脉，青当筋，黄当肉，黑当骨。

【语译】

五色和五味与五脏是相应的：白色合于肺、辛味，赤色合于心、苦味，青色合于肝、酸味，黄色合于脾、甘味，黑色合于肾、咸味。所以白色还合于皮，赤色合于脉，青色合于筋，黄色合于肉，黑色合于骨。

【解读】

对于这一段文字，张介宾做了说明："当，合也。此五色五味之合于五脏者，皆五行之一理也。"我们一直在强调五脏与五行的关系，五行模型是中医解释人体生命的分类及相互联系的模型。中医按照五行模型将人体生命做了"五"的功能分类和概括，并用五行的生克乘侮、亢害承制来解释人体生理、病理现象及其变化规律，进而说明诊断、辨证和治疗原则。通过五脏、五色、五味这一对应关系，我们可判断疾病所属，也可以用它指导人们日常的饮食养生。

五色和五味与五脏是相应的：白色配合的是肺、辛味（"当"，配合的意思），赤色配合的是心、苦味，青色配合的是肝、酸味，黄色配合的是脾、甘味，黑色配合的是肾、咸味。所以白色还配合皮，赤色还配合脉，青色还配合筋，黄色还配合肉，黑色还配合骨。

这是五行模型的又一体现，在五行模型中，五行以五脏的配属为中心，五行是个纽带，将颜色（五色）、味道（五味）、生化（五化）等纳入其中，以此说明人与自然的统一性、人本身的整体性。五行的生克乘侮是事物联系、人体功能活动联系的法则。

五行模型

五脏	五色	五味	所主
肝	青	酸	筋
心	赤	苦	脉
脾	黄	甘	肌肉
肺	白	辛	皮
肾	黑	咸	骨

五行模型还可用于认识疾病。疾病分为五类，如五脏病、五邪、五逆、五实、五虚、五乱等，所有疾病归结为五大疾病功能状态群。有人可能会怀疑，这个五行模型是不是太简单了、太落后了，难道它能反映这么复杂多变的人体情况吗？事实胜于雄辩，我们考察一下几千年来中医的临床实践，就会发现，这种生理病理的功能状态分类是适用的、有效的。因此，我们应该重视这种和西医不同的五行功能状态学，重视这种"以象测脏"的方法，进而了解自己的生命变化，指导自己日常的饮食养生。

诸脉者皆属于目，诸髓者皆属于脑，诸筋者皆属于节，诸血者皆属于心，诸气者皆属于肺，此四支八谿之朝夕也。故人卧血归于肝，肝受血而能视，足受血而能步，掌受血而能握，指受血而能摄。卧出而风吹之，血凝于肤者为痹，凝于脉者为泣，凝于足者为厥，此三者，血行而不得反其空，故为痹厥也。人有大谷十二分，小谿三百五十四名，少十二俞，此皆卫气之所留止，邪气之所客也，针石缘而去之。

【语译】

所有的经脉都上注于目，所有的精髓都上注于脑，所有的筋都注于骨节，所有的血脉都汇注于心，所有的气都注于肺。这些气血筋脉如同潮汐一样向身体的四肢八谿部位灌注。故而当人卧倒时，血会归藏于肝，肝目受到血的滋养，就能看见外物；足得到血的濡养，就能行走；手掌得到血的濡养，就能握住物品；手指得血之濡养，就能摄取东西。如果刚睡醒就外出受风，那么血液的循环就会在肌肤凝滞而发生痹证；凝结于经脉的，就会发生气血运行的涩滞；凝结于足部的，就会发生足部厥冷。这三种情形，都是由于气血不能顺利地流回组织的孔窍，所以发生了痹厥等疾病。人体有大谷十二处，小谿三百五十四处，这是排除了十二脏腑的腧穴数目。这些不仅是卫气留止的地方，也是邪气客居的地方。在治疗疾病的时候，可以循着这些特定部位施用针石，以祛除邪气。

【解读】

"诸脉者皆属于目"，所有的经脉都从属于眼睛，也就是五脏六腑的精华都汇聚在眼睛，关于这一点，《灵枢·大惑论》有具体的说明，它首次指出了气血筋骨的精华表现在眼睛的什么部位，后人在此基础上建立了"五轮学说"。这一点我在讲《大惑论》的时候再说，这里简单了解一下就可以了。

再看第二个方面："诸髓者皆属于脑"，所有的髓都与大脑有关系。人身上有几种髓？有三种：骨髓、脊髓、脑髓。精髓是全身气血凝聚而成的，最后都汇注于大脑，"脑为髓海"，说明五脏六腑之气血皆可通过直接或间接的方式汇聚于脑。

第三个方面："诸筋者皆属于节"，所有的筋都与关节有关系，都流注到骨节。现代解剖学中的韧带等同于中医说的筋，它在关节处是附着于骨节之上的。人们在运动时需要关节的运动。现在有一种时髦的运动叫拉筋，将全身的筋脉拉伸舒缓。有人说，《黄帝内经》说了，"筋长一寸，寿延十年"。我要告诉大家，这句话不是《黄帝内经》说的，是后人说的。当然，正确的拉筋可以使身体的血液流畅，随着拉筋，五脏六腑也会跟着运动，从而促进人健康、长寿，这是对的。但千万不能一味地追求把筋拉长，不能过度，那样不但不能起到治病的作用，反而会导致筋骨损伤，有的就无法修复了。《黄帝内经》说"久行伤筋"，长久的行走会损伤人的筋膜组织。

第四个方面："诸血者皆属于心"，所有的血液都汇注于心，都由心来统率。虽然从现代医学的角度来说，血不是心产生的，最主要的造血器官是骨骼中的红骨髓，红骨髓可以产生血细胞，但是血的正常运行所依赖的最重要器官确实非心脏莫属，"血居脉内，属于心也""心主血脉"，所以说，"诸血者皆属于心"。

第五个方面："诸气者皆属于肺"，所有的气都从属于肺，都由肺来主管。肺主全身之气。肺不仅是呼吸器官，还可以把呼吸之气转化为全身的一种正气、清气而舒布到全身。肺主皮毛，人全身表皮都有毛孔，毛孔又叫气门，是气出入的地方，直接由肺来主管。

接着对这五个方面做一个总结："此四支八谿之朝夕也。"这些气血筋脉就像潮汐一样向身体的四肢、八谿灌注。"支"同"肢"，"四支"就是两只手、两只脚，"八谿"的"谿"同"溪"，就是小水沟、小山谷，人身上的"八谿"就是筋骨与肌肉之间相互接触的八个缝隙或凹陷部位，这八个部位就是肩、肘、髋、膝，也就是上肢的两个肩关节、两个肘关节，下肢的两个膝关节、两个髋（kuān）关节，一共是八个地方，总称八谿。八谿也叫八虚，因为这八个关节都是凹陷的，中间好像是虚空的，像八个窝，就是腋窝、肘窝、腘窝（膝后之曲处）、腹股沟（大腿内侧与小腹交接的地方）。

中医和道家有一个养生保健的重要方法，就是拍打八虚。为什么拍打八虚呢？因为这八虚是八个虚弱的地方，是五脏邪气所藏匿的地方。这就好比一件衣服，叠折之处、有皱褶的地方，总是容易沾上灰尘。所以经常拍打八虚可以增强免疫力，可以驱邪治病。这里我简单地教大家做一下。拍打的次序是从上到下。

首先拍打两个腋窝，腋窝就像排污井，有狐臭的人就是从腋窝发出难闻的气味。这个地方还是个痒痒穴，用手挠挠这个地方，有的人会笑个不停。在腋窝的顶点有一个穴位叫极泉穴，是手少阴心经的穴位。可以用四个指头在腋窝正中轻轻地拨一下，你能明显地感觉到有一条筋，这条筋的正中就是极泉穴，如果你拨一下能感觉到无名指和小指发麻，那就弹拨对了。这个极泉穴是个解郁大穴，经常拍打可以化解心气郁结，还可以预防和缓解冠心病、心绞痛等心脏疾病。拍打的时候四个手指并拢对准腋窝轻轻地拍，交叉地拍，左手拍右腋窝，右手拍左腋窝。

再拍两个肘窝。肘窝部位是心经、心包经、肺经三条阴经通过的地方，还藏着两个穴位，一个是肺经的尺泽穴，还有一个是心包经的曲泽穴。拍打它可以排除心肺的火气、邪气和毒素。一般心肺有热的人，拍打后就可看到肘窝局部发红，甚至能拍出痧来。也是四指并拢交叉地拍，左手拍右肘窝，右手拍左肘窝。

第三是拍打两个腹股沟，拍打这里可以加速气血运行、健脾和胃，还能刺激两个治疗妇科病有奇效的穴位：一个叫气冲，一个叫冲门，气冲是胃经的穴位，冲门是脾经的穴位，这两个穴位具有治疗月经不调、不孕、痛经的作用，还能预防和治疗男科疾病和血脉不畅、血瘀痰湿、下肢冰凉等病症。这个地方不太好拍打，站立以后大腿要分开，用双手轻轻拍打两腹股沟，逐渐加力，直至两髀微微发热为止。

第四是拍打两个膝窝，也就是两腘。两个膝窝中间有一个有名的穴位叫委中，是膀胱经的穴位。"肩背委中求"，也就是说一切肩背痛、腰腿痛都可以针刺这个穴位进行治疗。当然，拍打它也可以起到治疗和减缓肩背、腰腿疼痛的毛病。同时，膀胱经还是人体最大的排毒祛湿的通道，委中穴好比是这条通道上的一个排污口，如果这个排污口被堵住了，毒素、废气就排不出去了，所以要经常拍打，保持畅通。两只手可以同时拍打两个膝窝。

拍打的时候要注意，不是用实掌拍，而是四个指头并拢拍打，拍的时候要有弹性，用力要适度，由轻到重。每个地方通常拍打5—10分钟，要微微发热。有时候会拍出瘀斑、痧点，说明这个地方有毒素，有邪气、病气，现在把它拍出来了，是好事。但是也要注意不能太过，不能每一次都要出痧。什么时候拍好？拍多少次？一般是早晨比较好，早晨做一次或者早晚各一次都可以，看个人的情况而定。

接下来谈到了血的重要性。人卧倒时，血会归藏于肝，肝目受到血的滋养，就能看见外物；脚得到血的濡养，就能行走；手掌得到血的濡养，就能握住物品；手指得血的濡养，就能灵巧活动。如果刚睡醒就外出受风，那么血液的循环就会在肌肤凝滞而发生痹证；凝结于经脉的，就会发生气血运行涩滞的瘀血证；凝结于脚部的，就会发生两脚厥冷。这三种情形，都是由于血不能顺利地回流孔窍，所以发生了痹厥等疾病。原文的"空"就是"孔"，有孔窍、间隙的意思。

人体有大谷十二处，小谿三百五十四处，这里没有把十二脏腑的腧穴计算进去。"谷"是山谷，指两山间低凹而狭窄处，这里大多有洞溪流过。人体的大谷指人体的大关节缝隙，有十二处。哪十二处？手的肩、肘、腕三处，下肢的髋、膝、踝三处，就是前面说的八谿再加手脚各两处。小谿指小的凹陷处，也就是腧穴，共计三百五十四处。这些都是卫气到达和停留的地方，也是邪气侵袭和停留的地方。所以在治疗疾病的时候，可以循着这些特定的部位施用针石，以祛除邪气。

诊病之始，五决为纪，欲知其始，先建其母。所谓五决者，五脉也。是以头痛巅疾，下虚上实，过在足少阴、巨阳，甚则入肾。徇蒙招尤，目冥耳聋，下实上虚，过在足少阳、厥阴，甚则入肝。腹满胀，支鬲胠胁，下厥上冒，过在足太阴、阳明。咳嗽上气，厥在胸中，过在手阳明、太阴。心烦头痛，病在鬲中，过在手巨阳、少阴。

【语译】

开始诊察疾病的时候，需以五决为纲纪。想要了解疾病的开始，需要先确定病变的原因。所说的五决，就是五脏之脉。所以头痛等巅顶部位的疾患，属于下虚上实，病变部位在足少阴经和足太阳经，病情严重的，就会内传入肾。眼花头晕，摇动不定，目暗耳聋，属于下实上虚，病变部位在足少阳经和足厥阴经，病情严重的，就会内传入肝。腹满膜胀，胸膈肋间犹如被挂撑一般，属于下部邪气上犯，病变部位在足太阴经和足阳明经。咳嗽气喘，胸中气机逆乱，病变部位在手阳明经和手太阳经。心烦头痛，胸膈不适，病变部位在手太阳经和手少阴经。

【解读】

一提到中医，很多人的脑海中马上就会浮现出一个白头发、白胡子的老者用三个指头给病人把脉的形象。通过脉象来诊断一个人的身体情况，这的确是中医的一大特色。那么究竟怎么诊脉呢？我们普通人能不能学会诊脉呢？

开始诊断疾病的时候，要以五决作为纲领。"五决"就是以五脏之脉判决生死，所以五决就是五脏之脉。"欲知其始，先建其母。"想要了解疾病的开始，需要先确定病变的原因，"母"在这里比喻来源、原因。究竟"母"是什么？王冰认为"母"是一年四季中符合时令的旺气；李时珍则认为是脾胃："脾乃元气之母""土为元气之母"。

所谓五决，就是按照五脏脉象来判定疾病的部位和性质。比如头痛等巅顶部位的疾病，属于下虚上实，说明病变就在足少阴肾经和足太阳膀胱经（原文的"巨阳"就是太阳），病情严重的会深入传到肾。"徇蒙招尤"，"徇"通"眴"，"蒙"通"矇"，指眼睛看东西昏花不清楚；"招尤"就是身体摇晃。眼花头晕，摇动不定，还有目暗、耳聋，这些都属于下实上虚，说明病变就在足少阳胆经和足厥阴肝经，病情严重的，就会深入传到肝。腹部胀满，胸膈肋间犹如被挂撑一般，属于下部邪气上犯，说明病变就在足太阴脾经和足阳明胃经。咳嗽气喘，胸中之气不舒畅，说明病变就在手阳明大肠经和手太阴肺经。心烦头痛，胸膈不舒服，说明病变就在手太阳小肠经和手少阴心经。

夫脉之小大滑涩浮沉，可以指别；五脏之象，可以类推；五脏相音，可以意识；五色微诊，可以目察。能合脉色，可以万全。赤脉之至也，喘而坚，诊曰有积气在中，时害于食，名曰心痹，得之外疾，思虑而心虚，故邪从之。白脉之至也，喘而浮，上虚下实，惊，有积气在胸中，喘而虚，名曰肺痹，寒热，得之醉而使内也。青脉之至也，长而左右弹，有积气在心下支胠，名曰肝痹，得之寒湿，与疝同法，腰痛足清头痛。黄脉之至也，大而虚，有积气在腹中，有厥气，名曰厥疝，女子同法，得之疾使四支汗出当风。黑脉之至也，上坚而大，有积气在小腹与阴，名曰肾痹，得之沐浴清水而卧。

【语译】

脉象的小、大、滑、浮、沉等的情况，可以通过医生的手指来鉴别；五脏功能表现在外的征象，可以通过相类的事物来推求；五脏各自的声音征象，可以凭借意来识别；五色的微小变化，可以通过眼睛来观察。在诊病的时候，能够参合色、脉两者来分析，就可以万无一失了。外部表现为赤色，脉的搏动急躁而坚实的，在诊断上来说，是邪气积聚于腹中，其经常表现为妨害饮食。这种疾病叫作心痹，起因是外邪的侵袭，由于思虑过度以致心气虚弱，邪气才能乘虚而入。外部表现为白色，脉的搏动急躁而浮大，这是上虚下实，常常出现惊骇，这是因为病气积聚于胸中，逼迫肺气上逆作喘，但它本身是虚弱的。这种病的名称叫肺痹，起因是寒热，常常因醉酒后行房而诱发。外部表现为青色，脉的搏动长且左右搏击手指，这是病邪积聚在心下，支撑肋胁，这种病的名字叫肝痹，起因多在于感受了寒湿，与疝的病理病机相同，它的症状有腰痛、足冷、头痛等。外部表现为黄色，而脉的搏动虚且大，这是病邪气积聚在腹中，自觉有逆气产生。这种病叫作厥疝，女子也有这种情况，它的起因多是四肢过度活动，汗出当风。外部表现为黑色，脉的搏动在尺部坚实且大，这是病气积聚在小腹和前阴。这种病叫作肾痹，它的起因多在于冷水沐浴后就睡卧。

【解读】

脉象的小、大、滑、涩、浮、沉等情况，可以用手指来鉴别；五脏功能表现在外的征象，可以通过相类似的事物来推求；五脏各自的声音征象，可以凭借意来识别；五色的微小变化，可以通过眼睛来观察。在诊病的时候，能够参合面色和脉象两者来分析，就可以万无一失了。

下面我就来讲一讲这里提到的几种脉象，你会发现诊脉是有方法的，学会它其实并不难。原文说，"脉之小大滑涩浮沉，可以指别"，这里提到了六种脉象，都是两两一对的。我父亲开始教我们把脉的时候，总是强调脉之四纲，就是说有四种脉象是纲领，那就是浮、沉、迟、数。《黄帝内经》说：人一呼，脉跳两次，一吸，脉又跳两次，一呼一吸，脉一共跳四次。这样连续计数，以一分钟呼吸十八次计算，一分钟脉就跳七十二次。"迟"就是慢，迟脉就是脉跳得慢，一呼一吸脉跳四次以下（每分钟不足六十次），表明病属寒证，机体气血运行不足。"数"（shuò）就是快，数脉就是脉跳得快，一呼一吸在五次以上（每分钟九十次以上），常见于热症，主要反映机体功能亢进等情况。"浮"就是脉浮在表面，用手指轻轻一按就可感觉到脉搏，重按反而减弱的脉象，主要表明病在表，常见于外感病初起，外邪（外界致病因素）还在肌表。"沉"就是脉沉在下面，用手指轻按不能觉察，重按才能察清的脉象，主要表明病在里，阳气衰微了。

除了这四种脉象，这里还说了四种：小、大、滑、涩。小和大是一对，滑和涩是一对。小脉：脉的形体细小（细如线），脉波动幅度比较小，大多表示气血两虚，阴阳不足。大脉：脉的形体宽大（脉形饱满，满指，应指充实、明显），脉波动幅度大，大多表示阳气太盛，多由火热等邪气侵扰阻滞所致。

再看滑脉和涩脉。滑脉就是把脉的时候感觉脉象跳得很流利、圆滑，好像铁珠滚过玉盘那样，铁珠在三个手指下依次滚过去。滑脉大多是因为代谢旺盛、血管舒张和收缩都快、血流通畅等情况而形成，这种脉常见于实热、痰饮（体内水液流动不正常，停积于某些部位）、蓄血（瘀血内蓄）等症。但妇女妊娠两三个月后，也会出现滑脉。因怀孕时血容量和排出量增加、血流加速，所以常有滑脉。我的老母亲就善于从滑脉上判断是不是怀孕。涩脉和滑脉恰好相反，是脉搏来去艰涩的脉象，如轻刀刮竹，刮到竹节的地方就要费点劲。这种脉细短，时不时停止，或者一下子散掉了，跳得不整齐，力量也不均匀，艰涩不畅。它说明血少伤精，津液亏损，脉道受阻，血流不畅，气滞血瘀。

这是所有脉象中最常见也是最重要的八种脉：浮、沉、迟、数、小、大、滑、涩。

《黄帝内经》依据"五脉"诊断疾病的方法是先判断脉象属于五脉中的哪一脉，再判断脉象的虚、实、缓、急、小、大、滑、涩等变化，这样就可以判断出五脏所处的病理状态。

接下来，《五脏生成》提出了五种面色和脉象的情况，也就是五色脉，具体就是赤脉、白脉、青脉、黄脉、黑脉。注意，五色脉并不是五种脉的颜色，而是指五种面色和五种脉象的配合。

（1）面部出现红色，脉的搏动急躁而坚实。红色反映疾病与心有关。在诊断上来说，这是邪气积聚于腹中，经常表现为妨害饮食。这种疾病叫作心痹，"痹"这里指闭塞（sè），气不通达。这种病的起因是外邪的侵袭，是由于思虑过度以致心气虚弱，邪气才能乘虚而入。

（2）面部出现白色，脉的搏动急躁而浮大。白色反映疾病与肺有关。这是上虚下实，病人常常出现惊恐，这是因为病气积聚于胸中，逼迫肺气上逆，气喘吁吁，但它本身是虚弱的。这种病的名称叫肺痹，它的起因是发热恶寒，常常因醉酒后行房事而诱发。

（3）面部出现青色，脉的搏动长并且左右弹击手指。青色反映疾病与肝有关。这是病邪积聚在心下，并且支撑两侧肋骨。这种病的名字叫肝痹，它的起因多在于感受了寒湿，与疝气的病理相同，它的症状有腰痛、头痛、两脚冰冷等。

（4）面部出现黄色，脉的搏动大而且虚。黄色反映疾病与脾有关，这是邪气积聚在腹中。脉大说明邪气很盛，脉虚说明脾的正气不足，脾虚肝气就会加倍克制它，所以就会感觉有气从小腹两侧向上冲，这种病叫作厥疝，不仅男子常得这个病，女子也有这种情况，它的起因多是四肢过度活动，汗出受风。

（5）面部出现黑色，脉的搏动坚实而大。黑色反映疾病与肾有关。脉象说明下部邪气太盛，所以病气积聚在小腹和前阴的部位，这种病叫作肾痹，它的起因多在于冷水沐浴后就睡觉，寒湿侵入人体。

凡相五色之奇脉，面黄目青，面黄目赤，面黄目白，面黄目黑者，皆不死也。面青目赤，面赤目白，面青目黑，面黑目白，面赤目青，皆死也。

【语译】

观察五色，大凡面色黄目色青、面色黄目色红、面色黄目色白、面色黄目色黑的，都是不死的征候。如见面色青目色红、面色红目色白、面色青目色黑、面色黑目色白、面色红目色青的，都是死亡的征象。

【解读】

诊察面部五色（青、赤、黄、白、黑）的不同变化是诊断疾病的重要方法。五色诊注重观察胃气的有无，重视胃气（即中土）对人体疾病的发展、治疗与痊愈的关键作用。只要面色微微带黄色，眼睛出现青色、红色、白色、黑色，都是不死的征候，为什么？因为面部带有黄色，这是脾胃之气的正常反应，说明还有胃气。胃气犹存，则化源不竭，虽病犹生。如见面色青、赤、黑，再加上眼睛出现红、白、黑、青，那都是死亡的征象。没有黄色，说明没有胃气了。可见胃气的存亡是判断疾病预后转归的关键因素。

五脏别论篇第十一

脏和腑是按照不同的功能加以区分的。脏：心、肝、脾、肺、肾，总称五脏，主要是指身体内部一些充实的器官，它们的共同点是贮藏精气。腑：胆、胃、大肠、小肠、膀胱、三焦，总称六腑，大体上是指胸腹腔内一些中空有腔的器官，它们的功能是消化食物，吸收营养，排泄糟粕。此外，"奇恒之腑"是指五脏六腑之外，生理功能方面不同于六腑的一类器官，例如脑、髓、骨、脉、女子胞等。中医学所谓的脏腑，不等同于西医解剖学上的实质脏器官，它是对人体生理功能和病理变化的高度概括。

黄帝问曰：余闻方士，或以脑髓为脏，或以肠胃为脏，或以为腑。皆自谓是。不知其道，愿闻其说。岐伯对曰：脑、髓、骨、脉、胆、女子胞，此六者，地气之所生也，皆藏于阴而象于地，故藏而不泻，名曰奇恒之腑。夫胃、大肠、小肠、三焦、膀胱，此五者，天气之所生也，其气象天，故泻而不藏，此受五脏浊气，名曰传化之腑。此不能久留，输泻者也。魄门亦为五脏使，水谷不得久脏。所谓五脏者，藏精气而不泻也，故满而不能实。六腑者，传化物而不藏，故实而不能满也。所以然者，水谷入口，则胃实而肠虚；食下，则肠实而胃虚，故曰实而不满，满而不实也。

【语译】

黄帝问道：我听说方士之中，有的人把脑髓称为脏，有的人把肠、胃称为脏，有的人把这些都称为腑，有人向他们提出相反的意见，但他们都坚持自己是正确的。我不知谁是对的，你能否谈一下这个问题？岐伯回答说：脑、髓、骨、脉、胆、女子胞，这六种都是禀受地气而生的，都能够贮藏阴精，就如同大地厚载万物一般，所以它们的特质是藏精气而不外泻，它们被称为"奇恒之腑"。胃、大肠、小肠、三焦、膀胱，这五种都是禀受天气所生的，它们的功用像天一样，健运不息，所以是泻而不藏的。它们都受纳五脏的浊气，所以被称为"传化之腑"。这是因为浊气不能久停于内，需要及时输送和排泄。另外，肛门也能为五脏输泄浊气，如此一来，水谷的糟粕就不会长时间积藏于体内了。我们所说的五脏，它们的功能是贮藏精气而不外泻的，所以它们虽是经常地保持充满，却不是一味地被充实。而六腑，它们的功能是将水谷进行传输和运化，而不是加以贮藏，所以它们时而被充实，却不能一味地保持充满。之所以出现这种情况，是因为水谷入口以后，胃被充实了，肠中却是空虚的，食物再往下走，肠被充实了，而胃中就空了。所以说六腑是暂时的充实，不是持续的盛满，而五脏是持续充满而不是一时地被充实。

【解读】

我们前面学过的十篇中有好几篇都讲到了五脏的问题，比如《阴阳应象大论》《灵兰秘典论》《六节藏象论》，还有前一篇《五脏生成》，都讲了五脏。这一篇的题目是《五脏别论》，从题目上看，显然是有别于其他讲五脏的篇章。那么它的特别之处在哪里呢？

黄帝问道：我听说方士之中，有的人把脑髓称为脏，有的人把肠、胃称为脏，有的人把这些都称为腑，如果有人向他们提出相反的意见，他们却都坚持自己是正确的。我不知谁是对的，你能否谈一下这个问题？

岐伯回答说：脑、髓、骨、脉、胆、女子胞，这六种都是禀受地气而生的，都能够贮藏阴精，就如同大地厚载万物一般，所以它们的特质是"藏而不泻"，藏精气而不外泻，它们被称为"奇恒之腑"。"奇"就是奇异的意思；"恒"，恒常、正常。"奇恒"即异于正常。

这些特殊的"腑"不同于六腑中的五腑：胃、大肠、小肠、三焦、膀胱，这五种都是禀受天气所生的，它们的功用像天一样，健运不息，所以是"泻而不藏"的。它们都受纳五脏的浊气，所以被称为"传化之腑"。这是因为浊气不能久停于内，需要及时输送和排泄。另外，"魄门亦为五脏使，水谷不得久藏"，"魄门"就是肛门，肛门也能为五脏输泄浊气，如此一来，水谷的糟粕就不会长时间积藏于体内了。原来的六腑中有胆，这里胆归入奇恒之腑了，就剩五腑，五腑再加上魄门也就是六腑。

"奇恒之腑"既不同于五脏，又不同于六腑："所谓五脏者，藏精气而不泻也，故满而不能实。"我们所说的五脏，它们的功能是贮藏精气而不外泻，它们虽是经常地保持充满，却不能被充实。"满"是指精气充满，偏于无形的；"实"是指水谷等实物，是有形的。"六腑者，传化物而不藏，故实而不能满也。"而六腑，它们的功能是将水谷进行传输和运化，而不是加以贮藏，所以它们可以被充实，却不能一味地保持充满。之所以出现这种情况，是因为水谷入口以后，胃被充实了，肠中却是空虚的；食物再往下走，肠被充实了，而胃中就空了。所以说六腑是暂时的充实，不是持续的盛满，而五脏是持续充满而不是一时地被充实。

现在概括一下五脏六腑和奇恒之腑的区别。心、肝、脾、肺、肾等五脏，大体上是指内部充实的器官，它们的共同点是"藏而不泻，满而不实"，即贮藏精气而不外泄，精气是充养脏腑、维持生命活动不可或缺的物质。胆、胃、大肠、小肠、膀胱、三焦等六腑，大体上是指中空有腔的器官，空腔脏器，它们的共同点是"泻而不藏，实而不满"，主要与饮食的消化有关，是消化食物，吸收营养，排泄糟粕。脏和腑主要是根据形态和功能特点来区分的。

那么"奇恒之腑"是什么呢？就是在五脏六腑之外，生理功能方面不同于五脏六腑的一类器官。奇恒之腑有六个：脑、髓、骨、脉、胆、女子胞等。这是指在女子为六个，而在男子为五个。其实，男女都有"胞"，不应只将女子胞规定为奇恒之腑之一。为了弥补男子的奇恒之腑只有五个的不足，明清医学家加了"精室"这一脏器。精室就是男子贮藏精液、生育繁衍的器官。

"奇恒之腑"有什么特点呢？第一，它们都是相对密闭的组织器官，与六腑的形状相似，但功能却不同，不与水谷直接接触，似腑非腑；第二，都具有类似于五脏贮藏精气的作用但又不同于五脏，似脏非脏；第三，除胆属六腑外，和五脏都没有表里配属关系。

这里我还要强调一下，中医学所谓的脏腑，不等同于西医解剖学上的实质脏器官，它是对人体生理功能和病理变化的高度概括。所以，即使中医学的五脏六腑与现代医学里的脏器名称大多相同，但它们的概念、功能并不是一一对应的关系，不能片面地把两者等同起来。

邵雍对人的五脏、六腑、五官、七窍的来源作了分析，《观物外篇》说："体必交而后生，故阳与刚交而生心肺，阳与柔交而生肝胆，柔与阴交而生肾与膀胱，刚与柔交而生脾胃。心生目，胆生耳，脾生鼻，肾生口，肺生骨，肝生肉，胃生髓，膀胱生血。心藏神，肾藏精，脾藏魂，胆藏魄，胃受物而化之，传气于肺，传血于肺，而传水谷于脬肠矣。"他认为人的五脏六腑由阴阳、刚柔交合而生，人不仅与外部的天相对应，而且人体本身内在的脏腑与外在的器官、与精神意志一一对应。值得一提的是，这种对应与《黄帝内经》所说的不同，《黄帝内经》主张心开窍于舌，肝开窍于目，肾开窍于耳与二阴，脾开窍于口，肺开窍于鼻；心藏神，肾藏意，脾藏志，肝藏魂，肺藏魄。邵雍可能另有所本，但这种将人视为宇宙天地的全息系统，以一身统贯三才之道，"神统于心，气统于肾，形统于首，形气交而神交乎中，三才之道也"，则可视为《易经》和《黄帝内经》天人合一思想的体现，是"人身小宇宙，宇宙大人身"的分层描述。

帝曰：气口何以独为五脏主？岐伯曰：胃者，水谷之海，六腑之大源也。五味入口，藏于胃，以养五脏气；气口亦太阴也，是以五脏六腑之气味，皆出于胃，变见于气口。故五气入鼻，藏于心肺；心肺有病，而鼻为之不利也。凡治病必察其下，适其脉，观其志意，与其病也。拘于鬼神者，不可与言至德；恶于针石者，不可与言至巧；病不许治者，病必不治，治之无功矣。

【语译】

黄帝问道：为什么凭借诊察气口脉就可以知道五脏的病变呢？岐伯回答说：胃是水谷之海、六腑的源泉。五味的饮食入口，藏留在胃中，经脾运化转输，才能荣养五脏之气。气口是手太阴肺经经过的地方，也属于手太阴肺经，是主朝百脉的，所以五脏六腑之气都源自胃，其变化反映在气口之脉上。五种气味进入鼻后，藏留于心肺，所以心肺一旦出现病变，则鼻的功能因之不爽利。凡是治疗疾病的时候，都必须观察病人的上下变化，审辨他的脉候虚实，观察他的情志状态，以及疾病的情况。对于那些拘守鬼神、迷信的人，是不能够跟他们谈论至深的医学理论的；对于那些厌恶针石治疗的人，也不能和他们讲针石技巧。有病却不许治疗的人，他的病一定是治不好的，就算勉强治疗也难以达到预期的效果。

【解读】

气口，也叫寸口、脉口，属于手太阴肺经，现代解剖学位置在腕后高骨（桡骨茎突）内侧桡动脉处。《经脉别论》中说："气口成寸，以决死生。"张介宾详细说明了气口的内涵："气口之义，其名有三：手太阴肺经脉也，肺主诸气，气之盛衰见于此，故曰气口；肺朝百脉，脉之大会聚于此，故曰脉口；脉出太渊，其长一寸九分，故曰寸口。是名虽三而实则一耳。"太渊穴为手太阴肺经的原穴。胃是水谷之海、六腑的源泉。五味的饮食入口，藏留在胃中，经脾运化转输，才能荣养五脏之气。气口是手太阴肺经经过的地方，属于手太阴肺经，主朝百脉，百脉之气大多会聚于此。五脏六腑之气，都源自胃，它的变化反映在气口脉上。

现在中医诊脉经常采用的也是寸口诊脉法，诊脉的时间最好是清晨，由于此时人体处于"阴气未动，阳气未散，饮食未进，经脉未盛，络脉调匀，气血未乱"的情形，故可诊有过之脉。关于五脏六腑在寸口的三部的分布，在其他篇章中也有详细的介绍，在此不再详述。

"凡治病必察其下，适其脉，观其志意，与其病也。"这是中医诊疗的四个原则。杨上善注释："疗病之要，必须上察人迎，下诊寸口，适于脉候。"

其一，"察其下"，张介宾的解释比较合适，他认为"下"即"下言二阴，二阴者，肾之窍，胃之关也。《脉要精微论》曰：仓廪不藏者，是门户不要也。得守者生，失守者死。故二便为胃气之关锁，而系一身元气之安危，此下之不可不察也"。

其二，"适其脉"，即是测脉、把脉。张介宾说："适，测也。脉为气血之先，故独取寸口以决吉凶之兆。如《平人气象论》曰：人无胃气曰逆，逆者死。脉无胃气亦死。此脉之不可不察也。"

其三，"观其志意"，即精神状态。"志意者，如《本藏篇》曰：志意和则精神专直，魂魄不散，悔怒不起，五脏不受邪矣。是志意关乎神气而存亡系之，此志意之不可不察也。"

最后，"与其病"，即疾病的标本逆从。张介宾说："病有标本，不知求本，则失其要矣；病有真假，不知逆从，则及于祸矣。此病因之不可不察也。"

接下来，岐伯又提出了著名的"三不治"。一不治："拘于鬼神"，即迷信鬼神不信医；二不治："恶于针石"，即需要针石治疗却不愿意；三不治："病不许治"，有疾病需要治疗却讳疾忌医。在《史记》中也记载了扁鹊的六不治："骄恣不论于理，一不治也；轻身重财，二不治也；衣食不能适，三不治也；阴阳并，脏气不定，四不治也；形羸不能服药，五不治也；信巫不信医，六不治也。"并不是每个人都能接受治疗或者治好的，诊疗是医生和患者双方共同营造的过程，如果患者有以上几种情况，是不可治的。我们可以看到，第一条就是骄横不讲理的人，不治，这正是如今日益紧张的医患关系的真实写照。我们应当遵循祖先的医训，处理好医患关系，这也是中医的特长之一。

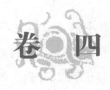

卷 四

异法方宜论篇第十二

这一篇涉及地理，是从地理生态的角度探讨生命问题和医学问题的。从题目中就可以看出，它讲的是根据不同的方位采取各自合适的方法。这一篇其实就是最早的环境医学、地理医学、生态医学。

这一篇说明了东、南、西、北、中央五方的地理环境和自然气候的差异，以及人们生活习惯的不同，这些都会对人体的生理活动和疾病的发生造成影响。在此基础上，提出了砭石、毒药、艾灸、九针、导引按摩等各种不同的治疗方法，并强调医生在临床上要"杂合以治，各得其所宜"，根据地土方宜而施治，综合掌握运用多种多样的治疗方法，全面分析病情，结合具体情况，因时、因地、因人制宜，最终达到"得其所宜"的效果。

黄帝问曰：医之治病也，一病而治各不同，皆愈何也？

岐伯对曰：地势使然也。

故东方之域，天地之所始生也，鱼盐之地，海滨傍水，其民食鱼而嗜咸，皆安其处，美其食，鱼者使人热中，盐者胜血，故其民皆黑色疏理，其病皆为痈疡，其治宜砭石，故砭石者，亦从东方来。

西方者，金玉之域，沙石之处，天地之所收引也，其民陵居而多风，水土刚强，其民不衣而褐荐，其民华食而脂肥，故邪不能伤其形体，其病生于内，其治宜毒药，故毒药者，亦从西方来。

北方者，天地所闭藏之域也，其地高陵居，风寒冰冽，其民乐野处而乳食，脏寒生满病，其治宜灸焫。故灸焫者，亦从北方来。

南方者，天地所长养，阳之所盛处也，其地下，水土弱，雾露之所聚也，其民嗜酸而食胕。故其民皆致理而赤色，其病挛痹，其治宜微针。故九针者，亦从南方来。

中央者，其地平以湿，天地所以生万物也众，其民食杂而不劳，故其病多痿厥寒热，其治宜导引按跷，故导引按跷者，亦从中央出也。

故圣人杂合以治，各得其所宜，故治所以异而病皆愈者，得病之情，知治之大体也。

【语译】

黄帝问道：医生治病，对同样一种病有时候治疗方法各不相同，但都能治好，这是为什么呢？

岐伯答道：这是因为地理环境不同才造成这样的情况。

东方地区，是天地之气开始生发的地区，气候温和，盛产鱼盐。由于地处海滨而接近水，所以那里的人大多吃鱼类而喜欢咸味。他们安居在那个地方，以鱼盐为美食。但鱼性属火，食用过多会使人体内积热；咸能走血，吃盐过多会使人血脉受损。因此，那里的人皮肤颜色大都较黑，肌肉纹理也较疏松，而多发痈肿疮疡之类的疾病。对其治疗，大都采用砭石刺出脓血。因此，用砭石治病的方法，就是从东方传来的。

西方地区，盛产金玉，大地多是沙石、戈壁沙漠，是天地之气敛收的地方。那里气候干燥清凉，人们都依山而居，水土之性刚硬有力，土地非常贫瘠。人们以粗布为衣，以细草为席，吃的是鲜美的肉类、奶类，大多长得又壮又胖，外邪不容易侵入形体，疾病多由内生。对其治疗，宜用药物。所以药物疗法，就是从西方传来的。

北方地区，是天地之气闭藏的地区。那里地势高，气候严寒，寒风凛冽，冰天雪地。那里的人们喜好游牧生活，吃的多为乳类食物，因此内脏受寒，易生脘腹胀满一类的疾病。对其治疗，宜用艾火灸灼。所以艾灸的治疗方法，就是从北方传来的。

南方地区，是天地之气长养、阳气最盛的地区。那里地势低下，水土薄弱潮湿，雾露聚集。那里的人喜欢吃酸类和腐熟的食品，皮肤腠理比较细密而带红色，易发生筋脉拘急、肢体麻痹一类的疾病。对其治疗，宜用小针微刺。所以九针的治病方法，就是从南方传来的。

中央地区，地势平坦，气候湿润，天地之气中和，物产非常丰富。那里的人吃的食物种类很多，生活比较安逸，易发生痿弱、厥逆、寒热一类的疾病。对其治疗，宜用导引、按摩的方法。所以导引、按摩的治病方法，就是从这里推广出去的。

因此，高明的医生应该综合掌握各种治疗方法，并能因时、因地、因人而恰当地选择运用，进而使患者得到适宜的治疗。所以说，尽管治疗方法会各有不同，但病人最终都能痊愈，因为医生了解每个患者的具体病情并知道应该用什么治疗方法。

【解读】

我曾经说过，不能把《黄帝内经》看成一部简单的医书，其实它是一部教人健康、快乐生活的百科全书，这里面涉及天文、地理、环境、生态、历法、音律、数术等各个领域。我们今天要学习的这一篇，就涉及地理，是从地理生态的角度探讨生命问题和医学问题的。这一篇叫《异法方宜论》，是《素问》的第十二篇。从这个题目就可以看出，它讲的是根据不同的方位采取各自合适的方法。"异"，就是不同的意思；"法"，就是方法、法则；"方"，就是指方位；"宜"，就是适宜、合适。居住在不同地方的人，地理环境、自然气候、生存条件是不同的，人们的生活习惯也有很大的不同，从而形成了生理上、体质上的不同特点，因而产生的疾病也是不同的，在治疗时就必须采取不同的方法，这样才能做到因地制宜、因人制宜，所以这一篇的题目叫"异法方宜论"。这一篇其实是最早的环境医学、地理医学、生态医学。

"一病而治各不同，皆愈"的原因是"地势使然"。这里提出了"同病异治"的观点，正如《五常政大论》中所说："西北之气散而寒之，东南之气收而温之，所谓同病异治也。"发展到现代，我们对"同病异治"的解释是，同一病症，因时、因地、因人不同，或由于病情进展程度、病机变化，以及用药过程中正邪消长等差异，治疗上应相应采取不同的治法。同病异治，是中医学的重要特点之一，其实质是同样的病，由于地域不同，人们的体质有差异，因此表现各异，故治疗方法不同。可见，同病异治的基础是同病异质。所以《气交变大论》要求医者"上知天文，下知地理，中知人事"，注意全面分析外在环境与内在整体的有机联系，这样治疗才能有的放矢，这也是岐伯为什么用"地势使然"回答的原因。

对于本篇中的"五方"，不少学者持否定态度，认为这是五行数术的产物，所以不能将之与当时中国的具体范围一一对号入座。不过，我本人通过这些年的游学，越来越体会到本篇说的五方其实是有所指的。即便历史已经过去几千年，但文化的烙印依然十分鲜明。古人说，读万卷书，行万里路。确实如此。这些年，由于讲学的缘故，全国三分之二的地级市，我基本都去过，因而感受也非常深。所以，大家没事时也到祖国各地去实地察看，切身体会，就会觉得本篇的价值意义不容小觑。

生态学研究认为，生物体中所存在的全部化学物质，都来自土壤、空气和水。由于不同地区之地壳中所含的化学成分不同，因此水质与植物成分也随之不同，动物与人的体质因而不同。早在《黄帝内经》时代，人们就已经认识到地理环境与疾病的发生有密切关系，《黄帝内经》的内容涉及病因病机、病症、治疗，内容之丰富，让人不得不佩服古圣先贤观察事物的敏锐度。

举个例子，水土不服，在旅途中可是个烦人的问题。初到一个新的地方，有的人就会出现水土不服的症状，如睡眠不好、胃口不好、消化不良、呕吐、腹泻、皮肤瘙痒等等。

在以往生活水平较低的时候，人们去外地前，会在本地灌瓶水或装点盐，以解决水土不服的问题。那个时候，各地饮用水的水质和盐中的物质含量都不一样，这样做是为了使肠胃慢慢适应当地的水土。现在生活水平提高了，全国的自来水标准都是一样的，而且很多人家里喝的都是饮用水，盐也是全国统一销售的，所以带水、装盐这些老办法，已经没必要了，也不卫生。

古代的人还有一个习惯，凡初到一个地方，一旦遇到水土不服，出现身体不适，必先食用当地所产的豆腐，理由是当地所产的黄豆是适于当地水土所生长的作物。各地水土不同，黄豆所蕴含的内在有机元素亦各有差异。食用当地黄豆所制的豆腐，可以调整体质，以适应当地的水土，这是一个简单有效的方法。

豆腐，是豆科植物大豆的加工食品，性味：凉，味甘。归经：脾经，胃经，大肠经。功效：益气宽中，生津润燥，清热解毒。《本草纲目》："宽中益气，和脾胃，消胀满、下大肠浊气。"体质虚弱、营养不良、糖尿病、肥胖、高血脂、高胆固醇、血管硬化、痰火咳嗽哮喘、癌症患者宜多食。禁忌：平素脾胃虚寒、腹泻便溏、痛风及血尿酸偏高者忌食。

到了生地，第一道菜先吃用当地的水磨制的豆腐，在一定程度上可以预防和克服水土不服。先吃点当地易于消化的食物，一方面对胃肠的刺激小，另一方面能够使肠胃慢慢适应当地的饮食。像豆腐这类食物，刺激性小、易消化、老少皆宜，是克服水土不服的理想饮食。此外，粥类、片儿汤等流食和半流食是易于消化的食物，对胃肠刺激小，也应多吃。

有些人尽管饮食上注意，也仍然有可能出现水土不服的症状。要保持心情愉快，消除紧张心理，积极主动地适应新的环境，这种水土不服是可以克服的，一般不需要特殊治疗。吃当地的豆腐（连着吃三天）可以缓解水土不服。在出行前，也可以带上治疗水土不服的药物。藿香正气水是出行必备的。如果肠胃不适，还可用点黄连素等肠胃药。皮肤不适可以用扑尔敏、息斯敏等抗过敏药。

下面我们来了解一下《异法方宜论》中所提到的五种治疗方法。

1. 东方砭石

近年来，随着社会对健康养生的关注，新砭石疗法成为热门话题。新砭石疗法是中医学界对已经失传了的上古砭石疗法的一种继承、发展和全新阐释。上古砭石疗法起源于《黄帝内经》："东方之域，天地之所始生也。鱼盐之地，海滨傍水，其民食鱼而嗜咸，皆安其处，美其食。鱼者使人热中，盐者胜血，故其民皆黑色疏理，其病皆为痈疡，其治宜砭石。故砭石者，亦从东方来。"我们先看一看这个"东"字怎么写。繁体字"東"的中间是个"日"，然后中间套了一个"木"，把"日"和"木"一套就是"東方"的"東"。这和中医的五行理论是对应的。东方是日出的地方。日出之地，主生。东方青龙，其类草木，所以东方是草木绝对茂盛的地方。这个东方指的是山东的胶东、江苏连云港这一带，还有浙东，所以它叫"鱼盐之地"。那里的人吃的是鱼。它是傍海的，那儿吹的风都有鱼腥味，有盐的味道，所以人们的饮食习惯就是吃海产品。需要注意的是，这里的鱼不是淡水鱼，而是海鱼。这些鱼盐类的东西吃多了以后，就会产生一个问题。海鲜这种高蛋白的东西是一把双刃剑。第一，它被称为发物，也有就是说，吃完虾、吃完鱼以后过敏，身上起很多又红又大又痒的包。这就是"使人热中"，就是让人热了。第二，吃完以后，沉寒痼冷积在那儿，你就消化不了它，这就让你"寒"。总的来讲，吃海鱼会让人热中，也就是说，人吃了这种高蛋白的东西，补充太过，会有鱼毒，或者是热会慢慢地集中在人的肠胃里，集中久了就会像火山爆发一样，在人的体表伸出或探出个小头，喷发一下，在身上长出疮疡和疔疮，比如我们现在所说的痤疮或青春痘。如果得了这种疮和疡，就要清疮排脓。老百姓都知道脓包迟早有一天得挑破，这就需要一个锋利的利器来划开脓包排脓。东方的人得了这种病，医生在给他们治疗的过程中，积累了这种砭石疗法，所以这种砭石疗法从东方来。现在美容院的美容师用针把暗疮挑破，基本上就延续了这样一个技术。

2. 西方"毒药"

按五行的归类来讲，西方属金。金主肃杀，所以中原地区往西一般都是戈壁沙漠，草木不生。正因为如此，那个地方产玉石，所以中国的很多青铜器的冶炼，追到根上都出自西方。那里土地非常贫瘠，而且多风。因为西方多风而且风对人伤害比较大，所以那里的人的衣着就是披"褐"，就是穿着粗布衣服，有时候干脆就穿一件羊皮坎肩。为了抵御刚烈的西风，那里的人食肥脂厚味，皮下脂肪很厚，故"邪不能伤其形体，其病生于内，其治宜毒药"，他们容易得的病是肠胃疾病，所以就得用内治法，这个内治法是服药，其治宜"毒药"。

我们来讲讲这个"毒药"，所谓毒药疗法是药物疗法的古称，后世医家普遍以"汤药""草药"的称谓取而代之。药的毒性本质是药物偏性的体现，中国传统医学正是在清楚地认识到药物偏性的前提下，根据"阴阳平衡"的原理，利用药物的偏性，达到"以毒攻毒"、治疗人体疾病的目的。如果这个药没有偏性，那就是"和事佬"。中药中有个和事佬叫甘草，它就是一个百搭。像大黄、附子这些真正治病的中药，都具有鲜明的个性。所以，"其病生于内，其治宜毒药。故毒药者，亦从西方来"。是药三分毒，这些中药内服的学问和技术是从西方传过来的。

特别需要强调的是，中药的"毒"性不等于有毒。在中医里，"毒"性指药物的偏性，根据药性的峻猛程度，有大毒、常毒、小毒、无毒之分。中药的有毒成分往往是治病的有效成分，即以毒攻毒。例如，马钱子的番木鳖碱、巴豆的巴豆油等既是有毒成分，也是有效成分。有毒中药的毒副作用，通过炮制或配伍可以减轻或消除。中药有毒无毒，关键是能否对症治疗。古人说："药之害在医不在药"。只要对症治疗，有毒的药也安全；不对症治疗，无毒的药也有害。

中医药是祖先留给我们的宝贵财富，我们要把它继承好、发展好、利用好。社会各界要摘掉有色眼镜，少些污名化臆想，多些责任担当，正本清源，还原岐黄术的本来面貌，不要让"莫须有"毁了中医药。

3. 北方艾灸

大家现在都很喜欢的艾灸，就源于我国北方草原民族独特的地域用火习俗、用冰传统和萨满巫术的生活实践。北方草原民族最早发现并使用了"灸地""火炕""火墙"等具有疾病治疗效果的取暖方法，其中"炙地"就是烤地、温地，就是把地面作为一种介质，经烧烤后使热量贮存于其中，以保存较长的时间。如《左传·昭公十年》记载了一件跟"炙地"有关的事情。隆冬十二月，天气异常寒冷，宋平公死去，宋元公要去守丧。按照古礼要求，他是不能穿得很暖和的，明显是要挨冻受苦的节奏。当初，宋元公很讨厌寺人柳这个人，本想要杀死他。可是寺人柳很会拍马屁，他知道宋元公要去守丧，要去受苦，他就提前在宋元公守丧时要坐的地方烧上炭火，等宋元公快到的时候撤掉，这样一来，宋元公明显感受到的不是冰冷，而是温暖，因此，寺人柳也就得到了宠信。

4. 南方九针

这里说的南方其实就是现在人们所说的吴越一带。这一地带阳气特别旺盛，越往南方越热，这是太阳对它的眷顾。这些地方地势比较低，湿气比较重，水质比较软，对人的滋养也比较好，所以南方人肌肤水嫩、光滑。"其民嗜酸而食胕"，在南方这种地势低下、湿浊弥散的地方，人们长期喜食酸腐食物，这样就会出现一个什么问题？痉挛，痉是那种抽筋的感觉，挛是整个收缩到一块儿的感觉。湿气大的地方人最容易得的就是这种关节病，也就是我们现在说的风湿病。如何治疗这个经脉气血不通的"痹"呢？最容易取效的办法就是针刺。所以说"九针者，亦从南方来"。为什么叫九针呢？九针，是九种针具的总称，即镵针、员针、锃针、锋针、铍针、员利针、毫针、长针和大针。《灵枢·官针》曰："九针之宜，各有所为，长短大小，各有所施也，不得其用，病弗能移。"这里指出了九针的形状、用途各异，据情选用，方可去病。

5. 中央"导引按跷"

中央就是我们说的中原地区，相当于现在的江淮平原这一带。这地方非常适合人类居住，物产丰富，人们不必劳作得太辛苦，就可以养家糊口。像东边靠海的人要出海去打鱼，西方金石之域土地比较瘠薄，北方游牧民族要养牛放羊，南方的人吃着一些酸腐食物，人们过得都比较辛苦。而中原地区的人相对来说就容易一点，所以他不必很辛苦，也就是说，日出而作、日落而息就够了。"劳"的繁体字"勞"上面有两个"火"，底下是一个"力"。这个"食杂而不劳"的人容易出现的第一个病是"痿"——肌肉不能用，或者肌腱不能发力。第二个是"厥"，"厥"叫厥逆，就是气血倒流。我们说四肢厥冷，就是气血到不了四肢，"其治宜导引按跷"。这个导引之术源于先秦道家"道气"学说，后成为道教修仙和医家治病之法，历代高道、医家均擅长行气导引和医治，故后世称"医道不分家"。庄子曾说过"熊经鸟申，为寿而已"，就是说，有些人模仿动物的一些特殊姿势，模仿它们的运动。他们这是干什么呢？其实就是做导引。导引的目的是什么呢？让自己长寿。到了汉末，跟张仲景同时代的另外一个名医，叫华佗，他说"人体欲得劳动"，就是说，人只要活着，就应该是动的。他要是不动，不就是死了吗？就变成僵尸。但他下边加了一句话："但不得使极耳"，就是说，你不要动得过头了。这就是说要符合人的天性。所以，华佗发明了一套导引之术，就是五禽戏！据说华佗当年"年且百岁，犹有壮容"，就是说华佗活得快一百岁了，那模样儿还是跟青壮年一样。如果他不是被曹操杀掉，就很长寿了。

导引和按跷的区别就在这里——导引是求医不如求己，按跷是求别人，就是按摩。这就是对居于中央湿地、容易得痿厥寒热的人的最好的一种修行方法。

所谓"圣人杂合以治，各得其所宜"，实际上是对一个医生的诊疗技术提出的基本要求。这一要求涵括两个层面：一是医生首先应掌握多种医疗技能，才能在临症时应付自如。例如，一个医生只会针灸，而不会用中药，若临床上遇到适宜中药内服而针灸疗效欠佳的病例，就会捉襟见肘；同样，一个医生如果只会开中药，不会按摩推拿，治疗那些按摩推拿疗效好而中药效果不显的疾病，也会治之无功。因此，无论古今，要想成为受患者欢迎，为社会急需的高明医生，都应下苦功夫，尽可能熟练地掌握多种医疗技能。二是善于"得病之情"，真正实现各种治法"得其所宜"。这就要求临床医生学会了解患者所处的自然环境、生活习惯及个体体质等，掌握诊察方法，更要在诊疗时细心耐心，全面分析病情，拟定最适合病情的治疗方案，这才是真正达到了"杂合以治"，进而"病皆愈"的效果。

移精变气论篇第十三

这一篇主要讲述了古人与今人在精神起居方面的不同，以及治疗方法的改变，特别强调了色诊、脉诊对疾病诊治的重要意义，认为病人得神与否，是治疗疾病与判断预后的关键。其中提到的"祝由""移精变气"的治疗方法，类似于今天的心理疗法。

黄帝问曰：余闻古之治病，惟其移精变气，可祝由而已。今世治病，毒药治其内，针石治其外，或愈或不愈，何也？岐伯对曰：往古人居禽兽之间，动作以避寒，阴居以避暑，内无眷慕之累，外无伸官之形，此恬憺之世，邪不能深入也。故毒药不能治其内，针石不能治其外，故可移精祝由而已。当今之世不然，忧患缘其内，苦形伤其外，又失四时之从，逆寒暑之宜，贼风数至，虚邪朝夕，内至五脏骨髓，外伤空窍肌肤，所以小病必甚，大病必死，故祝由不能已也。

【语译】

黄帝问道：我听说古时候治疗疾病，只要转移病人的精神，改变病人体内气的运行，用"祝由"的方法就可以治愈。现在治病，要用药物在体内治疗，用针石在体外治疗，结果还是有的能治愈，有的不能治愈，这是为什么？岐伯回答：

古时候的人，穴居野外，生存在禽兽之间，凭借身体的运动以驱除寒冷，居住在阴凉处以躲避暑气，内心没有眷恋羡慕等精神上的牵绊，外在不必因为奔走谋求官职而劳累形体，这是清净淡泊的环境。在这种生存环境里，邪气不可能深入侵犯人体，所以不需要药物治疗其内、针石治疗其外，只需要用移精"祝由"的方法，身体就可以痊愈。现在的情况就不一样了，忧患牵累着人们的内心、精神，外在的形体被劳累所伤害，人们没有顺从四时气候的变化，而是违逆寒暑的变化，又常常遭受虚邪贼风的侵袭，虚邪贼风早晚会乘虚而入，内则深入五脏骨髓，外则伤害孔窍肌肤，这样小病必然加重，大病必然死亡，因此用"祝由"的方法就不能治愈了。

【解读】

本节讨论了古人与今人的区别，说明了从前可用"祝由"治疗疾病，现在则不可的原因。"祝由"的原理在于"移精变气"，也就是在医生的指导下，转移患者精神，排遣情思，改移心志，以移精气，变利气血而治疗疾病。其要旨为通过语言、行为等形式，发挥自我暗示的作用，以调动患者的积极因素，转移病人对疾病的注意力，发挥患者的主观想象力，保持良好的精神状态，从而达到治疗疾病的目的。《黄帝内经》中已经出现系统论述心理治疗的理论及方法，"移精变气"就是其中一种原始的心理疗法，是中国传统心理治疗的萌芽。

"祝由"究竟是一种什么样的治疗方法，历来说法不一。一般认为就是"祝说病由"，"祝"就是说，"由"就是疾病的缘由。也有人说"祝"是祈祷，"由"是忏悔，就是用祈祷和忏悔来使心田清静，罪业消除，百病自除。其实从古代音韵学上考证一下，就会发现，"祝由"两个字连读就是"咒"，也就是说"咒"是"祝由"的合音字。可见"祝由"是一种念咒语的方法，祝祷鬼神消灾免难，解除病人的疾病痛苦。

在马王堆汉墓出土的《五十二病方》是我国目前发现的最古老的医方专书，其中有"祝尤"二字，有学者认为"祝尤"便是"祝由"的最早提法。其中有祝辞、方术，可以通过不同的形式使病人在精神上得到安慰和鼓舞，这对于减轻病痛、控制病情无疑是有利的，一些特殊疾病如精神性疾病甚至可以痊愈。

祝由术其实是一种巫术。我们来看一看"巫"这个字，它是由一个"工"，中间两个"人"组成的。"工"的上下两横分别代表天和地，中间的"丨"表示能上通天意，下达地旨；加上"人"，就是通达天地、中合人意的意思。其中的"人"，不是孤立的人，而是复数的人，是众人。它蕴含着祖先期望人们能够与天地上下沟通的梦想。

巫能够与天地、鬼神相沟通，能调动鬼神之力为人消灾致富。用什么和天地鬼神沟通呢？一是语言，如咒语、符咒；二是动作。"巫"又和"舞"相通，是能以舞降神的人。巫可以占卜、预测、祈雨、治病、驱邪消灾等等，久而久之，成为古代社会生活中一种不可缺少的职业。

中国古代医师也称"巫"。"医"的异体字"毉"，其本意是指用巫术治病的人，是上下结构，上面为"殹"，下面一个"巫"字。上面的"殹"还可以拆分为"医"和"殳（shū）"。"医"指一种装箭的容器。"殳"是一种兵器，从"殳"的字大都与打击、击毁有关，意思是说像打仗一样对抗疾病。古语云"巫医同源"，远古时代巫就是医，巫、医不分。所以《说文解字》说："古者巫彭初作医醫。"巫不仅用符咒来降神驱邪除灾，而且也用药草等为人治病。周朝以后，人们渐渐摒弃巫医，以至于后来保留了更多的从"酉"的"醫"。"酉"就是酒，古代许多种酒可药用，也可消毒。

春秋战国时期巫和医就已经有区别了，所以当时就有了"信巫不信医，六不治也"的说法（《史记·扁鹊仓公列传》），《五脏别论》也说过"拘于鬼神者，不可与言至德"。

"祝由"就是从巫医那里传承下来的一种医术流派。古代多设有祝由科：唐代太医署中设立咒禁科；元、明、清之际太医院设立十三科，祝由科是第十三科。"祝由"因其神秘色彩，被人视为异端邪说，清代中期以后，太医院取消了祝由科，这一原始的治病方法只在道医和民间流传，比如湖南怀化市的辰州还有人使用祝由十三法，所以这种方法又被称为辰州法。

祝由科是一个非常复杂的问题，不是一句"封建迷信"就可以定论的，这里不作讨论，只是要说一点，祝由科要求施术者和患者两方面都敛神静心，消除杂念，做到相互交流神气，可见精神的作用有多么大。"病由心生，病由心灭"，心病只有用心药、心法来治。所以后来"祝由"的概念逐渐推广，除了禁法、咒法、祝法、符法以外，还包括暗示疗法、心理疗法、催眠疗法、音乐疗法等。我们今天要重视的是古代或民间那些能起到移精变气作用的心理疗法、精神疗法。移精变气法是在中医"形神一体"观念的指导下，通过"治神以动其形"而产生积极的康复治疗效应。因此，无论哪一种移情变气的方法，都可以根据病情和心理变化而灵活运用。一般常用的方法可分为精神转移和情志导引两大类。在日常生活中，学会转移和分散不良的情绪，缓解心理压力，消除不良情绪引起的气机紊乱、身体患病，应是人人都必须掌握的一种情志调节的方法。

岐伯的回答指出，人们生活的时代不同，环境不同，情志活动也存在差异，因而得病轻重各异，治疗的方法也不同。他先讲述了古时候人们的生活都是遵循自然规律的，清心寡欲，保持内心的平和安乐，不劳累身体，恬静淡泊，符合"法于阴阳，和于术数"的养生原则，所以邪气不能轻易侵害人的身体。由此可见，人们只要顺应天地之道，内心清静淡泊，不嗜俗欲，就能保全精神，阴阳调和，六淫不侵。接下来对比现在人们的生活，人们不再恬静淡泊，而是充满贪念，想方设法满足自己的欲望，为了追求权贵，劳神伤形，不顺应自然规律养生，不重视规避虚邪贼风，导致病邪深入，内外皆伤，正气虚衰，这时只依靠祝由就不行了。

总之，精神上的恬淡与形体上的劳逸适度，是保持健康和防治疾病的重要措施。"内无眷慕之累，外无伸官之形，此恬憺之世，邪不能深入也"。我国传统哲学对此有着深刻的认识，认为内心保持平和与快乐才是养生的根本法要，"和乐"既是养生的必要条件，又是养生的重要内容与目标。《管子·内业》就指出，长寿之道在于内心的平和与快乐，过度的情志和欲望是健康的大敌。"凡人之生也，必以平正。所以失之，必以喜怒忧患"，即节制欲望和喜怒，才能内心平和长生，如果忧悲喜怒无度，则不能养生。而节欲制情之道，在于万物不能损害内心的平和与快乐，达到"见利不诱，见害不惧，宽舒而仁，独乐其身"的境界。《淮南子·精神训》也指出，人之所以不能终其寿命，是因为欲望的过度，所以要加以管理控制，"目虽欲之，禁之以度；心虽乐之，节之以礼"。但是，一味地禁止欲望和控制欲望带来的快感，而不考察欲望的本源，推究因欲望得到满足而快乐的原因，不能合理调控欲望和满足欲望的度，则不能获得真正的快乐，达到养生的目的。只有二者合理匹配，才可以调理情性，治心养和，达到"和乐"的境界，达到养生的效果而寿享天年。

帝曰：善。余欲临病人，观死生，决嫌疑，欲知其要，如日月光，可得闻乎？岐伯曰：色脉者，上帝之所贵也，先师之所传也。上古使僦贷季，理色脉而通神明，合之金木水火土四时八风六合，不离其常，变化相移，以观其妙，以知其要，欲知其要，则色脉是矣。色以应日，脉以应月，常求其要，则其要也。夫色之变化，以应四时之脉，此上帝之所贵，以合于神明也，所以远死而近生。生道以长，命曰圣王。中古之治病，至而治之，汤液十日，以去八风五痹之病，十日不已，治以草苏草荄之枝，本末为助，标本已得。邪气乃服。暮世之治病也则不然，治不本四时，不知日月，不审逆从，病形已成，乃欲微针治其外，汤液治其内，粗工兇兇，以为可攻，故病未已，新病复起。

【语译】

黄帝说：讲得好！我想在临诊病人时，能够察觉生死，决断疑惑，掌握诊断的要领，就像日月光芒一样清晰明了，这样的方法能讲给我听吗？岐伯回答：诊察色和脉的方法，是上古帝王非常重视的，是我的先师传授的。上古有位医生叫僦贷季，他能够梳理色脉、通达神明，并结合金木水火土、四时、八风、六合进行研究，从不离开它们的正常的运行规律，又结合异常的变化移动，以观察它们的奥妙所在，从而知道诊断疾病的要领。我们想要掌握诊病的要领，就需要观察色脉。气色如同太阳有阴晴，脉象如同月亮有盈亏，常常探求气色明暗、脉象虚实的差异变化，这就是诊断疾病的要点。一个人气色的变化与四时的脉象是相对应的，这是上古帝王非常重视的道理，它与神明之道相符合。如果能洞悉其中的原理，就能够远离死亡、保全生命。这样就可以延长生命，人们也会尊称你为"圣王"。中古时治疗疾病，在疾病开始出现时治疗，先服用十天汤液，用来祛除八风五痹的病邪。如果十天后病没有好，再用草药治疗。医生还要与病人相互配合，了解病情，合理处理，邪气才会被制服。后世治疗疾病不是这样，治病不以四时变化为根本，不知道日月阴阳的变化，不能够审查疾病的顺逆，等到疾病已经形成了，才想到用微针从外部治疗，用汤液从内部治疗。技术低劣的医生鲁莽、草率，还认为可以用攻泻的方法，结果之前的病还没痊愈，又添新病。

【解读】

本节岐伯强调了色诊脉诊的重要性，所谓"理色脉而通神明"，僦贷季医术高超，就是通过精湛的诊察面色、脉象的技巧实现的。色脉之道与五行四时八风六合相关联，与日月相应。"色以应日，脉以应月"，气色对应太阳，太阳有阴晴的变化；脉象对应月亮，月亮有盈亏变化。人气色的变化与四时的脉象是相应的，这是上古帝王非常重视的道理，是符合神明之道。如果能明白其中的原理，就能够远离死亡、保全生命。这样做就可以延长生命，人们也会尊称你为"圣王"。这部分内容结合四时、五行来综合分析，体现了色脉合参对于临床诊断的重要性。

中古时治疗疾病，在疾病出现时开始治疗，先服用十天汤液，用来祛除八风五痹的病邪。汤液就是中药汤剂，五痹就是筋痹、脉痹、肉痹、皮痹、骨痹。如果十天还不能痊愈，再用草药治疗："治以草苏草荄之枝"——"苏"就是叶，"荄"就是根。"之"不是"的"的意思，而是"与"的意思。草药有用叶的，有用根的，有用茎的，它们的性味、功效是不同的，要根据病情的需要来选用，要"本末为助，标本已得"，"本末"就是根本和末端，"标本"就是枝节和根本。谁为本，谁为末（标）呢？当然是病人和病情为本，医生和药物为标。只有本末互相佐助，标本兼顾，邪气才能被制服，疾病才能痊愈。

后世治疗疾病不是这样，治病不以四时变化为根本，不知道日月阴阳的变化，不能够审查疾病的顺逆，等到疾病已经形成了，才想到用微针从外治疗，用汤药从内治疗。技术低劣的医生鲁莽、草率，还认为可以用攻泻的方法，导致之前的病还没痊愈，又添新病。"粗工兇兇"，"兇兇"通"汹汹"，即气势汹汹、来势汹汹，本来是形容势头凶猛的样子，这里表示鲁莽、草率。

岐伯的这一段回答，比较了上古、中古和后世三个时代人们的生活和疾病治疗的情况，上古的医生用移精变气"祝由"的方法来治病，中古的医生用汤药治病，后世的医生胡乱采用针药治病。一代不如一代了。原因是什么呢？在于感应天地、把握色脉的能力退化了。

上古医生的代表是僦贷季，他是岐伯的祖师爷，他能够"理色脉而通神明"，不仅色脉合参，而且将色脉与五行四时八风六合相联系，具备高超的天人感应能力，在疾病还没有发生之时，就能根据天地变化预防它的发生，"所以远死而近生。生道以长"。

中古时期的医生在疾病初发之时就开始治疗，虽不及上古时的医生对疾病防范于未然，但医生通过色脉对疾病的把握还是非常准确的，再给予合适的治疗，疾病就能痊愈。

后世医生不能以四时为本，不知色脉诊察，在疾病完全成形时才给予治疗，为时已晚。唐代名医杨上善总结说，"暮代疗病，与古不同，凡有五别"："一则不知根寻四时之疗，二则不知色脉法于日月之异，三则不审病之逆顺，四则不知病成未成，五则不知所行疗方。"这个"五不知"是后世不如上古的根本原因。这样的医生怎么能治好病呢？

帝曰：愿闻要道。岐伯曰：治之要极，无失色脉。用之不惑，治之大则。逆从倒行，标本不得，亡神失国。去故就新，乃得真人。

帝曰：余闻其要于夫子矣，夫子言不离色脉，此余之所知也。岐伯曰：治之极于一。帝曰：何谓一？岐伯曰：一者因得之。帝曰：奈何？岐伯曰：闭户塞牖，系之病者，数问其情，以从其意，得神者昌，失神者亡。帝曰：善。

【语译】

黄帝说：我想听听有关临证的要领。岐伯回答：诊断疾病，极其重要的是不脱离色脉，正确运用色脉而不疑惑，这是治疗的大原则。如果将疾病的顺逆搞错，不能分辨标本，这样治病就会使病人亡神，这样治国就会使国家灭亡。因此，要去除过时的知识，接受新知识和新技术，才能达到上古真人的水平。

黄帝说：我听你讲解临证的要领，你说其根本是不离色脉，这一点我已经知道了。岐伯回答：诊治疾病关键的可以归纳为一点。黄帝问：是什么呢？岐伯回答：这一点就是可以通过问诊得知病人得神或失神的情况。黄帝问：怎样问呢？岐伯回答：关闭门窗，心向患者，与病人关系亲密，反复、耐心、详细地询问病情，顺从病人的意志，使病人毫无顾虑地诉说，并观察病人的精神。有了神病人就健康，失去神病人就会死亡。黄帝说：讲得很好。

【解读】

本节再次点明，色脉相参是诊断的根本，是治疗的大法则，并提出病人的得神与失神是判断预后的依据。张介宾也强调"色脉之与疾病，犹形之与影，声之与应也"，色脉反映了身体的问题所在。只有掌握运用色脉的方法，才能保证诊疗的准确。不会运用色脉诊察疾病，就不能判断疾病的顺逆，无法分辨疾病的标本。《黄帝内经》此处再次将人的身体比喻为国家，指出误诊伤神，神藏于心中，心为君主之官，"主不明则十二官危"，就有亡国的危险。"去故就新，乃得真人"，这是对当今世人的劝勉。张介宾认为，这是告诫人们要"进德修业"，不要再重蹈"暮世之辙"；应当摒弃旧习，学习新知识、新技术，修养精神，重归于道，方可益寿延年。

而诊病最关键的一点是什么呢？岐伯给出的答案是"一者因得之"，这里的"一"，指的就是得神与否。杨上善解释说："一，得神也。得神，谓问病得其意也。得其意者，加之针药，去死得生，故曰昌也。"姚止庵认为本文专门讲述脉色"而末则归重于一"，这个一就是神，"谓色为外候，脉为内候，神则摄乎内外之间，脉色得之则善，失之则凶"，治病的关键在于神。"得神者昌，失神者亡"，"失神者死，得神者生"，因此要通过问诊的具体方法来观察病人神的得失。问诊是非常讲究的，要营造良好的诊病环境，耐心、认真地和病人沟通，取得信任，在轻松自如的状态下，才能准确判断神的得失。"得神者昌，失神者亡"也强调了神的得失对疾病预后的意义：有神气的，预后良好；没有神气的，预后不良。通过望诊、问诊、切诊获知病人的具体情况，治病时，就可以用针灸、推拿、药物等来激发、调动人体自身的"神"，也就是人体的生命活力和自愈能力。所以说神是决定、主导一个人的生命活力的要素。

古代有一位名医叫扁鹊，他有一个功能叫"视见垣一方人"，就是能透视墙那一边的人，所以他治病时一看对方就知道此人得了什么病。实际上扁鹊看的就是神。望而知之，谓之神；闻而知之，谓之圣；问而知之，谓之工；切脉而知之，谓之巧。神是根本原则，医生可以通过问诊和观察来了解病人神的情况，通过神就能知晓病情，神的得失也反映了病人的预后状况。一个人的健康和寿命都是由神来决定和主导的。养生时也重在养神，因为神旺则身强，神衰则身弱；神存则活，神去则死。

汤液醪醴论篇第十四

　　这一篇主要讨论疾病的疗效问题，因首先从汤液、醪醴的制作和使用谈起，故名"汤液醪醴论"。通过这一篇的学习，我们应该对中医学的精气神理论引起足够的重视，因为精气神理论极有可能是中医学中比阴阳五行还要早的完整学说体系，也是当前中医在治疗理念上优于西医的一大特色。不管医疗科技如何发展、如何先进，都终究是工具、是外因，最后还得通过我们自身起作用，这就是中医重视修心的原因。

　　黄帝问曰：为五谷汤液及醪醴，奈何？岐伯对曰：必以稻米，炊之稻薪，稻米者完，稻薪者坚。帝曰：何以然？岐伯曰：此得天地之和，高下之宜，故能至完，伐取得时，故能至坚也。

【语译】

　　黄帝问道：如何用五谷做成汤液和醪醴？岐伯答道：必须用稻米做原料，用稻秆做燃料；稻米要选完好的，稻秆要选坚劲的。黄帝问道：为什么这样呢？岐伯答道：这是因为，只有得天地之和气并生长于高下适宜处的稻子，才能结出完好的稻米，而只有在合适的时间进行伐取，才能收获坚劲的稻秆。

【解读】

汤液和醪醴，这是两种用五谷为原料制作而成的药酒。其中清稀味淡的叫汤液，稠浊甘甜的叫醪醴。当然有人不同意把汤液当成酒，理由是汤液是煎煮取汁而成，不属于酒类。可是原文并没有说汤液就是煎煮取汁而成的，而是把汤液和醪醴放在一起说的，是并列关系。醪醴是发酵酝酿而成，属于酒类，而且都是浊酒。关于这一点没有异议，后人看法是相同的。既然汤液和醪醴是并称的，所以汤液也应当是一种酒，相当于清酒。就"醪醴"而言，如果要进一步细分，又可以分成"醪"和"醴"，二者虽然都是浊酒，即"一杯浊酒喜相逢"中的"浊酒"，都是有渣有水未经过滤的酒，但又有细微区别，"醪"老而味厚，"醴"嫩而味甜。

用什么材料酿制呢？文中说用"五谷"，但重点说稻米。大家还记得吧，在《素问》第四篇《金匮真言论》中曾提到过"五谷"，是指麦、黍、稷、稻、豆，分别对应肝、心、脾、肺、肾。在此，我们完全可以将它理解为"五谷丰登"中的"五谷"，用来泛指粮食。用粮食入药治病，在中医里一点也不稀奇，比如医圣张仲景《伤寒杂病论》里的一些经方就用到了五谷，如甘麦大枣汤用了小麦、白虎汤用了粳米、赤小豆当归散用了赤小豆，这都说明食物和药物确实是同源的，食物是有药用功能的。古人还将各种食物按照功效的不同进行配伍组合，并辅以合适的制作工艺，就形成了汤液或醪醴。

岐伯在讲到用五谷酿造汤液和醪醴的时候，重点讲的是稻米，"必以稻米，炊之稻薪"，用稻米做原料，用稻秆做燃料。为什么？岐伯说了两个原因，第一个原因：稻米是"至完"——最完好、最完备，因为稻米"得天地之和，高下之宜"，不偏寒也不偏热，营养成分又很高，所以说稻米的性味最完好、最完备。第二个原因：稻秆是"至坚"——最坚实、最坚固，因为稻秆"伐取得时"。以东北水稻为例，稻秆要到深秋才收割，经过了春夏秋三季的气息滋润，具备了秋天坚韧的性质，所以说它最坚实。

特别要强调的是，中医历来非常注重时间和空间，岐伯说的"高下相宜"是指食物、药物适宜生长的空间；"伐取得时"是指食物、药物适宜生长和收获的时间。不知道大家听说过这么几句话没有，一句是"橘生淮南则为橘，生于淮北则为枳"，说的就是空间，还有一句是"三月茵陈四月蒿，五月六月当柴烧"，说的就是时间。同样一种植物在不同的季节有不同的功效，正月里茵陈具有祛湿热、治黄疸的药用功效，可是到了五月六月就没有这种功效了。大家见过中医开的处方没有？中医开药的时候有的会在前面加一个字，比如在桑叶前面多写个

"霜"字，表示要霜冻、霜打过的桑叶。这是在强调时间。在山药前面写个"怀"字，"怀"指怀庆府，在现在的河南省焦作一带。如果写个"淮"字，那是指淮河一带，也就是现在的江苏、安徽一带。这是在强调空间。中医特别讲究"道地药材"，说明药材产地的重要性，有"四大怀药"和"八大浙药"（也叫"浙八味"）等说法。

再举一个例子：现在很多女同志非常注意养气血、抗衰老，到了秋冬进补的时候，就去药店买那种阿胶熬制的固元膏回来吃。于是，有好多朋友问我怎么选阿胶。我说一看时间，阿胶是越陈越好，越不容易上火，而不是专门挑生产日期最新的那种；二看空间，阿胶是山东东阿的最好，德州驴配上阿井水熬出来的胶最好。可见，同样是吃阿胶，如果吃不出中医文化，又怎么能吃出美丽容颜呢？

帝曰：上古圣人作汤液醪醴者，为而不用，何也？岐伯曰：自古圣人之作汤液醪醴者，以为备耳，夫上古作汤液，故为而弗服也。中古之世，道德稍衰，邪气时至，服之万全。帝曰：今之世不必已，何也？岐伯曰：当今之世，必齐毒药攻其中，镵石针艾治其外也。

【语译】

黄帝问道：上古时代的圣贤之人制作汤液和醪醴，制成后却不使用，这是什么原因呢？岐伯答道：上古时代的圣贤之人做汤液和醪醴，以备万一。因为上古时代，人们身心康泰，很少生病，所以，虽制成了汤液，却还是放在那里用不上。到了中古时代，社会道德稍衰，人体身心比较虚弱，因此外界邪气时常乘虚伤人，但只要服用些汤液、醪醴，病就好了。黄帝问道：当今世人，虽然服了汤液、醪醴，而病不一定好，这是什么缘故呢？岐伯答道：当今世人，一有疾病，必定要用药物内服、砭石和针灸外治，其病才能痊愈。

【解读】

这里又一次比较了上古、中古和当世之人的区别。上古之人为什么不用汤液、醪醴？因为用不上，那个时候人们恬淡少欲、善于养生，因而身心康泰，很少生病，所以汤液、醪醴只是备用于万一；中古之时，欲望增加，养生之道渐渐衰退，导致人们身心虚弱，这个时候就需要用汤液、醪醴来治病了；到了当今之世也就是黄帝、岐伯的时代，人们的心理状态不同，欲望增多，劳形伤神，一旦得病就得用药物和针灸、砭石来治病，汤液、醪醴已经不起作用了。

　　我们今天的情况怎么样呢？现代人已经根本想不到还可以用汤液和醪醴治病了。这究竟是进步还是退步呢？有人说现代医学在不断发展，从内治到外治，方法和工具越来越多，对疾病的认识越来越深入了，所以当世治病方法变多并不是退步，而是一种进步。但有一点我们应该看到，虽然现代人彻底征服了一些疾病，但同时又产生了一些新的疾病，得病的人越来越多，得的病越来越怪，比如什么癌症、艾滋病、糖尿病、冠心病，还有其他由于生活方式、心理压抑导致的各种现代病。现在的情况是一方面治病的方法越来越多，一方面疾病也越来越多，两者好像在比赛。从目前看，疾病还远远跑在前头。你说这是进步还是退步呢？

　　帝曰：形弊血尽而功不立者何？岐伯曰：神不使也。帝曰：何谓神不使？岐伯曰：针石，道也。精神不进，志意不治，故病不可愈。今精坏神去，荣卫不可复收。何者？嗜欲无穷，而忧患不止，精气弛坏，荣泣卫除，故神去之而病不愈也。

　　帝曰：夫病之始生也，极微极精，必先入结于皮肤。今良工皆称曰：病成名曰逆，则针石不能治，良药不能及也。今良工皆得其法，守其数，亲戚兄弟远近音声日闻于耳，五色日见于目，而病不愈者，亦何暇不早乎？岐伯曰：病为本，工为标，标本不得，邪气不服，此之谓也。

　　帝曰：其有不从毫毛而生，五脏阳以竭也，津液充郭，其魄独居，孤精于内，气耗于外，形不可与衣相保，此四极急而动中，是气拒于内，而形施于外，治之奈何？岐伯曰：平治于权衡，去宛陈莝，微动四极，温衣，缪刺其处，以复其形。开鬼门，洁净府，精以时服，五阳以布，疏涤五脏，故精自生，形自盛，骨肉相保，巨气乃平。帝曰：善。

【语译】

　　黄帝问道：有些病人，用药物、针灸等法治疗后，形体弊坏、气血竭尽，但仍不见效，这是为什么呢？岐伯答道：这是因为病人的神气已经败坏，已不能使药物、针灸发挥应有的作用。黄帝问道：那又是什么原因导致其不能发挥应有的作用呢？岐伯答道：针石，是用来治病的。但用在精神已经毁坏、志意已经散乱不定的人身上，就不能发挥其应有的作用，所以病不愈，况且现在病人又是精坏神去、荣卫已到不可收拾的地步了。这是为什么呢？主要是由于他生活上嗜欲无穷、精神上忧患不止，以致精气毁坏，荣血涩少，卫气也失去了正常的功能，所以神气去而病不愈。

黄帝问道：凡病在初起之时，一般都是比较轻微，必定是先侵袭到皮肤等浅表部位，是易于被发现和防治的。而现在往往是良医诊治时就说病得已经很厉害了，而且发展和预后很不好，用针刺和砭石都不能治愈，再好的药物也不能达到得病的地方。按理说，现在的良医都已经掌握了诊治方法，掌握了针刺等技术，病人大多是亲戚兄弟身边之人，病人的声音可以天天听见，病人的气色可以天天看见，却依然治不好他们的病，为什么良医不能为他们提早诊治？岐伯答道：这是因为患者为本，医生为标，患者与医生不能很好地合作，病邪就不能被制服，道理就在这里。

黄帝问道：有的病不是从皮肤毫毛发生，而是由于五脏的阳气衰竭，不能化水行气，以致水湿充满于皮下、胸腹腔，则人体之阴精孤立而处，在体内转化为废料，气在体外不断耗散，导致形体已穿不上原来的衣服，不但四肢肿胀，而且还气喘咳嗽。遇到这种水气充斥于内、形体洪肿于外的病状，应当怎样治疗呢？岐伯答道：要权衡病情的轻重缓急来施治。祛除郁积的陈旧水液、瘀血，以稍稍松动四肢的肿胀；衣服要穿得暖和，以恢复体内的阳气；通过缪刺法即交叉针刺的方法，泄去水肿，恢复原来的形体；也可以用"开鬼门，洁净府"的方法祛除水邪。这样，精气日渐恢复，五脏的阳气开始提升，郁积在五脏中的水液开始疏通。因此，精气就产生了，形体随之强盛，筋骨肌肉也可以保持正常的状态，人的正气就和平了，又恢复为健康的人了。黄帝答道：讲得好。

【解读】

黄帝和岐伯的这一段对话从"功不立"和"神不使"开始。为什么"功不立"？原因就是"神不使"。而要搞清楚"神不使"，就有必要弄明白中医文化里的"神"。我们中国文化中的"神"的意思非常丰富。《周易·系辞上》中说"阴阳不测之谓神"，神是指阴阳的变化莫测。在《黄帝内经》中，"神"可理解为一种能够不断变化的正气。因此，这里的"神不使"就是指不断变化的神气、正气不能起作用了。比如对健康的人来说，当我们刺激其身体上的某一个穴位或一条经络时，一定会有所反应，这就表明了能够不断变化的正气的传递，说明能够不断变化的正气可以到达，这就叫"神能使"；而对于患病的人来说，当我们刺激其身体上的某一个穴位或一条经络时，可能就得不到同样的反应，这就意味着能够不断变化的正气传递不了，不能到达了，这就叫"神不使"。

关于"神不使"的情况，黄帝在文中一共问了三次，而岐伯也就回答了三次。第一种是"神去之"，就是说这种能够不断变化的正气不复存在了，在这种情况下，你再怎么折腾也无济于事，必定还是"神不使"。第二种是"神不治"，就是说患者本身不能调度好自己的这种神气、正气，因此，医生诊治水平再高也无济于事，必定也是"功不立"。第三种是"神得治"，这是从"神不使"的反面来说明的。如果患者本身能够调度好自己的神气、正气，那么，即使病情重，医生的诊治也能发挥出理想的效果。以上三种情况层层深入，形成鲜明对比，共同说明了治病疗效与"神"的关系。"神使"还是"神不使"，这是判断疾病能不能治好的关键。病为本，医为标，而"神"为本中之本，只有标本兼治，才能取得良好的治疗效果。

另外，还需要说明一点，文中的"开鬼门，洁净府"自王冰释为"启玄府，泻膀胱"以来，后世据此作为发汗利水的理论依据，这其实是不符合原意的。"开鬼门"的"开"字乃是"关"字之误。"关"误为"开"，古书上是常见的，如《荀子·臣道》中的"时关内之"，杨倞注"关，当为开，传写误耳"。"鬼，慧也"，见《广雅·释诂》；"门，谓耳目也"，见《管子·心术上》；"鬼门"是智慧之门，指耳目，关"鬼门"即道家收视返听之意。"净府"即灵府，指心灵而言，"灵府者，精神之宅也，所谓心也"，见《庄子·德充符》成玄英疏。《淮南子·精神训》更是具体指出："夫孔窍者，精神之户庸也……血气滔荡而不休，则精神驰骋于外而不守矣。"说明某些孔窍，是耗散精气的门户。"洁净府"即静心息虑之意。收视返听、静心息虑，属于古代导引吐纳范围。因为恬淡虚无，能使精神内守，所以能达到"精以时服"的目的。

玉版论要篇第十五

这一篇的题目中，"玉版"就是用来刻写珍贵文献的玉石书版，"论要"就是讨论或理论的要点。

这一篇指出，《五色》《脉变》《揆度》《奇恒》这四部已经失传的古书一致强调人与自然的统一这一观点，即"道在于一"。"一"具体指的是"神转不回，回则不转"，要通过观面色和切脉象来判断神统领的阴阳气血的运行是转还是回。

黄帝问曰：余闻揆度奇恒，所指不同，用之奈何？岐伯对曰：揆度者，度病之浅深也。奇恒者，言奇病也。请言道之至数，五色脉变，揆度奇恒，道在于一。神转不回，回则不转，乃失其机，至数之要，迫近以微，著之玉版，命曰合玉机。

【语译】

黄帝问道：我听说《揆度》和《奇恒》这两部书所讲的内容是不同的，应该怎样去掌握运用呢？岐伯答道：《揆度》一书是用来度量疾病的轻重，也就是说讲的是疾病的定性与定量问题；《奇恒》一书说的是如何辨别疾病的异常情况。若从道的高度来讲，《五色》《脉变》《揆度》《奇恒》这四部古书，内容虽然不同，但强调人与自然的统一这一点却是一致的。气血必须按照四时变化的规律有次序地运转，否则，就会导致疾病。以色脉的正常与异常来判断血气的顺行与逆行是最为重要、最为关键、最为微妙的道理，是有必要刻在玉版上而称为"玉机"的。

【解读】

今天我们要阅读的是《素问》第十五篇《玉版论要》，"玉版"就是用来刻写珍贵文献的玉石书版，"论要"就是讨论或理论的要点。这一篇的篇名和前面学过的《金匮真言论》《灵兰秘典论》一样，从题目上都只能看出它的重要性，却看不出什么内容、什么主题。"金匮真言"是珍藏在黄金书匮中的真言，"灵兰秘典"是珍藏在灵台兰室中的秘密典籍，这一篇的"玉版论要"就是刻在玉石书版上的精要论点。毫无疑问，只有最重要的东西才刻在这么珍贵的玉版上，究竟是什么东西呢？

文中谈到了《五色》《脉变》《揆度》《奇恒》四部文献，它们也许是《黄帝内经》之前、之外的四部经典，现见于本篇，其曰："五色脉变，揆度奇恒，道在于一。"马莳在《素问注证发微》中说它们都是古经篇名，因为《灵枢》第八卷有《五色》，而《经脉别论》亦有阴阳、揆度等名。所以顾观光的《素问校勘记》也同意马莳的看法，认定是"古经篇名"。

这里的《五色》是否即《灵枢》的《五色》，我们现在还很难作出定论。但是《史记·扁鹊仓公列传》中公澄阳庆所授淳于意的书中，确有《五色诊》一种，并记载其擅长以"五色诊病"，故可以知道其属于"望诊"的古文献。且下文有"容色见上下左右，各在其要"一段，也足以证明其为"望色"的古文献无疑。注意，文中的"容色"，全本及《太素》均作"客色"，当从。容、客形似易误，《邪客》篇"邪不能容，容之则心伤"。"容"为"客"字之误可证。另外，文中还有一个"必齐主治"，这该怎么理解呢？孙诒让说，"必齐"对"汤液醪酒"为文，《汤液醪醴论》中"必齐毒药"对"镵石针艾"为文，"必"字皆当为"火"，篆文二字形近，因而致误。《史记·扁鹊仓公列传》云："饮以火齐汤。"火齐汤就是指和煮汤药。这里说"汤液主治"者，治以五谷之汤液，"火齐主治"者，治以和煮之毒药也。《移精变气论》云："中古之治病，至而治之，汤液十日，以去八风五痹之病，十日不已，治以草苏草荄之枝。"此火齐就是草荄之类。《韩非子·喻老》篇："扁鹊曰：疾在腠理，汤液之所及也；在肌肤，针石之所及也；在肠胃，火齐之所及也。"亦可证明。古代凡以火煮物，都叫火齐，不光指汤药。比如《礼记·月令》中说："陶器必良，火齐必得。"这说明此处的火齐是对汤液而言。古人治病，从汤液发展到针艾，最后才有火齐汤药，可以说火齐在当时是流行的。

这里说的《脉变》，从下文"搏脉，痹躄，寒热之交。脉孤为消气，虚泄为夺血。孤为逆，虚为从"来看，应该是一部讲脉搏变化的古文献。

这里的《揆度》除见于本篇外，还见于《疏五过论》和《病能论》。本篇说："揆度者，度病之浅深也。"《病能论》说："揆度者，切度之也。""所谓揆者，方切求之也，言切求其脉理也；度者，得其病处，以四时度之也。"就是说切求其脉理和度病之浅深，所以仍是属于"脉法"古文献的范围。

这里的《奇恒》在《素问》中共出现四次。一见于本篇，二见于《病能论》，三见于《疏五过论》，四见于《方盛衰论》。什么叫奇恒？《病能论》中解释说："奇恒者，言奇病也。""所谓奇者，使奇病不得以四时死也；恒者，得以四时死也。"顾观光又解释说："奇恒，谓异于常也。疑《素问·奇病论》即奇恒书之仅存者。《史记》述仓公所授书，有《奇咳术》。"疑"奇咳"即"奇恒"。"咳"，应作"侅"，许氏《说文解字》云："奇侅，非常也。"因此，"奇侅"与"奇恒"，实为同义词，这说明《奇侅术》与《奇恒》，有可能是同一书。

以上所说的四本书，我们现在都看不到，也许以后会被挖掘出来。不过，看不到没关系，因为岐伯说这四本书"道在于一"，还说"神转不回，回则不转，乃失其机"。恽铁樵就非常重视岐伯的这个总结，他认为这是《黄帝内经》全书的关键，倘于此处不能了了，即全书不能了了。

那么，什么是"道在于一"？恽铁樵说："使吾身脏腑之气，与天地运行之气，合而为一也。能一者不病，不能一则病，故曰'揆度奇恒，道在于一'。《脉要精微论》'补泻勿失，与天地如一，得一之情，以知死生'，是道在于一之注脚也。"恽说具体而明确，与各篇有关理论，皆可圆通，实在是历来注家之所未道。那么这个"一"究竟是什么呢？"一"是指人与自然的统一的规律，具体说就是"神转不回，回则不转，乃失其机"。请大家记住前面这八个字："神转不回，回则不转"。这是非常有名的话，听起来有点像绕口令。这是什么意思呢？意思是说，神要顺时运转而不能逆时回传，如果逆时回传，就不能顺时运转，那么就会失去生机。这里又一次强调了"神"，这个"神"是统领气血阴阳的。"神"要顺时运转，说明气血要按照四时变化的规律有次序地运转，否则，就会导致疾病，失去生命。可见"转"指顺时运行，"回"指逆时运行。这个道理是最为重要、最为关键、最为微妙的，是有必要刻在玉版上而称为"玉机"的。原文"合玉机"的"合"是个衍文，后面专门有一篇就叫《玉机真脏论》。

关于"神转不回，回则不转"，王冰说："血气者神气也……夫血气应顺四时，递迁囚王，循环五气，无相夺伦，是则神转不回也。回谓却行也，然血气随王，不合却行，却行则反常，反常则回而不转也，回而不转，乃失生气之机矣。何以

张其成全解黄帝内经·素问

明之？夫木衰则火王，火衰则土王，土衰则金王，金衰则水王，水衰则木王，终而复始循环，此即谓神转不回也。若木衰水王，水衰金王，金衰土王，土衰火王，火衰木王，此之谓回而不转也。然反天常轨，生之何有耶！"恽铁樵说："血气者人之神，盖谓血气旺则神旺，血气衰则神衰，是血气之标著者为神，在理可通；云递迁囚旺者，盖谓血气之在五脏，有顺序变化之常轨；循环五气者依五行相生之气而行，环转不已；无相夺伦者谓次序不得凌乱。如是谓之神转不回，逆则为回而不转，譬之四序，成功者退，母气既传于子，则母气当衰，子气当旺，故木衰火旺，火衰土旺为转不回，母气不传于子，则为回而不转，此其解释，甚为圆满。""神转不回，回则不转"，词义深奥，本不易理解，幸得王注恽疏，从而义理昭然，并且和上文"道在于一"之说一气贯通。这和《脏气法时论》中的"合人形以法四时五行而治"，《四时刺逆从论》中的"春刺肌肉，血气环逆""正气不乱，精气不转"诸说，在理论上都可取得一致。

正如明代孙一奎在其《医旨绪余·不知易者不足以言太医论》中所说："斯理也，难言也，包牺氏画之，文王象之，姬公爻之，尼父赞而翼之，黄帝问而岐伯陈之……经于四圣则为《易》，立论于岐黄则为《灵》、《素》……书有二而理无二也……精于医者，必由通于《易》，术业有专攻，而理无二致也。"也就是说，虽然医书很多，学派很多，诊法很多，治法很多，但归根结底都离不开天人合一、阴阳中和的思想指导。

那么怎么才能知道一个人的"神"统领的气血阴阳是"转"还是"回"呢？下面岐伯就从两个方面作了回答。哪两个方面？一个是面色，一个是脉象。观面色和切脉象，看它们是正常还是异常，就可以判断血气运行是顺行还是逆行。

容色见上下左右，各在其要。其色见浅者，汤液主治，十日已。其见深者，必齐主治，二十一日已。其见大深者，醪酒主治，百日已。色夭面脱，不治，百日尽已。脉短气绝死，病温虚甚死。色见上下左右，各在其要。上为逆，下为从。女子右为逆，左为从；男子左为逆，右为从。易，重阳死，重阴死。阴阳反他，治在权衡相夺，奇恒事也，揆度事也。

【语译】

面部上下左右不同区域的色泽变化，有助于判断病变的具体脏腑部位。通过观察色泽的深浅，可以预测疾病的轻重转归。色浅的，病情尚轻，主以五谷汤液治疗，约十天就会好的；色深的，病情较重，可以用药剂治疗，约二十一天就会康复；色过深，病情更重，可以用醪酒治疗，约一百天就会痊愈；色晦恶而枯槁，面瘦无肉，神气已去，故不可治，约一百天命尽而死。另外补充一下，脉象短促无力而阳气虚脱的，为死征；温病耗伤而正气虚极的，亦为死征。分析病色顺逆，需要掌握要领。凡病色从下冲明堂而上额，则为水克火之贼邪，故为逆也；从上压明堂而下颏者，则为火侮水之微邪，故为顺也。男为阳，女为阴；左为阳，右为阴。女子病色在右为阴重阴属逆，病色在左为阴得阳属顺；男子病色在右为阳得阴属顺，病色在左为阳叠阳属逆。如果病色变更，变顺为逆，那就是重阳、重阴了，是死征。阴阳反常，诊治时就要权衡病势的轻重，使阴阳达到平和，这时就要运用《奇恒》《揆度》的诊治法了。

【解读】

面部上下左右不同区域的色泽变化，有助于判断病变各自所对应的脏腑部位。通过观察色泽的深浅，可以预测疾病的轻重。面色浅的，病情尚轻，可以用五谷汤液治疗，大约十天就会好的；面色深的，病情较重，可以用药剂来治疗，大约二十一天就会康复；面色过深，病情更重，可以用醪酒（药酒）治疗，大约一百天就会痊愈；如果"色夭面脱"，就是面色晦暗而枯槁，没有一点水分，面瘦无肉，那就没法治了，大约一百天命尽而死。分析面部不同的病色是顺还是逆，有一定的要领，那就是"上为逆，下为从。女子右为逆，左为从；男子左为逆，右为从"。如果病色从下向上延伸，也就是从下巴到额头病色越来越深，说明病情是逐渐发展、加重，就是"逆"；如果从上向下延伸，也就是从额头到下巴病色延伸，说明病情逐渐减轻、减弱，这就是"顺"。如果用男女来分别阴阳，那么男左女右，男为阳，女为阴；左为阳，右为阴。女子病色在右属于阴又加上阴，叫"重阴"，没有阳，当然就是"逆"；女子病色在左，属于阴有了阳，阴阳相和，那就是"顺"。男子病色在右，属于阳得阴，阴阳相和，是"顺"的；但如果病色在左，男人为阳，左为阳，阳上加阳，为"重阳"，没有阴，就是"逆"了。"顺"就是"转则不回"，"逆"就是"回则不转"。

搏脉，痹躄，寒热之交。脉孤为消气，虚泄为夺血。孤为逆，虚为从。行奇恒之法，以太阴始。行所不胜曰逆，逆则死；行所胜曰从，从则活。八风四时之胜，终而复始，逆行一过，不复可数，论要毕矣。

【语译】

脉象强劲有力，搏击于指下，提示邪盛正衰、阴阳乖乱，故为痹、为躄，为或寒或热之交也。脉洪大之极，为孤阳，阴气必消；脉微弱之甚，为孤阴，阳气必消。脉虚而搏动无力，提示水泄或失血。凡脉见孤绝，不可复生，为死亡征象，为逆；而单纯脉象虚弱，仅是正气不足，尚可用补法治愈，为从。运用《奇恒》之法，应从手太阴开始，传行到它所不胜的脏就是逆，就会死，传行到它所胜的脏就是顺，就能活命。四时八风的运行是有规律的，周而复始。如果四时气候反常，就不能用常理来推断了。这就是《揆度》《奇恒》诊法的要点。

【解读】

"搏脉"，脉象搏击于指下，注意这个"搏"字，搏斗，说明像打架时出拳头，肯定是强劲有力，你会感觉到被打了一样，肯定是不太舒服，提示邪气太盛、正气衰弱，阴阳错乱。这是因为寒热邪气相交侵犯了人体，使人痹躄——肢体疼痛，下肢不能行走。如果脉洪大到极点，叫孤阳脉，说明阳热太盛了，阴精必然消耗；如果脉微弱到极点，叫孤阴脉，说明阴寒太盛，阳气必然消耗。脉象虚弱，搏动无力，提示失血、阴血脱失。上面说的孤阳脉和孤阴脉，都属于死亡的征象，称为"逆"；而单纯脉象虚弱，仅是正气不足，还是可以用补法治愈的，为"从"。"从"在《太素》版本中写作"顺"。在诊脉的时候，运用《奇恒》的方法，应当从手太阴寸口脉开始。"行所不胜曰逆，逆则死；行所胜曰从，从则活。"我们前面已经讲过，五行相克也就是五行相胜，"所胜"就是所克，"所不胜"就是所不能克，比如水克火，火不能克水，所以水所胜就是火，火所不胜就是水。怎么判断疾病流传的正常与反常之序，也就是顺还是逆？如果疾病流传到它"所不胜"的脏腑，即克制自己的脏腑，那么就是"逆"，就会死亡；如果疾病流传到它"所胜"的脏腑，即被自己所克制的脏腑，那么就是"顺"，就能活命。自然界四时八风的运行是有规律的，是周而复始的，但如果四时气候反常，就难以把握了，这时就应该按照具体情况具体分析，不能再按常理来推断。以上所说的就是《揆度》《奇恒》诊法的全部要点。

诊要经终论篇第十六

本篇讲了三个方面的内容：

（1）四时气候的变化与人体是密切关联的，因此要掌握四时的正确刺法。如果违反了这个规律，非但不能治好病，反而会造成不良的后果。

（2）针刺的基本法则是要避开五脏，不然就会导致患者死亡。这说明，只有了解内在脏器的部位，掌握正确的针刺手法，才能避免医疗事故。

（3）分析了十二经脉之气终绝时所产生的症状。

黄帝问曰：诊要何如？岐伯对曰：正月二月，天气始方，地气始发，人气在肝。三月四月，天气正方，地气定发，人气在脾。五月六月，天气盛，地气高，人气在头。七月八月，阴气始杀，人气在肺。九月十月，阴气始冰，地气始闭，人气在心。十一月十二月，冰复，地气合。人气在肾。

【语译】

黄帝问道：诊病的要领是什么？岐伯回答说：正月和二月，天气开始升发，地气开始萌动，这时候人气主要在肝；三月和四月，天气旺盛，地气正在升发，这时候人气主要在脾；五月和六月，天气旺盛到了极点，地气升高，这时候人气主要在头部；七月和八月，阴气开始肃杀，这时候人气主要在肺；九月和十月，阴气开始冰冷，地气开始闭藏，这时候人气主要在心；十一月和十二月，阴气更加冰冷，地气完全内藏，这时候人气主要在肾。

【解读】

"诊要"就是诊治疾病的要领，"经终"就是经脉的终结。所以这一篇主要讨论了怎样按照四时变化的规律来诊治疾病，以及十二经脉之气是怎么终结的，终结以后有什么样的表现。

黄帝问道：诊病的要领是什么？岐伯回答说：正月和二月，天气开始升发，地气开始萌动，这时候人气主要在肝，就是说人的肝气和它们相应，也开始生发。这里说的正月、二月当然是阴历。原文中"天气始方"的"方"字，有人说是"正"，有人解释为"刚刚"，都不符合原文之意，其实"方"是"放"的通假字，意思是"开放""生发"。三月和四月，天气开始旺盛，地气正是华茂，这时候主要在脾，人的脾气和它们相应。五月和六月，天气旺盛到了极点，地气升高，这时候人气主要在头部，头部和它们相应。七月和八月，阴气开始上升，天地之气肃杀，这时候人气主要在肺，肺气和它们相应。九月和十月，阴气开始渐盛，地气开始闭藏，这时候人气主要在心，心气和它们相应。十一月和十二月，阴气旺盛到极点，地气完全密藏，这时候人气主要在肾，肾气和它们相应。

这一段将一年十二个月与身体脏腑相配，其实在《黄帝内经》中，大约有二十篇涉及这样的内容。有四时配四脏，有四时配五脏，有五时配五脏，有八时（八个节气）配八脏。只有这一篇是六时配六脏，也就是将一年十二个月平均划分为六个阶段，然后依次与肝、脾、头、肺、心、肾相配。这一篇的配法和其他各篇都不一样，因此有许多争议。那么这一篇将十二个月与脏腑配合，究竟是不是存在错乱呢？结合《易经》的十二消息卦来看一看就清楚了。

十二消息卦形象地反映了一年十二个月阴阳二气消长变化的规律。从阴历十一月冬至开始，阳气渐渐上升，阳气上升的同时阴气肯定就渐渐下降，也就是说阳气增强的同时阴气必定减弱。阴历十月是阴气到极点，是坤卦，六根爻全是阴爻。到了十一月冬至阳气开始回复，这就是复卦，最下面一根阳爻，一阳来复；十二月阳气继续上升，下面两根阳爻，这就是临卦；到了正月阳气继续上升，下面三根阳爻了，就是泰卦，所以说正月春节叫三阳开泰；二月是四根阳爻，叫大壮卦；三月是五根阳爻，是夬卦；四月就是六根阳爻，是乾卦；到了五月夏至，阳气到极点，阴气开始上升，乾卦最下面一根爻变成阴爻，就是姤卦；六月阴气继续上升，下面两根阴爻，就是遁卦；七月阴气继续上升，下面三根阴爻，就是否卦；八月下面四根阴爻，就是观卦；九月下面五根阴爻，就是剥卦；十月六根全是阴爻，就是坤卦。

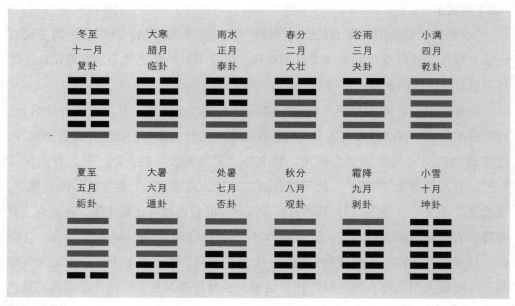

十二消息卦

从十二消息卦的符号上，我们可以非常清楚地看出一年十二个月阴阳变化的规律，再结合五行和六气，马上就知道十二个月和人体五脏的正确配合、对应的关系。阴历正月、二月，风木之气发生，因此人之气在肝。阴历三月、四月，少阴君火生长旺盛，故人气应该在心。阴历五月、六月、七月、八月这四个月属于天干中的中央戊己土，因此人之气分别在脾和胃。阴历九月、十月，阴气开始肃杀，阳明燥金收敛，故人气在肺。阴历十一月、十二月，太阳寒水封藏，故人气在肾。

接下来，岐伯介绍了一大段四时针刺的正确方法、针刺法选择的原则、误刺所造成的危害、误伤五脏的死期，以及避免误伤五脏的针刺方法，等等。放在这一篇中显得有点奇怪。清代大医学家、乾隆皇帝的御医、被誉为"黄药师"的黄元御就认为，本篇内容除了十二经之气终结以外，都应该属于《素问》另一篇《刺法论》的内容。学术界普遍认为，《刺法论》的内容在唐朝王冰编纂时已经亡佚，只有一个标题记载在目录中而已。而黄元御认为《刺法论》并没有遗失，而是错误地抄在了《诊要经终论》中。我赞成这一个说法。这一大段讲针灸刺法的内容和后面的《刺要论》《刺齐论》《刺禁论》等在同一卷。这一篇的许多内容可以同《素问》第六十四篇《四时刺逆从论》互相参考。所以这里就不讲了。后面讲到"刺法"时再讲。

故春刺散俞，及与分理，血出而止，甚者传气，間者环也。夏刺络俞，见血而止，尽气闭环，痛病必下。秋刺皮肤，循理，上下同法，神变而止。冬刺俞窍于分理，甚者直下，間者散下。春夏秋冬，各有所刺，法其所在。春刺夏分，脉乱气微，入淫骨髓，病不能愈，令人不嗜食，又且少气。春刺秋分，筋挛逆气环为咳嗽，病不愈，令人时惊又且哭。春刺冬分，邪气著脏，令人胀，病不愈，又且欲言语。夏刺春分，病不愈，令人解堕。夏刺秋分，病不愈，令人心中欲无言，惕惕如人将捕之。夏刺冬分，病不愈，令人少气，时欲怒。秋刺春分，病不已，令人惕然欲有所为，起而忘之。秋刺夏分，病不已，令人益嗜卧，又且善梦。秋刺冬分，病不已，令人洒洒时寒。冬刺春分，病不已，令人欲卧不能眠，眠而有见。冬刺夏分，病不愈，气上发，为诸痹。冬刺秋分，病不已，令人善渴。

【语译】

所以春天应该针刺散布在各条经脉的腧穴，以及分肉腠理，刺出血就马上停止。病情严重的要留针，等到得气传布后再出针；病情轻微的等经气循环一周，就可出针。夏天应该针刺络脉的腧穴，见到出血就马上停止，等到邪气散尽，用手指按闭针孔，经气循环一周后，痛病就会除去。秋天应该针刺皮肤，顺着肌肉的纹理来刺，人体上部的手经与下部的足经采用同样的刺法，病人神色变好后停止。冬天应该针刺腧穴下的窍隙，直达分肉腠理，病情严重的直刺深下，病情轻微的散刺缓下。春夏秋冬，各有所适宜的刺法，这是根据人气所在的部位决定的。如果春天针刺夏天的部位，就会耗伤心气导致脉行紊乱、心气衰微，邪气乘虚深入，浸淫骨髓，疾病就不能治愈，还会令病人不思饮食，而且精气衰少；春天针刺秋天的部位，就会出现经脉拘挛，邪气上逆环周于肺，造成咳嗽，疾病不能治愈，还会令病人时常感到惊恐，并且悲哭；春天针刺冬天的部位，就会耗伤肾气，导致邪气深入留滞内脏，令病人感到胀满，其病不但不愈，还会让病人想喊叫。夏天针刺春天的部位，疾病不能治愈，还会令人倦怠乏力；夏天针刺秋天的部位，疾病不能治愈，还会令人因肺气受损而不想说话，内心惊骇、恐惧，好像有人抓捕他一样；夏天针刺冬天的部位，疾病不能治愈，还会导致精伤气少，时常想要发怒。秋天针刺春天的部位，疾病不能治愈，令人惊恐不安想要做事，但起身就忘了；秋天针刺夏天的部位，疾病不能治愈，还会令人嗜睡，而且日益严重，并且多梦；秋天针刺冬天的部位，疾病不能治愈，还会令人时常寒冷战栗。冬天针刺春天的部位，疾病不能治愈，还会令人想睡睡不着，即使睡着也会梦到怪异之物；冬天针刺夏天的部位，疾病不能治愈，还会令人脉气外泄，邪气闭阻，导致各种痹证；冬天针刺秋天的部位，疾病不能治愈，还常常会令人感到口渴。

【解读】

按照《四时刺逆从论》的观点：春气在经脉，夏气在孙络，长夏气在肌肉，秋气在皮肤，冬气在骨髓。而邪气常随着四时气血的变化而进入人体、滞留于人体中，并且发生莫测的传变，因此要辟除邪气，就要懂得气血随四时变化的规律。

"散俞"是相对本输而言的，本输的定义在《灵枢·本输》中有详细的记载。以手太阴肺经为例，除了少商、鱼际、太渊、经渠、尺泽穴，肺经上的穴位都叫散俞，又叫络脉之俞，为表浅之意。"分理"指的是分肉和腠理。"閒"其实是"间"的通假字，意思是病情较轻。春天木气生发时，由于人气在肝，肝属木，木曰曲直，肝藏血而能柔，因此针刺时见到血出就要停止。病情较重的，需要导气才能使经络通畅调和；病情轻的，旋即可愈。也有人认为，"环"的意思是针孔、腧穴，病情轻者，针刺后邪气会很快出离，因此出针后正气会把腧穴闭密，这是不同于以上直译的几种理解。"络俞"即络脉间浅在的腧穴，又叫孙络之俞。"尽气"，即尽去其邪气也；"闭环"，即把穴位密闭，与春刺之法类似。秋天的刺法以"神变"为度，由于秋气收敛，因此手法不宜过分。"俞窍"即骨髓之窍，这是由于冬天人气在骨髓的缘故。自然界的阳气越旺盛，人的气血往体表汇聚得就越多，反之，则向内部收引。所以说，春夏秋冬各有其应刺的法度，要根据人体之气的状况来衡量。

我们分析四时误刺，对五行归类不熟悉的读者可以参照下面的五脏模型归类表来理解，在此以春刺夏分为例进行讲解。夏分即夏天人气所在分部，夏三月即农历四、五、六月，对应孙络和肌肉。如果人气在肝和经脉时刺中了孙络和肌肉，心火因此被泻，心主脉，就会发生脉乱气微的现象；骨髓属于水，这时如果邪气乘虚而入，就会入侵骨髓，病根就深了；火泻土败，脾不得心火所旺，因此运化无力，令人没有食欲、少气懒言。在《四时刺逆从论》中也有记载："春刺络脉，血气外溢，令人少气；春刺肌肉，血气环逆，令人上气；春刺筋骨，血气内著，令人腹胀。"可以与之相参照，以便理解。

五脏模型归类表

五脏	基本功能	表里关系	开窍	所主	其华所在	五情	五色	五声	五季	五气	五味	五化	五位	比类社会职能
肝	藏血主疏泄	胆	目	筋	爪	怒	青	呼	春	风	酸	生	东	将军之官
心	主神明 主血脉	小肠	舌	脉	面	喜	赤	笑	夏	暑	苦	长	南	君主之官
脾	主运化 统血	胃	口	肌肉	唇	思	黄	歌	长夏	湿	甘	化	中	仓廪之官
肺	主气 主治节	大肠	鼻	皮	毛	悲	白	哭	秋	燥	辛	收	西	相傅之官
肾	藏精主命门之火	膀胱	耳	骨	发	恐	黑	呻	冬	寒	咸	藏	北	作强之官

以上这些四时刺法的道理，在治疗较重的疾病时要特别注意遵从，否则不但不能去除疾病，还可能会导致气血逆乱，加重病情。针灸以调气、调神为治疗手段，因此针灸不是一件小事，老皇历上都有记载针灸忌宜的日子。

凡刺胸腹者，必避五脏。中心者环死，中脾者五日死，中肾者七日死，中肺者五日死，中鬲者，皆为伤中，其病虽愈，不过一岁必死。刺避五脏者，知逆从也。所谓从者，鬲与脾肾之处，不知者反之。刺胸腹者，必以布憿著之，乃从单布上刺，刺之不愈复刺。刺针必肃，刺肿摇针，经刺勿摇，此刺之道也。

【语译】

凡是针刺胸腹部位，必须避开五脏。针刺中伤心脏，经脉气血环身一周就会死亡；针刺中伤脾脏，五天就会死亡；针刺中伤肾脏，七天就会死亡；针刺中伤肺脏，五天就会死亡；针刺中伤胸膈，五脏都会受伤，表面上看起来病好了，但病人不过一年必然死亡。针刺避开五脏的关键，是要知道下针的逆从。所谓从，就是针刺时知道避开胸膈和脾肾所在的位置。如果不知道避开，就是逆。针刺胸腹部位，必须用布缠绕绑缚住，然后从单布上进行针刺。如果针刺后不能痊愈，就再刺一次。针刺时必须保持安静严肃，针刺脓肿可以摇动针具，针刺经脉就不能摇针，这是针刺的基本法则。

针刺胸腹部向来是危险系数较大的，有导致内脏受损而致死的风险。刺中五脏的死期，并见于《刺禁论》《四时刺逆从论》中。此外，关于膈部的生理意义，张介宾认为："膈膜，前齐鸠尾，后齐十一椎。心肺居于膈上，肝肾居于膈下，脾居在下，近于膈间。膈者，所以膈清浊、分上下而限五脏也……若伤其膈，则脏气阴阳相乱，是为伤中。"因此，膈虽然不是内脏，但是具有隔离清浊上下而限制五脏的功能，就好像一个单位的后勤和监管员，虽然不具备生产职能，却为各个部门的有效运行提供保障。

帝曰：愿闻十二经脉之终奈何？岐伯曰：太阳之脉，其终也戴眼反折瘛疭，其色白，绝汗乃出，出则死矣。少阳终者，耳聋百节皆纵，目𥈓绝系，绝系一日半，死，其死也色先青白，乃死矣。阳明终者，口目动作，善惊妄言，色黄，其上下经盛，不仁，则终矣。少阴终者，面黑齿长而垢，腹胀闭，上下不通而终矣。太阴终者，腹胀闭不得息，善噫善呕，呕则逆，逆则面赤，不逆则上下不通，不通则面黑皮毛焦而终矣。厥阴终者，中热嗌干，善溺心烦，甚则舌卷卵上缩而终矣。此十二经之所败也。

【语译】

黄帝说：我想听你讲一讲十二经脉之气衰绝时是什么样的。岐伯回答：太阳经脉气衰绝时，病人会两目上视、身背反张、手足抽搐、面色发白、大汗淋漓，绝汗一出就会死亡。少阳经脉气衰绝时，病人会耳聋，全身骨节松弛无力，两目直视，状如受惊，目系衰绝，出现绝系后一日半就会死亡。临死时，面色会先青后白，然后就死亡了。阳明经脉气衰绝时，病人会口目抽搐歪斜，容易受惊，胡言乱语，面色发黄，上部的人迎脉与下部的趺阳脉搏动躁盛，肌肤麻木，然后就死亡了。少阴经脉气衰绝时，病人面色发黑，牙龈萎缩导致牙齿变长，而且积满污垢，腹部胀满闭塞，出现饮食不进、二便不通时，就会死亡。太阴经脉气衰绝时，病人会腹部胀满闭塞导致呼吸不利，经常嗳气呕吐，呕吐时就会气机上逆，气机上逆导致面色红赤。如果气机不上逆，就会上下不通，不通会导致面色发黑，皮肤毛发焦枯，然后就会死亡。厥阴经脉气衰绝时，病人会胸中发热，咽喉干燥，经常小便，心情烦躁，病情加重就会舌头卷缩，睾丸上缩，然后就会死亡。这就是十二经脉之气衰绝败坏的情况。

【解读】

十二经脉之气终绝这部分的内容，要结合《灵枢·经脉》中各条经脉的走行和功能来看，这样就比较容易理解。以太阳脉为例，它包括手和足太阳之脉。手太阳之脉止于目内眦，而足太阳之脉则起于目内眦，因此当太阳经脉气要断绝时，会出现双目上视。足太阳之脉从目内眦开始，沿着头、背、臀、腿后侧一直到足小趾指甲外侧的至阴穴，故其太阳经脉气断绝时，会出现角弓反张的现象。手太阳之脉起于拇指指甲旁的少商穴，它循臂上肩，主液；太阳经脉气绝则液脱血亡，故其色白。

总之，"诊要"说的是诊病过程中的要点，"终论"是指最终的结论。本篇题目《诊要经终论》就是说关于医生要掌握的诊病要点的论述到此结束了。

按照黄元御的观点，"诊要"是什么，本篇似乎没有回答。那么，王冰把这一段作为"诊要"是什么用意呢？这是《黄帝内经》天人相应思想落实到诊病的体现。五脏功能系统与自然界四时的阴阳消长变化的相通、相应，是《黄帝内经》的最基本观点。四时自然规律与人体藏象生命规律相应、相通的基本法则为：按照"阴阳五行"的基本框架（符号模型）构成天人、内外的统一体。这意味着，不仅人的内部（局部和整体），而且人与外部（整个大自然）都是按照这一基本法则统一、整合起来的。自然界的四时阴阳与人体的五脏阴阳相互收受、通应，共同遵循阴阳五行的对待协调、生克制化的法则。因此，在正常的情况下，随着时间的推移，季节的变换，正常人体的气血也随之发生一定的波动。而知常方可达变，知道了人体气血随着时间而变化，才能够在不同季节判断出疾病的变化。

据统计，《黄帝内经》中系统地讲述四时（十二个月）与内脏关系的有二十篇左右。王玉川先生的《运气探秘》将其归纳为五类：

（1）四时四脏论：以《四气调神大论》为代表，将春、夏、秋、冬四时与肝、心、肺、肾相对应。春、夏、秋、冬四时又与少阳、太阳、少阴、太阴或木、火、金、水相配。

（2）四时五脏论：四时与五脏相配相差一个数，关于脾脏如何与四时相配，《黄帝内经》提出了三个方案，一是脾不主时，即脾脏在四时中没有独立的位置（《玉机真脏论》《刺禁论》）；二是脾主四季之末，即脾脏主四季中每季最后一个月的十八日，合计七十二日（《刺要论》《太阴阳明论》）；三是脾为至阴，既不说脾不主时，也不说脾主何时，只说"脾为至阴"（《六节藏象论》《咳论》《痹论》）。

（3）五时五脏论：五时就是在四时基础上划出一个"长夏"。肝、心、肺、肾仍配春、夏、秋、冬，脾则配"长夏"。"长夏"在《黄帝内经》中有两种说法，一是指夏三月的最后一个月即农历的六月；一是将一年三百六十日平均分为五时(季)，每时(季)为七十二日，其中第三个七十二日即为"长夏"。《黄帝内经》大部分篇章都是主张前说(如《素问》中的《金匮真言论》《阴阳应象大论》《平人气象论》《脏气法时论》《风论》，《灵枢》中的《本神》《顺气一日分为四时》等)，只有《素问》中的《阴阳类论》主张后说。

（4）六时六脏论：即将一年十二个月平均划分为六个阶段，然后依次与肝、脾、头、肺、心、肾相配。

（5）八风八脏论：将一年二十四节气中的"四立""二至""二分"等八个节气的主导风向(八节风)与脏腑相配，即从立春开始东北季风盛行，与大肠相应；春分开始东风盛行，与肝相应；立夏开始东南季风盛行，与胃相应；夏至开始南风盛行，与心相应；立秋开始西南季风盛行，与脾相应；秋分开始西风盛行，与肺相应；立冬开始西北季风盛行，与小肠相应；冬至开始北风盛行，与肾相应。若风向与节气相反，则为虚邪贼风，人感受邪风，相应的脏气就会得病（《灵枢·九宫八风》）。

由此可见，《黄帝内经》的与时间相配的模型是从临床中不断整理、修正出来的，之所以有变化，是为了适应不同的需要。

卷　五

脉要精微论篇第十七

《脉要精微论》原名《脉要论》，"精微"两字是唐代王冰在整理时加进去的，即脉象的微妙变化。该篇的内容可能存在一些错乱。在齐梁时期全元起所著的《素问训解》中，本篇名为《脉要论》，而且篇后还重复了《脏气法时论》的篇章。王冰也在他的注释中提到，该篇关于梦境的病理推断也与《灵枢·淫邪发梦》的记载一致，只不过缺少心、脾、肾之气盛所发之梦的病理，因此这一部分我们在本篇中不作解读，读者朋友可以在《灵枢》全解中找到详情。到了宋朝林亿等校书时，他们在注解中指出，"短虫""长虫"两句也是其他篇章脱简的文字。即便如此，本篇的主要内容还是讲诊法要领，而其中最重要的是判断精气的盛衰，因此王冰在整理后将其命名为《脉要精微论》。

黄帝问曰：诊法何如？岐伯对曰：诊法常以平旦，阴气未动，阳气未散，饮食未进，经脉未盛，络脉调匀，气血未乱，故乃可诊有过之脉。切脉动静而视精明，察五色，观五脏有余不足，六腑强弱，形之盛衰，以此参伍，决死生之分。

【语译】

黄帝问：脉诊的方法是什么？岐伯回答：脉诊的时间通常在平旦太阳刚升起的时候，这时候人刚刚起床，阴气没有扰动，阳气没有耗散，也没有饮食，经脉之气还不充盛，络脉之气调和匀静，气血没有被扰乱，所以可以诊察出有病的脉象。诊察脉象动静的同时，也要审视眼睛的神气是否充盈，观看面部的五色，观察五脏六腑的虚实强弱和形体的盛衰，这些方法相参互证、异同对比，来决断死生的情况。

【解读】

参伍："参伍以变，错综其数"，源于《周易·系辞上》。

正常情况下，人身的气血阴阳随着自然界的阴阳寒暑更替而在一定范围内产生相应的波动，而人体自身的心理、生理活动，也会使气血的分布和状态发生相应的变化，因此，判断一个人的健康没有绝对固定的指标。本文开篇就讲，诊病的最佳时间是在平旦，来自人体自身活动的干扰较少，因此有利于判断不平和之气的所在。把脉是重要的诊断方法，然而必须结合望精神、察形色、观脏腑功能之强弱，才能下决断是否可以治疗。

现在很多人睡眠不好，长期处于阳盛阴虚的状态，久而久之会出现更多的问题。我们在睡眠时，眼、耳、鼻、舌、身、意都暂时不用了，而元神在指挥着身体各个部门进行更新、重组、修复。最忙碌的是大脑，不停地整合着白天所吸收的信息，这些信息的重新组合就产生了梦。如果睡好觉了，很多问题自然就得到了调整。如果一直睡不好，大夫即使在平旦诊脉，也不容易发现其他有过之脉。高明的大夫往往问得并不多，而是在无声之中洞悉了形气色脉、五脏六腑，并不完全根据病人的主诉来解决问题，这就是所谓的"治病必求于本"。

夫脉者，血之府也，长则气治，短则气病，数则烦心，大则病进，上盛则气高，下盛则气胀，代则气衰，细则气少，涩则心痛，浑浑革至如涌泉，病进而色弊，绵绵其去如弦绝，死。

夫精明五色者，气之华也，赤欲如白裹朱，不欲如赭；白欲如鹅羽，不欲如盐；青欲如苍璧之泽，不欲如蓝；黄欲如罗裹雄黄，不欲如黄土；黑欲如重漆色，不欲如地苍。五色精微象见矣，其寿不久也。夫精明者，所以视万物，别白黑，审短长。以长为短，以白为黑，如是则精衰矣。

【语译】

脉是血液汇聚、活动的场所。长脉表示气血充足调畅，短脉表示气病；数脉多见心里烦躁，大脉表示病邪亢进；上部脉盛大多见气急喘满，下部脉盛大多见腹部胀满；代脉表示气弱衰微，细脉表示气虚衰少，涩脉多见心脏疼痛；脉来粗大急促如泉水上涌，表示病势亢进，面色晦暗无光；脉来绵软无力，脉去如琴弦断绝，是死亡的征兆。

　　眼睛的神采和面部的五色，是五脏精气表现出来的光华。正常的面色赤应该像白帛包裹着朱砂一样，而不应该像赭石的颜色；正常的面色白应该像白鹅的羽毛一样，而不应该像盐的颜色；正常的面色青应该像青苍色玉璧的光泽一样，而不应该像染料蓝靛的颜色；正常的面色黄应该像白罗包裹着雄黄一样，而不应该像黄土一样；正常的面色黑应该像多次涂漆的器皿一样，而不应该像地苍色那样枯暗发黑。如果五脏精气外泄的败象显现于外，病人的寿命也就不长了。眼睛可以明视万物、辨别黑白、审察长短，如果眼睛把长看成短，把黑看成白，这种长短不辨、黑白不分的情况是精气衰竭的征兆。

【解读】

　　脉是血液汇聚、活动的场所。脉体长表示气充足流畅，脉体短表示气病，就是气弱、气虚导致血的运行无力、不流畅。数脉多见心里烦躁、烦热，大脉表示邪气太盛——脉象满指而大，大而有力表示邪气太盛，大而无力表示正气极度亏虚。上部脉盛大多见气高气急、呼吸急促，下部脉盛大多见腹部胀满——脉象分为上、中、下三部，上部在头，中部在手，下部在脚。为什么要分三部？就是对应天、地、人三才，这在后面的《三部九候论》中有详细说明。这里没有专门解释手上的寸口脉为什么要用三根指头，其实也是对应天、地、人三才。究竟与外在的三才怎样对应，与内在的脏腑怎样对应？我们在讲后面的有关篇章时再详细介绍。

　　岐伯接着说：代脉表示五脏之气衰弱。代脉就是脉来缓慢而有规则地停止，比如每跳五次停一次，或每跳三次停一次，甚至有每跳两次停一次的，表示脏气衰微，其病危重。细脉表示气虚衰少。细脉就是手指下感觉脉管细小，就是脉窄、波动小，有的形容脉细如丝，但脉起落搏指明显，能分清次数，表示气虚、血虚、阴虚，阴血不足脉管不充盈。涩脉多见心脏疼痛。涩脉就是脉跳得很艰涩，如轻刀刮竹，刮到竹节的地方就要费点劲。这种脉细短，时不时停止，跳得艰涩不畅，脉道受阻，表明血少、血流不畅，津液亏损，气滞血瘀。脉来粗大急促如泉水上涌（原文"浑浑革至"的"革"有人解释为皮革，这是不正确的，这个"革"字通"亟"，是急迫的意思，在这里做副词，表示脉跳得急促，像涌泉一样滚滚而来），这种脉象表示病势亢进，气血非常紊乱，必定面色晦暗无光；脉来绵软无力，脉去如琴弦断绝，这是死亡的征兆，说明阴阳分离了。

大家还记得吗？我在《五脏生成》中讲过八种重要的脉象，就是浮、沉、迟、数、小、大、滑、涩。滑脉就是把脉的时候感觉脉象跳得很流利、圆滑，好像铁珠滚过玉盘那样，铁珠在三个手指下依次滚过去。脉象都是一对一对的，这里讲了长脉短脉，也是一对。还有代脉，代脉和结脉是一对，结脉这里没有讲，其实代脉和结脉都是脉跳得慢并且有停止，只是代脉是有规则的停止，结脉是没有规则的停止；代脉停止的时间长一些，结脉停止的时间短一些；代脉是止而不能自还，结脉是止而能自还。所以说"脉代者死，脉结者生"。

那么是不是切脉就能解决一切问题呢？不是！切脉一定要和望诊结合起来。我在前面讲八种脉象之后还讲到了五色脉，就是五种面色和五种脉象结合起来诊断疾病。

切脉，有长短大小滑涩等变化，从色来看，五色亦有吉凶之分，从身之形状可见内在之情状。在这些诊法中，什么是能贯穿生命的"本质"呢？答案就是——"气"。在人体系统中，气是物质、能量、信息三者综合运动的概括，它通过经络输布全身，以维持人体的有序运动，由此衍生出多样的功能。气为血之帅，血为气之母，因此，可以通过脉的各种变化推测气的多少、分布、功能状态，而切脉一定要和望诊结合起来。

"精明"是什么？就是眼睛。眼睛的神采和面部的五色，是五脏精气表现出来的光华。正常的面色如果偏红色就应该像白帛包裹着朱砂一样——红润而有光泽，而不应该像代赭石一样——暗红带紫没有光泽。赭是红得发紫之色，红得太过了，不中正，没有光泽。正常面色如果偏白色就应该像白鹅的羽毛一样——洁白而光洁，而不应该像盐一样——白而晦暗。古代的盐不像今天的精盐那样洁白明亮，而是含有许多杂质，因此盐色是白中带灰的，带有不干净、晦暗的感觉。正常面色如果偏青就应该像青苍色的玉璧一样有光泽，而不应该像蓼蓝一样——青而晦暗。这里的"蓝"指的是蓼蓝，它是做染料的一种草本植物，颜色蓝而沉晦、不润泽。正常面色如果偏黄就应该像白罗纱包裹着雄黄一样——黄而明朗有光泽，而不应该像黄土一样枯黄。正常面色如果偏黑就应该像重漆一样——黑而透亮，而不应该像地上的黑土、炭灰一样枯暗，没有一点生气。

下面总结一下。

"五色精微象见矣，其寿不久也。"

如果脸上显现五色精气外泄的败象，说明这个病人的寿命不长了。"五色精微之象"的"微"是通假字，通"危"。那么用什么来观察面色变化呢？当然是眼睛。眼睛有什么秘密呢？

精明就是眼睛，眼睛可以明视万物、辨别黑白、审察长短。但是，如果眼睛把长的看成短的，把黑的看成白的，这种长短不辨、黑白不分的情况，说明精气衰竭了。这里说眼睛可以用来"视万物，别白黑，审短长"，这并不仅仅是说眼睛辨别事物的功能，否则这句话就变成单纯地通过测视力来判断精气的盛衰了。眼睛是心灵的窗户，是藏神的，它能反映一个人的神气是不是旺盛。为什么叫"精明"？这是说眼睛具有精神活动、明察精微的功能。

如果一个人看一个事物，"以长为短，以白为黑"，说明这个人已经失去了辨别事物的能力，这很像现代医学中的阿尔茨海默病，俗称"痴呆"。这样的人是精衰退了、衰亡了。能够辨别长短黑白这是"神"的功能，不能辨别则"精"衰矣。这是什么意思呢？这说明精、气、神是一个东西！神是一种功能，精是一种物质，而气是二者的中间状态。对人体而言，眼睛是最能反映一个人精、气、神的地方。《黄帝内经》中说："五脏六腑之精气，皆上注于目而为之精。"这是从整体的角度来认识眼与脏腑的关系，说明五脏六腑皆与眼有关。后世结合五行八卦发展出了五轮八廓学说，阐述眼睛和脏腑的相互关系，并指导眼病的分类及辨证论治。五轮八廓学说成为中医眼科的一个独特的理论学说。

在诊法中，观察眼睛是一种重要的方法。今天，一些少数民族医生如瑶族、壮族的医生仍保留通过看人的眼睛来诊断身体病症的方法。古人看面相最重要的就是看眼神。

这里我来说一说曾国藩的相面识人之术。曾国藩是"晚清第一名臣"，为后人所称道。他还是一位阅遍大清举国之才的识人、用人大师。

事业的成功与否，关键就在于人才。怎么鉴别人才、选拔人才，是一个领导必须具备的能力。曾国藩对识人、用人是下过一番苦功夫的。《清史稿·曾国藩传》记载："国藩为人威重，美须髯，目三角有棱。每对客，注视移时不语，见者悚然，退则记其优劣，无或爽者。"

曾国藩曾经在自己的日记中谈到识别人才的心得：端庄厚重是贵相，谦卑含容是贵相，事有归着是贵相，心存济物是贵相。不仅如此，曾国藩晚年还将自己昔年探求到的观人之法作了一个口诀："邪正看眼鼻，真假看嘴唇；功名看气概，富贵看精神；主意看指爪，风波看脚筋；若要看条理，全在语言中。"

相传曾国藩写了一本叫《冰鉴》的书，这是一部观察表象、洞悉人心、识人用人的经典。其实这本书在曾国藩以前就有了，在曾国藩所有的日记、奏章、书籍之中，也从未提及《冰鉴》一书。但现代人都把它当成是曾国藩写的，说明大家对曾国藩识人水平的高度认可。

《冰鉴》一共有七篇：一、神骨：看人的眼神和面骨；二、刚柔：看人的阴阳五行；三、容貌：看人的体形和面貌；四、情态：看一个人的体态；五、须眉：看胡须和眉毛；六、声音：听人的声和音；七、气色：看一个人面部的气色。

这里重点介绍一下第一篇《神骨》。

"一身精神，具乎两目；一身骨相，具乎面部。"

一个人全部的精神状态，都集中在他的两只眼睛里；一个人全身的骨骼情况，都集中在他的一张面孔上。可见这里讲的"神"就是眼神，"骨"就是面骨。《冰鉴》将头面骨头分为九种。我们重点来看一看《冰鉴》对"神"的观察。

"文人论神，有清浊之辨。清浊易辨，邪正难辨。欲辨邪正，先观动静。"

古之文人包括医生、养生家在研究和观察人的"神"时，一般都把"神"分为清纯与浑浊两种类型。"神"的清纯与浑浊是比较容易区别的，但从中辨别出是邪恶还是正直就比较困难了。要考察一个人是邪恶还是正直，应先看他处于动静两种状态下的表现。

"静若含珠，动若木发；静若无人，动若赴的，此为澄清到底。"

当一个人的眼睛处于静态的时候，宛如两颗晶亮的明珠，含而不露，也就是目光安详沉稳而又有光，真情深蕴；处于动态的时候，好像春木抽出的新芽，也就是眼中精光闪烁，敏锐犀利。双眼处于静态的时候，旁若无人，目光清明沉稳；处于动态的时候，目光宛如瞄准目标，一发中的。以上这两种人一定是极度澄明清澈、纯正正直的人。

"静若萤光，动若流水，尖巧而喜淫；静若半睡，动若鹿骇，别才而深思。一为败器，一为隐流，均之托迹于清，不可不辨。"

当一个人的两眼处于静态的时候，目光犹如萤火虫的光，微弱而闪烁不定；处于动态的时候，目光犹如流动之水，游移不定，这种人一定是奸猾、善于伪饰，又内心喜欢邪淫的。当一个人的两眼处于静态的时候，目光似睡非睡，似醒非醒；处于动态的时候，目光总是像惊鹿一样惶惶不安，这种人一定有不寻常的才能，又深谋深思，人们很难摸透他的内心。这两类人要么是有瑕疵之辈，要么是含而不发之人，都属于奸邪不正之人，却混杂在清纯正直的人中，这是观神时必须仔细辨别的。

观察一个人的眼神还要区分是自然流露还是勉强造作。所谓自然流露，是指有所见或有所感而发，完全出自内心的自然本真，显示出的情态自然而然，情真意切。所谓勉强造作，则与自然流露相反。这也是观察眼神的难点，需要积累经验才能做到望而知之。

五脏者，中之守也，中盛脏满，气胜伤恐者，声如从室中言，是中气之湿也。言而微，终日乃复言者，此夺气也。衣被不敛，言语善恶，不避亲疏者，此神明之乱也。仓廪不藏者，是门户不要也。水泉不止者，是膀胱不藏也。得守者生，失守者死。

夫五脏者，身之强也。头者精明之府，头倾视深，精神将夺矣。背者胸中之府，背曲肩随，府将坏矣。腰者肾之府，转摇不能，肾将惫矣。膝者筋之府，屈伸不能，行则偻附，筋将惫矣。骨者髓之府，不能久立，行则振掉，骨将惫矣。得强则生，失强则死。岐伯曰：反四时者，有余为精，不足为消。应太过，不足为精；应不足，有余为消。阴阳不相应，病名曰关格。

【语译】

五脏贮藏精气，使精气固守于内。如果脘腹中邪气盛满，气机壅滞，气急喘息，容易惊恐，讲话声音就重浊不清，像在密室中说话一样，这是中焦湿盛阻遏中气的表现。言语低微，说话反复停顿，这是精气被夺的表现。不知道穿衣盖被，言语错乱，不能分辨亲疏、避开生人，这是神明错乱的表现。脾胃不能藏纳水谷精气，泄泻不止，这是因为胃肠的门户不能约束。小便不禁，这是因为膀胱不能闭藏。五脏精气能够内守，病人就能生存；五脏精气不能内守，病人就会死亡。

头是藏精气、神气的地方，如果头部低垂，目陷无光，表明精神将要衰败。背悬五脏，为支撑胸腔的部位，若背弯曲而肩下垂，说明胸中脏气将要败坏。肾位于腰，所以腰为肾之府，如果腰不能转侧摇动，表明肾气将要衰惫。膝是筋汇聚的地方，所以膝为筋之府，如果不能屈伸，走路要曲身附物，说明筋的功能将要衰败。骨为髓之府，如果不能久立，行走摇摆不稳，就说明骨的功能将要衰退。

如果脏气能够恢复强健，则虽病可以复生；如果脏气不能恢复强健，病就不好治了，人也就死了。岐伯说：脉气与四时阴阳之气相反的，如果有余，表明邪气胜了精气；如果不足，表明血气消损。肺气应有余，却出现不足的，是邪气胜于正气；脉气应不足，却出现有余的，这是正气消耗虚损。这些现象与四时阴阳不相应，发生的疾病就叫"关格"。

【解读】

除了望气色、视精明，望诊还包括看人的社会性，包括服饰、动作、态度等，看人的面相、体相，等等。闻诊包括听、嗅两方面，听诊的内容包括听声音和语言。嗅诊虽然不便形容，但"仓廪不藏""水泉不止"两句说的可能就是嗅诊。脾胃是仓廪之官，魄门（肛门）是这个仓库的门户。所以说，如果泄泻不能控制，就说明魄门的功能虚弱了；小便不禁，则是前阴之窍失职。前后二阴皆为肾所主，肾又主藏精，如果二便失禁，则说明整个五脏的精气都处于极度虚损状态，预后不佳。

从理论上来讲，望诊的信息量是四诊中最大的，正所谓望而知之谓之神，闻而知之谓之圣，切而知之谓之工，问而知之谓之巧。通过这些方法所获取的信息，我们都可以看成是一个"象"，象是可感的、互含的，因此也是相通的。因此，看到一个人的背部越来越驼，就知道他胸中的正气在逐渐地减少；看到一个人渐渐地行走困难，说明此人的肾精已经不足。

此处的"岐伯曰"三个字，是抄写者在提示我们，这里存在着错简。"反四时者，有余为精，不足为消。应太过，不足为精；应不足，有余为消。阴阳不相应，病名曰关格。"这一段应在论述四时正常脉象之后，接在下一段"微妙在脉，不可不察。察之有纪，从阴阳始，始之有经，从五行生，生之有度，四时为宜"后面，也就是置于"补泻勿失，与天地如一，得一之情，以知死生"之前。这样，于文理、语气都较为合理。

这里讲的五"府"，不是五脏六腑中的五腑，而是指头、背、腰、膝、骨。这也是望诊，即望人的整个形体及其动作表现。"得强则生，失强则死。"如果这五"府"强健，病人就可以复生，说明五脏的精气还没有衰；如果这五"府"不强健了，人就会死亡，说明五脏的精气已经衰亡了。

帝曰：脉其四时动奈何？知病之所在奈何？知病之所变奈何？知病乍在内奈何？知病乍在外奈何？请问此五者，可得闻乎？岐伯曰：请言其与天运转大也。万物之外，六合之内，天地之变，阴阳之应，彼春之暖，为夏之暑，彼秋之忿，为冬之怒，四变之动，脉与之上下，以春应中规，夏应中矩，秋应中衡，冬应中权。是故冬至四十五日，阳气微上，阴气微下；夏至四十五日，阴气微上，阳气微下。阴阳有时，与脉为期，期而相失，知脉所分，分之有期，故知死时。微妙在脉，不可不察，察之有纪，从阴阳始，始之有经，从五行生，生之有度，四时为宜，补泻勿失，与天地如一，得一之情，以知死生。是故声合五音，色合五行，脉合阴阳。

脉要精微论篇第十七

【语译】

黄帝问道：脉象在四季中的变动是怎么样的？怎样从脉诊上知道疾病的所在？怎样从脉诊上知道疾病的变化？怎样从脉诊上知道疾病会忽然在体内发作？怎样从脉诊上知道疾病会忽然在体外生成？请问，这五个问题可以讲给我听一听吗？岐伯说：请让我讲一讲脉象与天地运转相合的关系吧。万物以外，六合以内，天地的变化，阴阳消长与之相应，就如春天气候温暖，发展为夏天的暑热，秋天气候转凉，发展为冬天的寒冷，四时气候变动，脉象也随之发生升降浮沉的变化。春天的脉象应该圆滑，符合"规"的特点；夏天的脉象应该洪大势盛，符合"矩"的特点；秋天的脉象应该浮沉适中，符合衡的特点；冬天的脉象应该下沉内伏，符合秤权的特点。这是因为四季阴阳的变化，冬至到立春的四十五天之间，阳气逐渐上升，阴气逐渐下降；夏至到立秋的四十五天之间，阴气逐渐上升，阳气逐渐下降。四季阴阳的升降是有一定的时间规律的，人体脉象的变化也要与之相应。脉象变化与四时阴阳消长不相应，如果知道得病的脉象与正常脉象的分别，对比阴阳消长的时间规律，就可以知道病人死亡的时间。人体与四季阴阳的微妙变化都体现在脉象上，所以不能不详细诊察。诊察脉象是有纲纪的，就是要从辨别阴阳之气开始；辨别阴阳是有规律的，就是从结合五行开始；结合五行是有法度的，就是要和四季阴阳的变化相适宜。运用补法和泄法时不能与这些法则相违背，要使人体与天地自然之气保持统一。知道天人合一的道理，就能预知生死。所以诊病时，病人的声音要结合五音来分析，病人的面色要结合五行来分析，病人的脉象要结合四季阴阳来分析。

【解读】

这一段讲的是脉的四时之动，病之所在、所变和病在内外的区别。注意，这里的"乍"有一个古今字的问题。在文字发明的初期，字形较少，一个字经常兼有几个词的意思，后世为了使用方便，给这个字的不同意思增加了偏旁部首，分化成新的不同的字，每个字各承担一部分古字的意义。这个"乍"在这里就是今字"作"，西周青铜器的铭文中就常常有"作"写作"乍"的例子。

如果将《黄帝内经》朗诵出来，你可能会发现，读到"请言其与天运转大也"一句时，整齐的节奏似乎被打乱了。《黄帝内经》编写的那个年代，也就是战国到西汉时期，主要的书写工具是竹简、丝帛，主要的学习方式是老师和学生耳口相授，因此那个时代的文章都十分富有韵律，以便记忆。如果节奏被打乱，可能要重新思考和句读，才能正确理解古人的意思。笔者认为此处应断句为："……请言其与天运转。大也！万物之外，六合之内，天地之变，阴阳之应。"这样一来，无论是语法上还是语义上就会合理许多。

张志聪说："人之阴阳应乎天地，则有阴阳之应。……夫春暖夏暑，秋忿冬怒，乃四变也，有是变，则有是气，乃四变之动也。人之脉象，与四变之动气相为上下也。所以与之上下者，春时天气始生，脉应软弱浮滑，则圆转而中规之度矣。夏时天气正方，脉应洪大周遍，则充满而中矩之度矣。秋时天气始降，脉应平静轻虚，则平准而中衡之度矣。冬时天气闭藏，脉应沉石深重，则下沉而中权之度矣。此四变之动，而脉与之上下也。"大意是天人合一，人的生理节律与天相应，天有四个季节变化，人身就有四种气机与之相应，所以四个季节的不同脉象就是这些气机变动的结果。春天气刚生发，所以脉柔软如规之象；夏天气盛，所以脉洪大如矩之象；秋天气敛，因此象秤衡；冬天万物闭藏，因此脉中的气也收藏起来，象秤权。

冬至一阳来复，对应"复卦"（䷗）。从冬至至立春，这个象叫作"阳气微上"，阳气微上，则阴气微下；夏至则刚好相反。人身中的阴阳之气与天时相应则为平安，天时至而人身气机不随之而上下，人就不自然了，也就是要生病了。阳气不能随天时而上的，死在天气生发的春天；阴气不能随天时而上的，死在天气收敛的秋天。脉中的变化非常微妙，却能反映人体全身的气机，能将这种变化同天地四时的变化相比较，就能判断人的死生。这个"一"，指的就是天地运行的法则。顺天者昌，逆天者亡，这是生活的总规律。

那么四季阴阳的变化是从什么节气开始的呢？冬至到立春的四十五天之间，

阳气逐渐上升，阴气逐渐下降。夏至到立秋的四十五天之间，阴气逐渐上升，阳气逐渐下降。四季阴阳的升降是有一定的时间规律的，人体脉象的变化也要和它相应。如果知道得病的脉象与正常脉象的分别，对比阴阳消长的时间规律，就可以知道病人死亡的时间。人体与四季阴阳的微妙变化都体现在脉象上，所以不能不详细诊察。诊察脉象是有纲纪的，就是要从辨别阴阳之气开始；辨别阴阳是有规律的，就是要从结合五行开始；结合五行是有法度的，就是要和四季阴阳的变化相适宜。运用补法和泄法时不能与这些法则相违背，要使人体与天地自然之气保持统一。知道天人合一的道理，就能预知生死。所以诊病时，"声合五音，色合五行，脉合阴阳"。病人的声音要结合五音来分析，病人的面色要结合五行来分析，病人的脉象要结合四季阴阳来分析。

是知阴盛则梦涉大水恐惧，阳盛则梦大火燔灼，阴阳俱盛则梦相杀毁伤；上盛则梦飞，下盛则梦堕；甚饱则梦予，甚饥则梦取；肝气盛则梦怒，肺气盛则梦哭；短虫多则梦聚众，长虫多则梦相击毁伤。

【语译】

所以就能知道阴气偏盛就会梦到跋涉大河而产生恐惧，阳气偏盛就会梦到大火烧灼，阴阳都偏盛就会梦到相互残杀毁伤；人体上部气偏盛就会梦到腾飞，人体下部气偏盛就会梦到下坠；吃得太饱就会梦到给予别人，饥饿时就会梦到向他人索取；肝气偏盛就会梦到发怒，肺气偏盛就会梦到哭泣；体内寄生很多短虫就会梦到众人集聚，体内寄生很多长虫就会梦到人们相互攻击、损伤。

【解读】

人人都有做梦的经历，都对梦境充满了好奇。大家可能都听说过《周公解梦》和弗洛伊德解梦，但可能并不知道《黄帝内经》也解梦。今天我就来讲一讲《黄帝内经》是怎么解梦的。《黄帝内经》一共有四篇讲到解梦，其中《素问》有三篇，《灵枢》有一篇。我们正在学习的这一篇《脉要精微论》讲到了解梦，解了十一个梦，基本上都是一对一对说的，可以分成五种相对的梦境。这一段解梦的描述和《灵枢》第四十三篇《淫邪发梦》的记载基本相同，我把这两篇相合起来说一下。

第一对梦境："阴盛则梦涉大水恐惧，阳盛则梦大火燔灼。"阴气盛就会梦到跋涉大河而产生恐惧，阳气盛就会梦到大火燃烧。《淫邪发梦》云："阴气盛，则梦涉大水而恐惧；阳气盛，则梦大火而燔焫。"晚上做梦梦到在大江大河中跋涉并且很恐惧，说明阴气太盛了。《素问》第八十篇《方盛衰论》中，则说这是肾气虚，结合起来应该是肾的阳气不足阴气太盛，就会做这样的梦："肾气虚则使人梦见舟船溺人，得其时则梦伏水中，若有畏恐。"为什么？因为肾为水，大江大河说明水太多了，阴气太盛了，阳气虚了，就会梦到水太大，人坐在船上，船翻掉了，很害怕、恐惧。恐则伤肾。

如果梦到相反的情景，梦到大火燃烧，说明阳气太盛。《方盛衰论》："心气虚则梦救火阳物，得其时则梦燔灼。"心气不足，具体说就是心阴气不足，所以心的阳气太盛，就会梦到在救火，或者梦到阳物，就是属阳的、属火的东西，比如太阳、雷电之类。为什么？因为心属火，心的阳气太过，就会做这样的梦。

如果"阴阳俱盛则梦相杀毁伤"：阴阳都盛，就会梦到相互残杀毁伤。梦到和别人打架，甚至拿着兵器相互残杀，说明阴阳二气都太盛了，就在梦中发泄。

第二对梦境："上盛则梦飞，下盛则梦堕。"人体上部气盛就会梦到飞腾，人体下部气盛就会梦到下坠。为什么？上面是阳，下面是阴，梦到向上飞，说明人体上半部气太盛；梦到往下面坠，说明人体下半部气太盛。结合五脏，如果梦到往上飞，就是心气、肺气太盛了；如果梦到向下坠落，说明肾气、脾气太盛了。

第三对梦境："甚饱则梦予，甚饥则梦取。"吃得太饱就会梦到给予别人，饥饿时就会梦到向他人索取。

第四对梦境："肝气盛则梦怒，肺气盛则梦哭。"肝气偏盛就会梦到发怒，肝主怒，怒则伤肝；肺气偏盛就会梦到哭泣，肺主悲，悲则伤肺。在《淫邪发梦》中是这么说的："肝气盛，则梦怒；肺气盛，则梦恐惧、哭泣、飞扬。"《淫邪发梦》在讲完肝气和肺气之后又说了心气、脾气、肾气，五脏之气都说了，很全面。这里补充一下："心气盛，则梦善笑、恐畏；脾气盛，则梦歌乐、身体重不举；肾气盛，则梦腰脊两解不属。"

第五对梦境："短虫多则梦聚众，长虫多则梦相击毁伤。"体内寄生很多短虫（蛲虫——像线头一样的寄生虫，身体很小，白色），就会梦到众人集聚；体内寄生很多长虫（蛔虫）就会梦到人们相互攻击、损伤。

从这五对梦境的解析中，我们可以看出《黄帝内经》解梦的方法是一种取象比类的思维方法，也就是《周易》说的"同声相应，同气相求"的方法，也就是按照可以看见或者感受到的事物形象来推测、联想同样状态、同样功能、同样性质的事物。比如往上飞那就是阳气太过，天上对应人体的上半身；往下坠落就是阴气太盛，地上、水里对应人的下半身。

《黄帝内经》将不同的梦境与不同的脏腑问题联系起来。以肝为例，肝为木，肝有问题的人，往往会梦到树木，根据病情的寒热虚实，梦中的树木情况是不一样的。如果梦到树木着了火，或者梦到特别郁郁葱葱的森林，表明肝火太旺。肝火太旺当然就发怒，"肝气盛则梦怒"。如果梦见自己在树林里面走，而且一直在转悠，走不出来，或者趴在树下起不来，这就是肝气太虚，是虚证。《方盛衰论》说："肝气虚则梦见菌香生草，得其时则梦伏树下不敢起。"也就是说，梦到各种菌类、小草，梦见在草地上，不是树而是草，或者是稀稀拉拉几棵树，而不是青葱翠绿的树，说明肝气虚了。

我们来比较一下弗洛伊德解梦，弗洛伊德1899年出版了《梦的解析》，标志着精神分析心理学的正式形成。弗洛伊德认为，人的心理包括意识和无意识现象，无意识现象又可以划分为前意识和潜意识。也可以这么说：人的意识实际上是由潜意识、前意识和表层意识组成，这就像大海中的冰山，潜意识是最底层的，它是人类最原始的本能，包括性欲冲动、饥渴等，它淹没在汪洋大海之中，在无尽的海底。中层的前意识则是接近海平面的那一层，这层偶尔出现在海面之上。上层的表层意识也就是显意识，就是浮出水面的冰山，始终受到阳光照耀。浮出水面的显意识，只是冰山的一角，大约占5%，而隐藏在水面下的潜意识才是主导部分，大约占95%。

梦是什么？弗洛伊德认为，梦是通往潜意识的桥梁。梦不是偶然形成的联想，而是压抑的欲望——潜意识的情欲伪装的满足。弗洛伊德认为，在人进入梦境时，平时无法实现的潜意识，就开始突破底层的限制，跑到了表层意识中，将现实中无法实现的愿望符号化为形象，然后这一个个形象慢慢链接起来变成了梦境。但是，由于各个符号形象经过了伪装、变形、装饰而变成了梦，也就是说，潜意识的本能到了表层意识时，已经与潜意识的本来样子大相径庭，因此，我们平时做的梦总会朦朦胧胧，不知所以然。既然如此，梦究竟能不能分析呢？怎么分析呢？弗洛伊德认为能分析，有办法分析，那就是把各个形象拆分、下溯，找到最初始的组成部分。梦境的到来并不能意味着将来要发生什么，或者过去发生过什么，但是有一点可以肯定，它意味着你真正在意什么。

任何梦都可分为显相和隐相。显相，是指梦的表面现象，是指那些人们能记忆并描述出来的内容，即类似于假面具；隐相，是指梦的本质内容，即真实意思，类似于假面具所掩盖的真实欲望。

将《梦的解析》和《黄帝内经》相比较，我们可以发现，《黄帝内经》是从梦境分析一个人的病理，弗洛伊德是从梦境分析一个人的心理；《黄帝内经》是从梦境分析一个人现实中的身体情况，弗洛伊德是从梦境分析一个人潜在的无意识情况。

弗洛伊德对梦的解析，已深入内心深处的潜在动机，超越了前人。但他在释梦过程中的主观性、任意性和神秘性也是显而易见的。他把人的一切梦的隐义都与梦者潜意识中的欲望联系起来，这显得有些牵强。尤其是他根据性欲理论来解释梦，不是把人看作社会的人，而几乎完全看成一种生物，故一开始就受到人们的谴责。而《黄帝内经》将人的梦境放大到自然与社会中，把人当成一个生理—心理—社会—自然相结合的完整的人，因而分析起来更加合理。

是故持脉有道，虚静为保。春日浮，如鱼之游在波；夏日在肤，泛泛乎万物有余；秋日下肤，蛰虫将去；冬日在骨，蛰虫周密，君子居室。故曰：知内者按而纪之，知外者终而始之。此六者，持脉之大法。

【语译】

所以诊脉是有一定法则的，虚心静气才能确保脉诊的正确。春天脉象浅浮在体表，就如鱼儿浮游在水波中；夏天脉象在皮肤里，浮洪粗大，就好像万物蓬勃生长；秋天脉象在皮肤下，就好像蛰虫将要伏藏；冬天脉象沉浮在骨，就好像蛰虫闭藏不出，人们避居室内。所以说：要知道人体内部的情况，可以通过按摸脉象是否符合纲纪来判断；关于人体外部的情况，可通过病情来了解其终始。这六个方面，是脉诊最重要的法则。

【解读】

首先我说一下切脉的总原则，八个字："持脉有道，虚静为保。"诊脉是有一定法则的，虚心静气才能确保脉诊的正确。这个"保"字也可以看作"宝"，也就是诊脉以虚静作为宝贝，或者说虚静是诊脉最宝贵的。老子在《道德经》中说："致虚极，守静笃。万物并作，吾以观复。夫物芸芸，各归其根。归根曰静，静曰复命。"可见"虚静"才能"归根"，才能"复命"——复归根本，复归生命，使生命生生不息。因此，"虚静"是最宝贵的，是生命的根本状态。同样，要想了解生命的状态，也必须虚静。首先心要放空，不能有杂念，然后平静下来，无欲无求，用三根手指头去和患者的寸关尺感应、交流，不但静静感受患者身体的信息，而且感受大自然万物的信息，将身体和自然融为一体。要把握六大诊脉法。哪六大方法？就是四时加内外。

四时之脉，各随天之阳气的盛衰而浮沉。春夏脉浮，其形在外；秋冬脉沉，其形在内。要知道在内之脉，须重按之，并根据天纪看脉的至数，这就是所谓的"知内者按而纪之"；开始轻按，最后重按，就可以知道在外之脉象，这就是"知外者终而始之"。

心脉搏坚而长，当病舌卷不能言；其耎而散者，当消环自已。肺脉搏坚而长，当病唾血；其耎而散者，当病灌汗，至今不复散发也。肝脉搏坚而长，色不青，当病坠若搏，因血在胁下，令人喘逆；其耎而散色泽者，当病溢饮，溢饮者渴暴多饮，而易入肌皮肠胃之外也。胃脉搏坚而长，其色赤，当病折髀；其耎而散者，当病食痹。脾脉搏坚而长，其色黄，当病少气；其耎而散者，当病食痹。脾脉搏坚而长，其色黄，当病少气；其耎而散色不泽者，当病足胻肿，若水状也。肾脉搏坚而长，其色黄而赤者，当病折腰；其耎而散者，当病少血，至今不复也。

【语译】

心脉来时搏击指下，坚实而长，就正要出现舌头卷缩不能言语的疾病；脉来时软弱散乱，就正要出现消渴的疾病，病能自己痊愈。肺脉来时搏击指下，坚实而长，就正要出现咳痰带血的疾病；脉来时软弱散乱，就正要出现大汗不止的疾病，这种情况就不能再用发散的方法治疗。肝脉来时搏击指下，坚实而长，面色不发青，应当是跌坠或搏击所伤导致的疾病，是因为瘀血积在胁下，导致人喘咳气逆；脉来时软弱散乱，面色有光泽，就正要出现溢饮的疾病，得溢饮病的人会出现特别口渴、饮水很多，但是水气容易流入肌肉皮肤之间、肠胃之外的情况。胃脉来时搏击指下，坚实而长，面色红赤，就正要出现腿部疼痛得像被折断一样的疾病；脉来时软弱散乱，就正要出现食痹的疾病。脾脉来时搏击指下，坚实而长，面色发黄，就正要出现少气的疾病；脉来时软弱散乱，面色没有光泽，就正要出现足胫肿胀得像水一样的疾病。肾脉来时搏击指下，坚实而长，面色发黄带红，就正要出现腰部疼痛得像折断一样的疾病；脉来时软弱散乱，就正要出现精血虚少的疾病，导致病人不能恢复健康。

【解读】

本节讲述脉诊，分别说明五脏脉来搏坚而长和软而散相应的疾病表现。"消环"，即消渴病，表现为多饮、多食、多尿，类似于西医的糖尿病。"溢饮"，脾失健运，肾失开合，导致气机阻滞，水湿内停，表现为头面下肢或全身浮肿，畏冷乏力等症状。"食痹"，因痰饮瘀血留滞胃脘所致，主要表现为饮食不下、食后不消化、胸脘闷痛、吐后痛减。"髀（bì）"，股骨。"骺（héng）"，胫骨上部，泛指脚胫。

帝曰：诊得心脉而急，此为何病？病形何如？岐伯曰：病名心疝，少腹当有形也。帝曰：何以言之？岐伯曰：心为牡脏，小肠为之使，故曰少腹当有形也。

帝曰：诊得胃脉，病形何如？岐伯曰：胃脉实则胀，虚则泄。

帝曰：病成而变，何谓？岐伯曰：风成为寒热，瘅成为消中，厥成为巅疾，久风为飧泄，脉风成为疠，病之变化，不可胜数。

帝曰：诸痈肿筋挛骨痛，此皆安生？岐伯曰：此寒气之肿，八风之变也。帝曰：治之奈何？岐伯曰：此四时之病，以其胜治之愈也。

【语译】

黄帝问：诊脉时心脉劲急，这是什么病？病情是什么样的？岐伯说：这种病名叫心疝，少腹部位应当会有症形表现出来。黄帝问：为什么这样讲呢？岐伯说：心为阳脏，与小肠互为表里，所以说少腹部位应当有病形显示出来。

黄帝问：脉诊发现胃脉异常，病形是什么样的？岐伯说：胃脉坚实有力就会出现胀满，胃脉虚弱无力就会出现泄泻。

黄帝问：疾病的形成与发展变化是什么样的？岐伯答：感受风邪就会发展成寒热病，感受热邪就会发展成消中病，气逆于上就会发展成癫痫病，感受风邪日久就会发展成飧泄病，风邪客脉就会发展成疠风病。疾病的发展变化，是不能够数清的。

黄帝问：各种疮疡痈肿、筋脉拘挛、骨节疼痛的疾病，是怎样产生的？岐伯

张其成全解黄帝内经·素问

答：这都是因为寒气聚集和八风邪气侵犯人体。黄帝问：怎样治疗呢？岐伯答：因为这些病变是四季邪气所引起的，按照五行相胜的规律去治疗就能痊愈。

【解读】

牡（mǔ）脏："牡"指雄性动物，也指植物的雄株，属于阳，与"牝"（pìn）相对。《六节藏象论》中提到心"为阳中之太阳"，五行属火，位居膈上，所以称为阳脏。

瘅（dàn）：热炽，此处指热邪。

飧（sūn）泄：肝郁脾虚，脾不升清，导致大便清稀泄泻，完谷不化，肠鸣腹痛，脉弦缓等。

疠：疠风病，类似西医的麻风病。

"痛肿筋挛骨痛"具有共同的病因病机——寒风。正常的风是不会伤人的，过度的、不及的、不按时的风则会致病，《黄帝内经》称其为四时不正之邪，这在《素问·八正神明论》和《灵枢·九宫八风》中会有详细的介绍。针对病因，如寒淫于内，应治以甘热；风淫于内，则治以辛凉。

帝曰：有故病五脏发动，因伤脉色，各何以知其久暴至之病乎？岐伯曰：悉乎哉问也！征其脉小色不夺者，新病也；征其脉不夺其色夺者，此久病也；征其脉与五色俱夺者，此久病也；征其脉与五色俱不夺者，新病也。肝与肾脉并至，其色苍赤，当病毁伤，不见血，已见血，湿若中水也。

尺内两傍，则季胁也，尺外以候肾，尺里以候腹中。附上，左外以候肝，内以候鬲；右外以候胃，内以候脾。上附上，右外以候肺，内以候胸中；左外以候心，内以候膻中。前以候前，后以候后。上竟上者，胸喉中事也；下竟下者，少腹腰股膝胫足中事也。

粗大者，阴不足阳有余，为热中也。来疾去徐，上实下虚，为厥巅疾；来徐去疾，上虚下实，为恶风也。故中恶风者，阳气受也。有脉俱沉细数者，少阴厥也；沉细数散者，寒热也；浮而散者为眴仆。诸浮不躁者皆在阳，则为热；其有躁者在手。诸细而沉者皆在阴，则为骨痛；其有静者在足。数动一代者，病在阳之脉也，泄及便脓血。诸过者，切之涩者阳气有余也，滑者阴气有余也。阳气有余，为身热无汗，阴气有余，为多汗身寒，阴阳有余则无汗而寒。推而外之，内而不外，有心腹积也。推而内之，外而不内，身有热也。推而上之，上而不下，腰足清也。推而下之，下而不上，头项痛也。按之至骨，脉气少者，腰脊痛而身有痹也。

【语译】

黄帝问：有旧病从五脏发作，因而影响到脉象和面色，如何区分它是旧病还是新病呢？岐伯答：你问得很详细啊！只要验看脉象和面色就可以区别：脉象细小而面色正常的，是新病；脉象正常而面色不正常的，是旧病。脉象与气色都不正常的，是旧病；脉象与面色都正常的，是新病。肝脉与肾脉同时出现，面色青红，是因为损伤瘀血所致，没有见到出血，或已经出血，形体肿胀，好像被湿邪或水气中伤一样。

尺肤下段两旁的内侧，主候季胁部，外侧主候肾脏，中间主候腹部。尺肤中段、左臂外侧主候肝脏，内侧主候胸膈；右臂外侧主候胃腑，内侧主候脾脏。尺肤上段，右臂外侧主候肺脏，内侧主候胸中；左臂外侧主候心脏，内侧主候膻中。尺肤前面，主候身前的胸腹部；尺肤后面，主候身后的背部。尺肤上段直达鱼际处，主候胸部咽喉部位的疾病；尺肤下段直达肘横纹处，主候少腹、腰、股、膝、胫、足部位的疾病。

脉象粗大的，表示阴精不足，阳气有余，是内热病。脉象来时疾速去时徐缓的，表示上部盛实下部虚衰，是气逆于上发为昏厥的头部疾病。脉象来时徐缓而去时疾速，表示上部虚衰下部盛实，是被凶恶风邪中伤。风邪能够中伤人体，是因为阳气受损。脉象都见沉细数的，表示少阴经气逆；脉象见沉细数散的，表示阴虚阳亢导致虚劳寒热病。脉象虚浮散乱的，发病为眩晕仆倒。各种脉象浅浮而不躁急的，病都在足三阳经，表现为发热；脉象浅浮而躁急的，病在手三阳经。各种脉象细小深沉的，病在手三阴经，表现为骨节疼痛；脉象细沉而平静的，病在足三阴经。脉象数动且中间有一次歇止的，病在三阳经脉，会出现泄泻或大便带脓血的症状。各种疾病都可以通过切脉得知。脉来涩滞不流利，是阳气有余；脉来滑利流畅，是阴气有余。阳气有余就会身热无汗，阴气有余就会多汗身寒。阴气阳气都有余，就会无汗而且身寒。推取脉象轻按不见，重按沉迟不浮，是心腹有积聚病。推取脉象重按不见，轻按浮数不沉，就会身体发热。推取脉象只出现在上部，不见下部，腰部和足部就会感到清冷。推取脉象只出现在下部，不见上部，就会头部颈项疼痛。

取脉需要重按至骨，脉气虚少的，就会腰部脊椎疼痛以及身体有痹证。

【解读】

"季胁"，侧胸第十一、十二肋软骨部。

有旧病而五脏发动，是新邪引动旧邪，导致五脏病发，这时脉也受伤，面色也改变，所以就要学会色脉合参来区别它们：脉中体现的有余之气为邪气，因此脉象细小说明邪气不盛；气色反映人之神，色正常说明神气如故，而色变则为旧病。肝脉弦，肾脉沉（或紧），肝与肾脉并至即脉象弦而沉紧，此时如果面色泛黑且红，这是瘀血的征象——受外伤，有不可见的内出血，也有可见的出血，受伤的部位还会浮肿，像"中水"一样。

最后岐伯说了一种诊断疾病的方法——尺肤诊。尺肤诊是一种非常重要但不被现在的人重视、几乎要失传的切脉方法，这一篇记载了这一方法。根据文中的描述，尺肤的位置应该在肘横纹至腕横纹之间，包括桡侧的皮肤。尺肤诊就是察看这个位置的肌肤润泽、粗糙、滑涩、冷热、软硬等情况，以测知全身病情。

尺肤诊可定脏腑、别病性、决死生，是切诊的一种。《针灸甲乙经》对尺肤诊这样评价："以至于有善调尺者，不待于寸；善调脉者，不待于色；能参合而行之者，可以为上工。"意思是当身体发生病变时，尺肤的反应是最快的，因此，善用尺肤诊法，不仅能够及时地发现病情，并且能在错综复杂的情况下，更准确地做出判断。但是，现在的人们对尺肤诊的研究很不够，临床上也很少用到这种诊法，这实在是很遗憾。除本篇外，关于尺肤诊的内容还散见在《素问·平人气象论》《灵枢·邪客》及《灵枢·论疾诊尺》中。清代汪宏在《望诊遵经》中总结了尺肤各种状态的临床意义，他说："诸急者多寒，缓者多热；大者多气少血，小者血气皆少；滑者阳气盛，微有热，涩者多血少气，微有寒。"

这里我只做最简单的介绍：将前臂内侧，也就是从腕横纹到肘横纹这一段皮肤分为三部分，从手腕到肘也就是从上到下，左手外侧分别对应心、肝、肾，右手外侧分别对应肺、胃、肾；左手内侧分别对应膻中、膈、季胁（胁下小肋骨），右手内侧分别对应胸中、脾、季胁。最上段对应咽喉，最下段对应少腹、腰、股、膝、胫、足。尺肤前面对应身前的胸腹部，尺肤后面对应身后的背部。从尺肤特定位置脉象的变化可以诊断出所对应的内脏和身体部位的病变情况。岐伯指出，不同脉象可以诊断出不同的疾病，比如在把脉的时候，如果只能摸到上部的脉象，摸不到下部的脉象，就说明腰部和足部清冷；只能摸到下部的脉象，摸不到上部的脉象，就说明头部颈项疼痛。

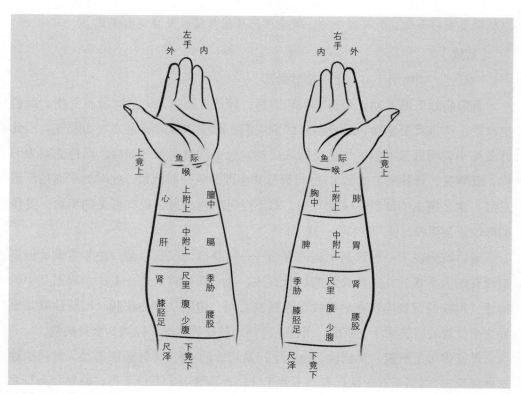

尺肤切诊部位示意图

这一段没有讲到现代老中医把脉的寸口脉。现在我们看到的是三个手指头把脉，把的是手腕那个位置，这个位置叫寸口。尺肤脉是不是寸口脉呢？历史上不少《黄帝内经》注家，还有一些脉学著作认为，《脉要精微论》这段文字其实是在论述寸口脉。比如明代医学家吴昆、马莳、张介宾，清代医学家张志聪、高士宗等都这么认为。我认为这是古人全息思维的反映。全息思维说的是，任何一个部分都是整体的缩影，部分包含着整体的信息，并且有着整体的性质与功能。尺肤也好，寸口也好，都是相对独立的部分，都能反映整个身体的信息，并且它们反映的规律都是一样的。尺肤分三个部分，寸口也分三个部分。

现在我就来说一说寸口脉。寸口就在大拇指下方、手腕后桡动脉处，又称"气口""脉口"，分为寸、关、尺三部。这里有一个高一点的骨头，叫手桡骨茎突处，好比一个关口，所以叫关，把中指按在这里，然后把食指按上去，无名指按上去，这样食指、中指、无名指分别按在上、中、下三个位置，这三个位置分别叫寸、关、尺。

为什么要分为三个部位，用三根手指头？这与中国人的天、地、人三才的思维是分不开的。从经络上看，寸口属于手太阴肺经，肺主气而朝百脉，肺的经脉起于中焦脾胃，脾胃为脏腑气血营养的来源，所以全身脏腑经脉气血的情况，都可以从寸口脉上反映出来。另外，依据气口的状态，可以判决人的生死。《经脉别论》指出："权衡以平，气口成寸，以决死生。"

左手和右手的寸关尺三个部位恰好反映了五脏的信息。有一句口诀，大家一听就明白了，叫"左为心肝肾，右为肺脾命"。也就是说，左手的寸关尺分别对应心肝肾，右手的寸关尺分别对应肺脾命，命就是命门，在这里其实也就是肾。大家发现了没有？寸口脉的这种对应和尺肤脉的对应是一样的。

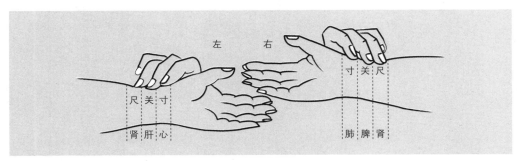

寸口脉把脉示意图

这是一种生命全息的结构。早在《周易》时代，也就是距今三千年到二千三百年期间，我们的古圣先贤就发现了一个宇宙生命全息的结构规律，那就是文王八卦方位规律。文王八卦方位表面上看是讲自然地理的方位结构，其实也讲了人身体的方位结构。人的结构和天地的结构是相同的，也是相通的。我在20世纪90年代曾写过一本书叫《易学与中医》，将文王八卦的结构和寸口脉的结构作了对比，发现两者完全相同。文王八卦最上面是离卦为火，为心，左边从上到下依次为巽卦、震卦、艮卦，巽卦、震卦为木，为肝，最下面为坎卦，为水，为肾——这就是左为心、肝、肾。再看右边，右边从上到下依次为坤卦、兑卦、乾卦，因为右边的坤卦和左边的艮卦都为土，是在中央的位置，所以右边从上到下是兑卦、乾卦、坎卦，兑卦、乾卦为金，为肺，加上中央土为脾，最下方是坎卦，为肾——这就是右为肺、脾、肾。

古人很了不起吧？他们已经发现了天地和人体统一的结构规律了。你会问：为什么？很简单！因为他们没有电脑，没有手机，完全靠自己的心灵、意念来体悟生命、体悟宇宙。所以古人的体悟思维、灵感思维是现代人达不到的。这就是"持脉有道，虚静为保"。

平人气象论篇第十八

本篇主要论述了平人四时之脉（又称四时平脉）、寸口脉之太过与不及的情况、脉象合尺肤诊法等内容，强调了脉之有"胃气"的重要性，并以五脏之平脉、病脉和死脉为例来说明。《金匮真言论》曾提到"平人脉法"，它从四时更胜和四时之风邪伤及经络五脏而发病讲起，强调"精"是人身之本，正气存内，邪不可干。此外，《调经论》也提到"平人"的概念，指出："阴与阳皆有俞会，阳注与阴，阴满之外，阴阳匀平，以充其形，九候若一，命曰平人。"俞会就是腧穴，阴阳经的气血可以在这里相互交通，"外"指的就是阳经。这句话揭示了平人的三个特点：精气充足，经脉通调，阴阳匀平。有一部脉、几部脉出现异常，那就是病态了。对于医家来说，"平人"是最理想的人体状态，其阴阳之间的转化有序而均衡，阴阳平衡就没有疾病，因此将平人作为诊断的标准来判断太过与不及。

黄帝问曰：平人何如？岐伯对曰：人一呼脉再动，一吸脉亦再动，呼吸定息脉五动，闰以太息，命曰平人。平人者，不病也。常以不病调病人，医不病，故为病人平息以调之为法。人一呼脉一动，一吸脉一动，曰少气。人一呼脉三动，一吸脉三动而躁，尺热曰病温，尺不热脉滑曰病风，脉涩曰痹。人一呼脉四动以上曰死，脉绝不至曰死，乍疏乍数曰死。

【语译】

黄帝问道：平人的脉象是什么样的？岐伯答说：人一呼气脉搏跳动两次，一吸气脉搏也跳动两次，一呼一吸叫作一息，加上呼吸间的停顿，一息脉搏一共跳动五次，有时候呼吸时间较长脉搏多跳动一次，这就是平人的脉搏。平人就是不生病的人，通常用不生病的人的呼吸情况来调候病人的脉息。医生不生病，所以可以调匀自己的呼吸，去调候病人的脉息，这是诊脉的法则。如果呼气一次脉搏跳动一下，吸气一次脉搏跳动一下，就表示正气衰少；如果呼气一次脉搏跳动三下，吸气一次脉搏跳动三下而且躁动不安，尺部皮肤发热，表示患温热病；尺部皮肤不热但脉象圆滑流利的，表示感受风邪发病；脉象滞涩不畅的，表示患了痹病。呼气一次脉搏跳动四次以上的必死，脉搏跳动停止不复至的必死，脉搏跳动忽慢忽快的必死。

【解读】

在《黄帝内经》中，一次呼吸叫"一息"。肺的其中一个功能叫作"朝百脉，助心行血"，其中呼吸也是脉搏的动力之一。呼吸不同于其他运动的地方在于，它是一个"半自主"的运动，因此古代的养生家发明了许多调息养练之术来追求长生。战国时期就有"行气玉佩铭"，它是一个十二面棱柱体的杖首，1975 年出土于长沙马王堆汉墓。在十二面上，每面刻三个字，一共四十五字，记述了"行气"的要领，这是我国目前发现的有关气功的最早记录。此外，同是马王堆出土的"却谷食气篇"帛书也有关于呼吸的详细记载。"却谷"就是我们现在说的"辟谷"，不吃食物，但要配合服食"匡光""朝霞""沆瀣""输阳""正阳""输阴"等六种天地之气，而且在年龄、数量等方面有很多讲究。

正常人的呼和吸之间有个定息，"闰"是多出来的意思，"太"就是大，意思是深长气的呼吸加了一点时间，这样正常一次呼吸应该脉动五次。"太息"，此处指正常生理现象，以呼气为主的深呼吸，一息时间较长。

岐伯在《灵枢·五十营》中说：天一个昼夜运行于二十八宿（二十八个星宿）50 个周期，营卫之气在人体中运行一个昼夜也是 50 个周期。气血在体内运行一周，我们要呼吸 270 次，因此，通过计算可以得出，正常一次呼吸应该是 6.4 秒。但是我们现在的生活节奏太快，如果大家留意就会发现，大多数的人呼吸都很浅，平均一呼一吸才 3.3 秒。也就是说，我们现在的呼吸比古人的呼吸要快了将近一倍！岐伯告诉黄帝的，就是我们应该放慢呼吸，与天地的法则相应，这样营卫之气才能自然流动，生命才能平稳而长久。随着呼吸的放慢，我们脉搏的跳动也会渐渐放慢，人的生命进程也就放慢，生命进程越慢寿命就越长。放慢节奏对我们当今社会的人来说是非常有意义的，因为现在的社会都是快节奏，太快了。我们中华民族的传统服装都是宽袍大袖，它所蕴含的意义就是做人做事不急躁，要心平气和。

"医不病，故为病人平息以调之为法。"从这句话来看，古时候对医生的要求很高，医生首先必须是"平人"。中医把病因大致分成外因、内因和不内外因三类。外因如风、寒、暑、湿、燥、火六淫，内因指喜、怒、忧、思、悲、恐、惊等过极的情志，不内外因包括饮食饥饱、叫呼伤气及虎、狼、毒虫、金疮等之类。在现代社会，媒体常说人们的心脑血管的发病率是最高的，殊不知，其实发病率最高的应该是抑郁症，或者说精神与心理疾病，它可以表现为心血管疾病、消化道疾病、呼吸系统疾病、生殖系统疾病、免疫系统疾病和睡眠问题等。现代研究证明，抑郁症的发病与自主神经的失调有关，常见的症状包括食欲下降、体重减轻、胸闷憋气、失眠或嗜睡等，通过呼吸锻炼能够减轻这些症状，改善情绪状态。

然而，根本的原因不在外面，而在我们的内心迷失了方向。孔子曾经说过："人无远虑，必有近忧。"如果一个人对生活没有长远的考虑，那么他一定会被眼前的问题所困扰。许多抑郁症、焦虑症患者就是这样的情况。所以我们学国学、学传统文化，其实是一种精神养生，它让我们的眼界和心胸更加高远、开阔而又丝毫不离生活，帮助我们完善人格，成为一个社会适应良好而又顶天立地的人。北宋的名相范仲淹曾说过："不为良相，则为良医。"只有宰相才能普济万民，而在民间要实现利泽万民的心愿，莫过于成为良医。但医生这个职业并不在上九流之中，而是属于"百工"阶层，直到宋代才有所提高。身份、地位其实都是外在的东西，一个人真正的价值在于他／她对社会的贡献。成为良医首先要实现"自治"，从格物致知开始，然后正心诚意，这些都是自身修养的基础，然后才是《大学》中所说的"家齐""国治"——一个好医生可以造福家人、造福一方人（中国古代是"家国天下"的概念，这里的"国"是一方的意思）。因此，一代大医孙思邈说："但作救苦之心，于冥运道中，自感多福者耳。"如此，才能"正气存内，邪不可干"。

非平人一息五动的情况，有太过的，也有不及的。气不足，不能鼓动血脉，气血虚，脉不充盈，正气衰竭，因此出现"一呼脉一动，一吸脉一动"的情况，这种情况在《黄帝内经》中叫作"少气"，在《难经》称为"损"，即使能走也要卧床休息；要是气血虚损到一定程度，出现"呼息再至"，这种情况叫作"无魂"，就算这个人是走着来看病的，也不能够再治疗了。太过的，我们称之为"数脉"，一般与热证有关，热鼓动气血，因此脉数，再加上尺肤热，就是温病；如果尺肤不热，也就是脉七动以上还躁、滑，就是风，风为阳邪，受风后也容易出现数脉。脉涩说明气血不通，所以是痹。如果一呼脉四动以上，那就是十至以上了，说明邪气太盛，正气太虚了，这样的病人也无法再治疗了。脉绝不至，代表阴阳离绝，精气要亡，生命垂危。脉忽慢忽快也很危险，意味着气血已经极度紊乱了。

平人之常气禀于胃，胃者，平人之常气也，人无胃气曰逆，逆者死。

春胃微弦曰平，弦多胃少曰肝病，但弦无胃曰死，胃而有毛曰秋病，毛甚曰今病。脏真散于肝，肝藏筋膜之气也。夏胃微钩曰平，钩多胃少曰心病，但钩无胃曰死，胃而有石曰冬病，石甚曰今病。脏真通于心，心藏血脉之气也。长夏胃微耎弱曰平，弱多胃少曰脾病，但代无胃曰死，耎弱有石曰冬病，弱甚曰今病。脏真濡于脾，脾藏肌肉之气也。秋胃微毛曰平，毛多胃少曰肺病，但毛无胃曰死，毛而有弦曰春病，弦甚曰今病。脏真高于肺，以行荣卫阴阳也。冬胃微石曰平，石多胃少曰肾病，但石无胃曰死，石而有钩曰夏病，钩甚曰今病。脏真下于肾，肾藏骨髓之气也。

胃之大络，名曰虚里，贯鬲络肺，出于左乳下，其动应衣，脉宗气也。盛喘数绝者，则病在中；结而横有积矣；绝不至曰死。乳之下其动应衣，宗气泄也。

【语译】

正常人的脉气来源于胃，胃气就是平人的正常脉气。人的脉象如果没有胃气，叫作逆，出现逆就会死亡。

春季有胃气的脉象应该和缓中带有弦脉，是平人脉象。弦脉明显和缓、胃气衰少就是肝脏有病；只见弦脉不见胃气就是死征。胃气中带有毛脉，等到秋天就会生病；毛脉明显，今年春天就会生病。春天时五脏的真气输散于肝，肝脏储藏有濡养筋膜的精气。夏季有胃气的脉象应该和缓中带有钩脉，是平人脉象。钩脉明显和缓、胃气衰少就是心脏有病；只见钩脉不见胃气就是死征。胃气中带有石脉，等到冬天就会生病；石脉明显，今年夏天就会生病。夏天时五脏的真气输散于心，心脏储藏有滋养血脉的精气。长夏有胃气的脉象应该和缓中带有软弱脉，是平人脉象。弱脉明显和缓、胃气衰少就是脾有病；只见代脉不见胃气就是死征。软弱脉中带有石脉，等到冬天就会生病；弱脉明显，今年长夏就会生病。长夏时五脏的真气输散于脾，脾储藏有滋养肌肉的精气。秋季有胃气的脉象应该和缓中带有毛脉，是平人脉象。毛脉明显和缓、胃气衰少就是肺有病；只见毛脉不见胃气就是死征。毛脉中带有弦脉，等到春天就会生病；弦脉明显，今年秋季就会生病。秋天时五脏的真气输散于肺，肺储藏有滋养皮毛的精气。冬季有胃气的脉象应该和缓中带有石脉，是平人脉象。石脉明显和缓、胃气衰少就是肾有病；只见石脉不见胃气就是死征。石脉中带有钩脉，等到夏天就会生病；钩脉明显，今年冬季就会生病。冬天时五脏的真气输散于肾，肾储藏有滋养骨髓的精气。

　　胃经的大络，名叫虚里，贯穿胸膈与肺相联络，出现在左乳下方，用手可以感觉到脉搏跳动，这是脉中宗气的表现。虚里搏动过盛，喘息急促想要断绝，这是病在胸中；虚里搏动缓慢坚实时有中止，这是有积聚的病症；虚里搏动断绝不再复至就要死亡。左乳下方的虚里搏动剧烈，使衣服也相应震动，这是宗气外泄的表现。

【解读】

　　弦脉：脉来端直以长，如按琴弦。

　　毛脉：脉来浅浮轻虚，如按毛上。

　　钩脉：脉来盛去衰，稍坚洪大，如钩之状。也称洪脉。

　　石脉：脉来深沉在里，如石沉水底。也称沉脉。

　　弱脉：脉来细软而沉，滑弱无力。

　　代脉：脉来缓而中止，止有定数，良久方来。

　　虚里：左乳下心尖搏动处。

　　这一段指出了四时平人脉以胃气为本，说明了胃少、无胃、胃而有他象的情况。胃主收纳水谷，《灵枢·五味》中说："五脏六腑皆禀气于胃。"《玉机真脏论》记载："胃者五脏之本也。"《灵枢·营卫生会》指出："人受气于谷，谷入于胃，以传与肺，五脏六腑，皆以受气。"从中可见胃的功能在生命活动中的重要性。而《太阴阳明论》中说："四支皆禀气于胃，而不得至经，必因于脾，乃得禀也。"脾与胃相互协调、燥湿相济、升降相因，这才有了水谷和精微物质的化生和输布，后世把脾胃称为"后天之本"。因此，胃气实际上包含了脾胃之气。人脱离母体后，整个生命活动的物质基础几乎可以说都来自脾胃所生化的水谷和精微物质。宋代陈自明的《妇人大全良方》说："目得之而能视，耳得之而能听，手得之而能握，足得之而能步，脏得之而能液，腑得之而能气。"

张介宾说："无太过无不及，自有一种雍容和缓之状者，便是胃气之脉。"有胃气，就意味着身体具备收纳、运化的功能，意味着人身还存着一股正气，遇到这样的脉象，病就有治愈的希望。如此一来，脉越是从容和缓，胃气越充足，正气就越充足，人的身心就越健康。我们中国人称赞别人常用的一个词叫"脾气好"。如果一个人为人处世雍容大度，凡事不斤斤计较，遇到什么难解的事也能幽默地化解，这就是真正的"脾气好"，这样的人不容易得大病。而事实是，很多人不是真正的"脾气好"，他／她的心中有很多没能容纳、转化的东西，实际上他／她生活得非常压抑，日积月累到一定程度就会爆发，有表现在情绪上的，如在外面与人交流都和和气气的，回到家里对最亲的人却非常暴戾；也有不表现在情绪上的，长年累月地积累下来，得了大病，这是值得我们注意、反思的。

正常情况下，四时之中人体的气动随天气的变化而运动，太过和不及都是病。如何判断这个度呢？这里给出了答案——四时之脉以胃气为本。春天木气生发，平人脉"胃微弦"；弦是肝木对应的象，胃气少弦象明显，说明正气不足，木气太过，因此"胃少曰肝病"；只有弦象而没有从容和缓的感觉，说明生发太过，正气已绝，因此大限已到。毛脉的特点是浮而轻滑，是秋天平容之象，五行属于金。春天应该升发，脉中有胃气而带毛象，说明升发不足，金气太过，因此到了秋天就会犯病；若毛脉太过了，不必至秋，金克木，春天就要生病了。钩、石、软弱、弦脉分别与夏、长夏、冬、春季的特点相类，可以根据五行的生克制化来类推。

说完了五脏，这里专门讲了一个"胃之大络"，与之并列。在汉代之前，心和胃是常常混用的，如《伤寒论》中的泻心汤，其实泻的是胃。由于心和胃位置临近，仅以横膈分离，加上经脉相互络属，因而关系密切。据统计，临床上有三分之一的急性心肌梗死患者，都表现为不同程度的恶心呕吐、腹胀、腹泻等胃肠道症状。由于心肌梗死属于内脏痛，它的定位是不准确的，有的人甚至完全没有感到胸部的疼痛。如果缺乏这个常识，往往容易耽误病情。此外，有许多胃部疾病也可反射性地引起心血管系统的功能紊乱，西医称之为"胃心综合征"。张志聪把虚里解释为"四通之义也"，这是因为胃处于中央，要灌溉四旁，它的络脉贯通膈部，并向上连络肺，与宗气相合，这说的就是胃络的平气。胃络的病气表现为"盛喘数绝"，这是宗气内结不能出于肺的表现，这就说明膈中出现问题了。还有人认为"盛喘数绝"在这里是形容心脏跳动时的一种特有征象，类似于西医所说的

"猫喘"——触诊心脏病时手下产生的一种感觉，好像猫在喉部产生的那种震动。这种现象的产生是由于心脏瓣膜或孔道畸形狭窄，导致血液流经时产生了漩涡，从而使心壁和血管壁发生震动。这种说法也有一定的道理。如果看到一个人静息时心脏跳得很厉害，这就是宗气外泄的表现，这个人往往有慢性的心脏病，使得心脏都增大、变形了。值得一提的是，十五络脉中有十二经脉和任督二脉，并没有胃之大络，除了任脉之别、脾之大络和胃之大络所在体表的位置在胸腹部之外，其他经脉的络脉都分布在四肢较远端的位置。古人如此划分、命名的根据是什么，这是一个值得思考的问题。

欲知寸口太过与不及，寸口之脉中手短者，曰头痛。寸口脉中手长者，曰足胫痛。寸口脉中手促上击者，曰肩背痛。寸口脉沉而坚者，曰病在中。寸口脉浮而盛者，曰病在外。寸口脉沉而弱，曰寒热及疝瘕少腹痛。寸口脉沉而横，曰胁下有积，腹中有横积痛。寸口脉沉而喘，曰寒热。脉盛滑坚者，曰病在外。脉小实而坚者，病在内。脉小弱以涩，谓之久病。脉滑浮而疾者，谓之新病。脉急者，曰疝瘕少腹痛。脉滑曰风。脉涩曰痹。缓而滑曰热中。盛而紧曰胀。脉从阴阳，病易已；脉逆阴阳，病难已。脉得四时之顺，曰病无他；脉反四时及不间脏，曰难已。

【语译】

　　想要知道病情，可以从寸口脉的太过与不及来判断，寸口脉脉形很短，是头痛病。寸口脉脉形很长，是足胫痛。寸口脉急促向上搏击手指的，是肩背痛。寸口脉沉而坚实的，是病邪在体内。寸口脉浅浮亢盛的，是病邪在体表。寸口脉沉而软弱的，是寒热病以及疝瘕积聚小腹痛。寸口脉沉且横于指下，是胁下有积聚或者腹中有积块作痛。寸口脉沉，急促如气喘，是寒热病。寸口脉盛大滑利坚实的，是病邪在体表。寸口脉细小坚实的，是病邪在体内。寸口脉细小软弱、滞涩不畅的，是生病日久。寸口脉浅浮滑利而疾数的，是新病。寸口脉急数的，是疝瘕积聚和小腹作痛。寸口脉滑利的，是风病。寸口脉涩滞不畅的，是痹病。寸口脉缓慢滑利的，是中焦有热。寸口脉盛大紧张的，是腹胀病。脉象顺从疾病的阴阳，疾病易痊愈；脉象与疾病的阴阳相逆，疾病难痊愈。脉象顺从四时的阴阳变

张其成全解黄帝内经·素问

化，即使患病也无其他危险；脉象与四时阴阳变化相反，以及在五脏中按不相间的五行传变，疾病就难以痊愈。

【解读】

脉象总的规律是，脉象首先要以胃气——从容和缓之象为标准；其次，一般情况下脉会顺应天时发生相应的变化，但有平、太过和不及三种情况，分别在身体各部有相应的表现，并且有"太过"就必然有"不及"。气从中焦脾胃而生，脉气短则说明气不足，不能到达上方，因此头痛；脉气过长说明气过于旺盛，在这里过长指的是长过尺部，长过寸部的称为"上鱼"，古书上说这是天赋禀厚、元神充满的现象。通常脉气到达尺部就会稍沉应肾之潜藏之象，因此下部之气太过，足胫部就有反应。脉气促则缺少从容柔和之象，说明内在虚损。脉气上击则说明有外邪侵入，所以内虚外实，出现肩背痛。脉气沉说明正气聚集在里，坚也是不柔和的一种象，说明邪气入里，太过于内，所以说病在中。同理，浮而盛是外在太过之象，通常外感表征常出现；沉而弱是内在不足，容易出现寒热、疝瘕、腹痛等症状。其他的就可以根据这个法则类推了。

臂多青脉，曰脱血。尺脉缓涩，谓之解㑊。安卧脉盛，谓之脱血。尺涩脉滑，谓之多汗。尺寒脉细，谓之后泄。脉尺粗常热者，谓之热中。肝见庚辛死，心见壬癸死，脾见甲乙死，肺见丙丁死，肾见戊己死，是谓真脏见皆死。颈脉动喘疾咳，曰水。目裹微肿如卧蚕起之状，曰水。溺黄赤安卧者，黄疸。已食如饥者，胃疸。面肿曰风。足胫肿曰水。目黄者，曰黄疸。妇人手少阴脉动甚者，妊子也。脉有逆从四时未有脏形，春夏而脉瘦，秋冬而脉浮大，命曰逆四时也。风热而脉静，泄而脱血脉实，病在中，脉虚，病在外脉涩坚者，皆难治，命曰反四时也。人以水谷为本，故人绝水谷则死，脉无胃气亦死。所谓无胃气者，但得真脏脉不得胃气也。所谓脉不得胃气者，肝不弦肾不石也。太阳脉至，洪大以长；少阳脉至，乍数乍疏，乍短乍长；阳明脉至，浮大而短。

【语译】

手臂多见青筋暴露，是大失血。尺肤部脉来缓慢滞涩，叫作解㑊。安稳平卧脉来亢盛，是大失血。尺肤部滞涩，脉来滑利，是多汗。尺肤部寒凉，脉来细小，是大便泄泻。尺肤部脉来粗大经常发热，是里热证。肝出现真脏脉到庚辛日就会死亡，心出现真脏脉到壬癸日就会死亡，脾出现真脏脉到甲乙日就会死亡，肺出现真脏脉到丙丁日就会死亡，肾出现真脏脉到戊己日就会死亡，这就是说只要出现真脏脉，就会死亡。颈部人迎脉动过盛，出现喘咳急促的症状，是水气凌心为病。眼睑浮肿好像蚕蜕皮后的样子，是水肿病。小便颜色黄赤，困倦喜卧，是黄疸病。已经吃过食物仍觉得饥饿，是胃疸病。面部浮肿，是风水病。足胫部浮肿，是水肿病。目珠发黄的，是黄疸病。妇人的手少阴脉动明显的，是怀孕。脉象与四时相逆的，就是应当见到四时脉象却没有出现相应的脉象，如春夏脉象应该浮大反见瘦小，秋冬脉象应该沉细反见浮大，这就叫作脉与四时相逆。风热病脉象应该躁疾反见沉静，泄泻脱血病脉象应该虚弱反见坚实，病在体内时脉象应该坚实反见虚弱，病在体表时脉象应浮滑反见涩坚，这样的病都很难治，命名为脉象与四时相反。人是以水谷为根本的，所以人一旦断绝水谷就会死亡。脉象没有胃气也会死亡。被称为没有胃气，就是只能诊得真脏脉，而不能诊得和缓的胃气。被称为不能诊得胃气的脉象，就是肝脉不能诊得弦脉，肾脉不能诊得石脉。太阳经脉来，脉象洪大形长；少阳经脉来，脉象忽快忽慢、忽短忽长；阳明经脉来，脉象浅浮粗大而短。

【解读】

解㑊（xiè yì）：倦怠乏力，懒于运动。

胃疸（dǎn）：胃热，胃热盛则消谷善饥。疸，指炽盛。

"肝见庚辛死……"这一句应是《三部九候论》中的一句，错简至此。

一个正常人的能量靠的是什么呢？靠胃气。岐伯说："平人之常气禀于胃，胃者，平人之常气也，人无胃气曰逆，逆者死。"正常人的脉气来源于胃，胃气就是平人的正常脉气。人的脉象如果没有胃气，叫作逆，出现逆就会死亡。岐伯接着分析了春夏秋冬四季中胃气的有无和多少引起的五脏变化，根据胃气的有无和多少判断五脏的平脉、病脉、死脉。

为什么胃气这么重要呢？岐伯说："人以水谷为本，故人绝水谷则死，脉无胃气亦死。"人是把水谷作为根本的，所以人一旦断绝水谷就会死亡。脉象没有胃气也会死亡。胃，是个会意字。"田"指"承受五谷之土"。"田"与"肉"联合起来表示肉身中的土地，即贮存五谷食物的农田。如果没有胃气了，会出现什么情况呢？"所谓无胃气者，但得真脏脉不得胃气也。"无胃气就只能诊得真脏脉而不能诊得胃气了。真脏脉我们前面提到过，后面一篇就叫《玉机真脏论》，专门讲真脏脉。

胃气实在是太重要了。胃气实际上包含了脾胃之气，脾胃是"后天之本"。人脱离母体后，整个生命活动的物质基础可以说几乎都来自脾胃所生化的水谷和精微物质，所以说，有胃气就意味着身体具备收纳、运化的功能，意味着人身还存着一股正气，遇到这样的脉象，病就有治愈的希望。所以，一个人的脉象越是从容和缓，说明这个人的胃气越充足，全身的正气也就越旺盛，人的身心就越健康。

夫平心脉来，累累如连珠，如循琅玕，曰心平，夏以胃气为本。病心脉来，喘喘连属，其中微曲，曰心病。死心脉来，前曲后居，如操带钩，曰心死。平肺脉来，厌厌聂聂，如落榆荚，曰肺平，秋以胃气为本。病肺脉来，不上不下，如循鸡羽，曰肺病。死肺脉来，如物之浮，如风吹毛，曰肺死。平肝脉来，耎弱招招，如揭长竿末梢，曰肝平，春以胃气为本。病肝脉来，盈实而滑，如循长竿，曰肝病。死肝脉来，急益劲，如新张弓弦，曰肝死。平脾脉来，和柔相离，如鸡践地，曰脾平。长夏以胃气为本。病脾脉来，实而盈数，如鸡举足，曰脾病。死脾脉来，锐坚如乌之喙，如鸟之距，如屋之漏，如水之流，曰脾死。平肾脉来，喘喘累累如钩，按之而坚，曰肾平。冬以胃气为本。病肾脉来，如引葛，按之益坚，曰肾病。死肾脉来，发如夺索，辟辟如弹石，曰肾死。

【语译】

正常心脉来时，像一颗颗串起的珠子连续不断，如同玉珠一样滑润，这是心的平脉，也是夏季以胃气为根本的脉象。有病的心脉来时，急促得像连续不断的喘气，并且其中有轻微弯曲，这是心脏有病。死亡的心脉来时，前面盛大后面不缓和，如同抚摸带子上的弯钩，这是心的死脉。正常肺脉来时，轻浮虚软，如同榆钱飘落一样轻柔和缓，这是肺的平脉，也是秋季以胃气为根本的脉象。有病的肺脉来时，上下跳动，如同抚摸鸡的羽毛外软中坚，这是肺有病。死亡的肺脉来时，如同物品浮在水上一样浮软，如同风吹羽毛浮动一样散乱，这是肺的死脉。正常肝脉来时，软弱弦长，如同举着长竿的末梢一样缓长柔软，这是肝的平脉，也是春季以胃气为根本的脉象。有病的肝脉来时，坚实滑利，如同抚摸长竿一样，这是肝有病。死亡的肝脉来时，急促刚劲，如同刚刚张开弓弦一样，这是肝的死脉。正常脾脉来时，柔和徐缓至数均匀，如同鸡爪落地一样从容轻缓，这是脾的平脉，也是长夏以胃气为根本的脉象。有病的脾脉来时，坚实急数，如同鸡举足一样急促，这是脾有病。死亡的脾脉来时，如同乌鸦的嘴一样坚实，如同鸟的爪距一样尖锐，如同屋檐漏水一样无序，如同水流一样不返，这是脾的死脉。正常肾脉来时，连续坚实圆滑如钩，按压时坚沉有力，这是肾的平脉，也是冬季以胃气为根本的脉象。有病的肾脉来时，如同牵引葛藤一样沉紧，按压更加坚硬，这是肾有病。死亡的肾脉来时，如同两人争夺锁链一样劲急，散乱坚硬如同石头弹击手指，这是肾的死脉。

【解读】

琅玕（láng gān）：指玉石。

本篇主要讲述脉诊，先介绍了平人的脉象，点明"胃气为本"，脉象有无胃气是临诊时判断生死的重要标准；讲述了四时相应的脉象和脉证相逆、相反的情况，寸口脉的病理意义，真脏脉对应的死亡日期，以及五脏的平脉、病脉与死脉的情况。

真脏脉的相关内容，在下一篇《玉机真脏论》中我们再详细分解。

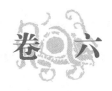

卷 六

玉机真脏论篇第十九

　　本篇名为"玉机真脏论"，意思是刻写在玉版上的机要，这里的"真脏"通常被认为指的是"真脏脉"。黄帝在请教岐伯关于四时脉法和脾脉的所主、诊测时，领悟到这就是"脉之大要天下至数"，"五色脉变，揆度奇恒"的原理都是一样的，都在于"神"，在于身中之气能否与天地运行相合。这句话在《玉版论要》中也出现过，但本篇的论述较之更为详细，还解释了为什么"别于阳者，知病从来；别于阴者，知死生之期"，并以"风者百病之长"为例，详细地阐发了疾病传变的过程。此外，还补充说明了情志过极所伤、病变猝发不按传变规律的情况，讲到了肺脾肾合病至五脏皆病的情况的预后、真脏脉及其机理，为的是阐释如何判断死生这一医学机要。

　　黄帝问曰：春脉如弦，何如而弦？岐伯对曰：春脉者肝也，东方木也，万物之所以始生也，故其气来，奕弱轻虚而滑，端直以长，故曰弦，反此者病。帝曰：何如而反？岐伯曰：其气来实而强，此谓太过，病在外；其气来不实而微，此谓不及，病在中。帝曰：春脉太过与不及，其病皆何如？岐伯曰：太过则令人善忘，忽忽眩冒而巅疾；其不及则令人胸痛引背，下则两胁胠满。

　　帝曰：善。夏脉如钩，何如而钩？岐伯曰：夏脉者心也，南方火也，万物之所以盛长也，故其气来盛去衰，故曰钩，反此者病。帝曰：何如而反？岐伯曰：

其气来盛去亦盛，此谓太过，病在外；其气来不盛去反盛，此谓不及，病在中。帝曰：夏脉太过与不及，其病皆何如？岐伯曰：太过则令人身热而肤痛，为浸淫；其不及则令人烦心，上见咳唾，下为气泄。

帝曰：善。秋脉如浮，何如而浮？岐伯曰：秋脉者肺也，西方金也，万物之所以收成也，故其气来，轻虚以浮，来急去散，故曰浮，反此者病。帝曰：何如而反？岐伯曰：其气来，毛而中央坚，两傍虚，此谓太过，病在外；其气来，毛而微，此谓不及，病在中。帝曰：秋脉太过与不及，其病皆何如？岐伯曰：太过则令人逆气而背痛，愠愠然；其不及则令人喘，呼吸少气而咳，上气见血，下闻病音。

帝曰：善。冬脉如营，何如而营？岐伯曰：冬脉者肾也，北方水也，万物之所以合藏也。故其气来沉以搏，故曰营，反此者病。帝曰：何如而反？岐伯曰：其气来如弹石者，此谓太过，病在外；其去如数者，此谓不及，病在中。帝曰：冬脉太过与不及，其病皆何如？岐伯曰：太过则令人解㑊，脊脉痛而少气不欲言；其不及则令人心悬如病饥，䏚中清，脊中痛，少腹满，小便变。帝曰：善。

【语译】

黄帝问道：春季的脉象如弦，什么样才是弦呢？岐伯回答说：春季的脉象与肝相通，属于东方之木，有万物开始生发的气象，所以春脉来时，濡软柔弱、轻虚滑利，形状正直而长，像琴弦一样，因此叫作弦脉。如果与此脉象相反，就是有病。黄帝问道：怎样算是相反呢？岐伯回答说：脉气来时坚实强劲，这叫太过，是病邪在体表；脉气来时微弱不坚实，这叫不及，是病邪在体内。黄帝问道：春季脉象的太过和不及，发病是什么样的？岐伯回答说：春季脉象太过就会令人记忆力减退，出现精神恍惚、头昏目眩等头部疾病；春季脉象不及会令人胸部疼痛牵引背部，向下则会引起两胁腋下胀满。

黄帝说：讲得好！夏季的脉象如钩，什么样才是钩呢？岐伯回答说：夏季的脉象与心相通，属于南方之火，有万物繁盛生长的气象，所以夏脉来时盛大去时衰微，像钩子的形状，因此叫作钩脉。如果与此脉象相反，就是有病。黄帝问道：怎样算是相反呢？岐伯回答说：脉气来时盛大去时也盛大，这叫太过，是病邪在体表；脉气来时不盛大去时反而盛大，这叫不及，是病邪在体内。黄帝问道：夏季脉象的太过和不及，发病是什么样的？岐伯回答说：夏季脉象太过就会令人身体发热皮肤疼痛，发病为浸淫；夏季脉象不及就会令人心情烦躁，气机上逆可见咳吐涎唾，气机下陷可见矢气。

黄帝说：讲得好！秋季的脉象如浮，什么样才是浮呢？岐伯回答说：秋季的脉象与肺相通，属于西方之金，有万物收敛成熟的气象，所以秋脉来时轻虚浅浮，来时急促去时散乱，因此叫作浮脉。如果与此脉象相反就是有病。黄帝问道：怎样算是相反呢？岐伯回答说：脉气来时虚浮柔软但中央坚实，两旁虚弱，这叫太过，是病邪在体表；脉气来时虚浮柔软而微弱，这叫不及，是病邪在体内。黄帝问道：秋季脉象的太过和不及，发病是什么样的？岐伯回答说：秋季脉象太过就会令人气机上逆，背部疼痛郁闷不舒；秋季脉象不及就会令人气喘，呼吸气短咳嗽，气机上逆可见咯血，气机下陷可听到喘息的声音。

黄帝说：说得好！冬季的脉象如营，什么样才是营呢？岐伯回答说：冬季的脉象与肾相通，属于北方之水，有万物闭合潜藏的气象，所以冬脉来时沉而有力，因此叫作营脉。如果与此脉象相反，就是有病。黄帝问道：怎样算是相反呢？岐伯回答说：脉气来时如同弹击石头一样坚实，这叫太过，是病邪在体表；脉气去时如同数脉，这叫不及，是病邪在体内。黄帝问道：冬季脉象太过和不及，发病是什么样的？岐伯回答说：冬季脉象太过就会令人神倦体乏，脊椎疼痛，呼吸气短，不想言语；冬季脉象不及就会令人心中空悬如同胃中饥饿一样，两胁下方空软处清冷，脊髓疼痛，小腹胀满，小便异常。黄帝说：讲得好。

【解读】

胠（qū）：指腋下。

浸淫：火热太盛引发皮肤疮痈。

䏚（miǎo）：人体胁肋下方挟脊两旁的虚软处。

本节讲述了四季的正常脉象是什么样的，太过与不及是什么样的，以及会引发什么疾病。我们在前面几篇中已经看到过，脉中的微妙变化不可不细细体察，并且体察时要"有纪"，从阴阳开始，判断五行的运动，结合四时的变化，得出疾病的来龙去脉，才可决断人的死生。《玉机真脏论》中也在讲这个道理，我们可以把本篇讲脉的内容，同上一篇《平人气象论》中五脏的平脉、病脉和死脉结合来看。

帝曰：四时之序，逆从之变异也，然脾脉独何主？岐伯曰：脾脉者土也，孤脏以灌四傍者也。帝曰：然则脾善恶，可得见之乎？岐伯曰：善者不可得见，恶者可见。帝曰：恶者何如可见？岐伯曰：其来如水之流者，此谓太过，病在外；如鸟之喙者，此谓不及，病在中。帝曰：夫子言脾为孤脏，中央土以灌四傍，其太过与不及，其病皆何如？岐伯曰：太过则令人四支不举；其不及，则令人九窍不通，名曰重强。

帝瞿然而起，再拜而稽首曰：善。吾得脉之大要，天下至数，五色脉变，揆度奇恒，道在于一，神转不回，回则不转，乃失其机，至数之要，迫近以微，著之玉版，藏之藏府，每旦读之，名曰《玉机》。

【语译】

黄帝问道：四季时序不断更迭，脉象随之逆顺变化，但是脾脉独自由哪个时令所主呢？岐伯回答说：脾脉属土位居中央，是孤脏，有灌溉滋养四周脏腑的功能。黄帝问道：然而脾脉的正常和异常，可以从脉象上见到吗？岐伯回答说：正常的脾脉是看不到的，异常的脾脉可以看到。黄帝问道：异常的脾脉是什么样的？岐伯回答说：脾脉来时如同流水一样盛大，这叫太过，是疾病在体表；脾脉来时如同鸟嘴一样坚硬，这叫不及，是疾病在体内。黄帝问道：你说脾是孤脏，位于中央属土，灌溉滋养四周脏腑。脾脉的太过与不及，发病都是什么样的？岐伯回答说：脾脉太过就会令人四肢不能举动；脾脉不及就会令人九窍闭塞不通，这种病名叫重强。

黄帝惊异地站起来，再次恭敬地磕头作礼，说：你讲得太棒了！我懂得了脉诊的根本要领和天下最重要的道理，考察面部五色和脉象的变化，揣测度量它们的异常与正常，道理只在于一个，按照天地四时的运动规律运转，不能逆转，不能停止，如果逆转或者停止不运转，就会失去生机，这是极其重要的真理，迫近天机又十分微妙。要把这些道理刻在玉板上，珍藏在内府，每天早晨拿出来诵读，所以取名为《玉机》。

【解读】

重强：脾的功能失调导致四肢沉重不举、九窍不通的病症。

本段讲述脾脉太过与不及的状况和对应的疾病，并从四时脉象与脾脉中领悟到神对于人体生命的重要性。首先黄帝询问岐伯关于脾脉的问题：肝、心、肺、肾之脉各有四季所主，四时之脉只合四脏，单独一个脾脉什么时候出现呢？脾脉的平脉、病脉、四脉又是什么样的呢？太过和不及会有什么病症？上一篇我们讲五脏脉皆以胃气为本，这一篇虽然没有重点提到胃气，但大家读到这一段的时候，应该把脾脉和脉中的胃气结合起来，这样就容易理解了。岐伯说，脾脏是孤脏，不独主于时。这个"孤"在这里是不是孤单的意思？不是，因为这里岐伯的意思并不是说脾脏是没有配属时间的，而是说它位居中土，春夏秋冬分别与肝、心、肺、肾一起"主时"，所以这个"孤"是"位尊、最大"的意思。古时候的帝王就常常称自己为"孤"。这样的注解也符合上古时候的政治体制，那就是固定君主，宰相流动。唐朝以前宰相的权力都相当大，可以与君主的权力相互影响又相互制衡，就好比现在一个现代公司的所有权和经营权分开那样。杨上善也认为"孤"是"尊独"的意思，因为五行之中土独为尊，四季称王。接下来，脾脉还有一个特点，那就是脾的平脉是看不见的，而其病脉的表现是可以体察到的。脾位居中央灌溉四旁，如果太过，就会湿气浸淫，因此有"如水之流者"之象，中医称之为土湿太过，是由于感受外在湿邪，因此病在外；如果灌溉不及，就好像田野中没有水了，泥土就会板结，如鸟喙一样坚硬，这就是所谓的"土气不及"，是由于脾气不能够散精，因此病起于自身。脾主四肢，如果湿气浸淫，人就会感到肢体非常沉重，举起肢体的阻力增大了，这时精神通常也非常疲倦。脾脉不及，精气不能疏散到身体各处，人除了会九窍不通外，四肢也会没有力量举起来。脾胃是后天之本，气血生化之源，脾若生病，上下四邻未有不受波及，所以把脾脉不足所对应的病症命名为"重强"。因此，在这种亚健康状态下，要注意饮食有节、锻炼有常。

　　"神转不回，回则不转，乃失其机"——这句话在《玉版论要》中也出现过，但本篇的论述更为详细。神要运转——按照天地四时的运动规律运转，不能逆转、不能乱转、不能停止，如果神"回"了，就是逆转或者停止不运转，就会失去生机。这是极其重要的，接近天机，十分微妙，所以要把这些道理刻在玉板上，珍藏在内府，每天早晨拿出来诵读，因此取名为《玉机》。

　　请大家再一次记住这句话："神转不回，回则不转，乃失其机"。

　　这句话是黄帝听了岐伯说的四时五脏脉法后领悟到的，是"脉之大要天下至数"。那么岐伯究竟说了什么能使黄帝如此感动、如此钦佩，以至于"瞿然而起，再拜而稽首"？岐伯说的是四时五脏脉法，简单地说就是春脉、夏脉、秋脉、冬脉，春夏秋冬分别对应肝心肺肾，所以就是肝脉、心脉、肺脉、肾脉，再加上脾脉，就是四时五脏脉，对四时脉的每一种脉，岐伯用了一个形象的比喻："春脉如弦""夏脉如钩""秋脉如浮""冬脉如营"。什么意思？"春脉如弦"就是说春天的脉即肝脉要像琴弦一样，是长长的、直直的、滑滑的，软弱而饱满；"夏脉如钩"就是说夏天的脉即心脉要像钩一样，来的时候充实而旺盛，去的时候轻松而细微；"秋脉如浮"就是说秋天的脉即肺脉像浮在水面上，是轻虚的，来的时候很急速，去的时候好像树叶飘落；"冬脉如营"就是说冬天的脉即肾脉像军队的营垒，沉静但内藏有生动的力量。四时的每一种脉都要恰到好处，不能太过，也不能不及，否则就是有病了。

四时四脏之脉讲完之后，岐伯又讲了脾脏的脉象，脾脉像土，"孤脏以灌四傍"，脾脉属土位居中央，是孤脏，有灌溉滋养四周脏腑的功能。

怎么体察、把握四时五脏之脉？关键就在于一个"神"字，所以才说"神转不回，回则不转，乃失其机"。当然，这种"神转"的功夫是需要长期的临床实践的。我的父母亲临床已经 70 年了，现在每一次给病人把脉还是凝神静气、全神贯注，不敢大意。我认识一位老中医，他的左手长年戴手套，从不用左手干粗活，只用来给人把脉——就为了不失去神机。

五脏受气于其所生，传之于其所胜，气舍于其所生，死于其所不胜。病之且死，必先传行至其所不胜，病乃死。此言气之逆行也，故死。肝受气于心，传之于脾，气舍于肾，至肺而死。心受气于脾，传之于肺，气舍于肝，至肾而死。脾受气于肺，传之于肾，气舍于心，至肝而死。肺受气于肾，传之于肝，气舍于脾，至心而死。肾受气于肝，传之于心，气舍于肺，至脾而死，此皆逆死也。一日一夜五分之，此所以占死生之早暮也。

黄帝曰：五脏相通，移皆有次，五脏有病，则各传其所胜。不治，法三月若六月，若三日若六日，传五脏而当死，是顺传所胜之次。故曰：别于阳者，知病从来；别于阴者，知死生之期。言知至其所困而死。

【语译】

根据五行生克关系，五脏感受的病气来自它的所生之脏，传给它的所胜之脏，病气留在它的所生之脏，死于它所不胜之脏。当疾病严重到人将死的时候，必定先传到它所不胜之脏，病人才会死亡。这是五脏病气的逆行传变，所以病人才会死亡。肝感受从心传来的病气，再传给了脾，病气留在肾，等传到肺后就会死亡。心感受从脾传来的病气，再传给了肺，病气留在肝，等传到肾后就会死亡。脾感受从肺传来的病气，再传给了肾，病气留在心，等传到肝后就会死亡。肺感受从肾传来的病气，再传给了肝，病气留在脾，等传到心后就会死亡。肾感受从肝传来的病气，再传给了心，病气留在肺，等传到脾后就会死亡。这些都是病气的逆行传递所导致的死亡。把一个昼夜划分成五个时间段，按照五行关系分别与五脏相对应，就可以占验出死亡的时间段。

黄帝说：五脏之气是相通的，病气的转移都有一定的次序，五脏有病时，病气就会各自传递给它所胜之脏。不治疗，按道理经过三个月或六个月，或三天或六天，病气传遍五脏就会死亡，这是病气按照五脏相克次序来传递的。所以说：能辨别表证的，就能知道病从哪儿来；能辨别里证的，就能知道死亡的日期。也就是说，病气传至它所不胜之脏时就会死亡。

【解读】

本段讲五脏病气的传变规律，以及生死的日期。

张志聪说："脉之大要，有正脉、病脉、死脉。五脏之气，有正气、病气、死气。五脏授气于其所生者，五脏正气，授于所生之子也，传之于其所胜者，五脏病气，传于己所胜之脏也。我生生我，皆为所生，气舍于其所生者，五脏正气，舍于所生之母也。死于其所不胜者，五脏死气，死于受克，乃己所不胜之脏也。"这里所说的气有两种：正气、病气；传的方向也有两种，一种受，一种传，因此组合起来是四种情况。拿肝来说，肝属木，木生火，心属火，因此肝的正气传给心；脾属土，木克土，所以肝的病气传给土；肾属水，水生木，因此，肝的正气储存于肾；肺属金，金克木，因此肝有病则将死于肺气所旺之时。逆死就是死于病气的被克逆。一日一夜各五分，十二地支与之对应：寅卯主木，巳午主火，申酉主金，亥子主水，辰戌丑未主土。因此，"肝至肺"而死，死于申酉金时；"心至肾"而死，死于亥子水时；"脾至肝"而死，死于寅卯木时；"肺至心"而死，死于巳午火时；"肾至脾"而死，死于辰戌丑未之土时，这就是可以预测的了。

至于"法三月""若六月"，三个月是一个季节，过了三个月天气肯定换季了，人体的气机运行也跟着不一样。举例来说，肝病在夏症状轻微，三个月后到了秋天就会立马严重而且危险；在春天肝病症状重但是不危险，越过春夏六月，到秋天则危险。"若三日""若六日"的情况，肝病会造成脾土虚损，戊己土日将加剧，从戊到庚，正好三天，到庚辛金日气机就会克脾而死，这是三日死的情况；或者说甲乙木日时肝病症状重，从甲日至己日正好是六天，到庚日则木受金刑，这是说的六日死。因此，病也有五行，当时间到了其被克的那个时候，阴阳之势更加悬殊，这时患者必然更加危险。因此，这里借用《阴阳别论》中的"别于阳者，知病处也；别于阴者，知死生之期"，以总结在里的病，并说明可以根据以上的规律判断死生之期。

是故风者百病之长也，今风寒客于人，使人毫毛毕直，皮肤闭而为热，当是之时，可汗而发之；或痹不仁肿痛，当是之时，可汤熨及火灸刺而去之。弗治，病入舍于肺，名曰肺痹，发咳上气。弗治，肺即传而行之肝，病名曰肝痹，一名曰厥，胁痛出食，当是之时，可按若刺耳。弗治，肝传之脾，病名曰脾风，发瘅，腹中热，烦心出黄，当此之时，可按可药可浴。弗治，脾传之肾，病名曰疝瘕，少腹冤热而痛，出白，一名曰蛊，当此之时，可按可药。弗治，肾传之心，病筋脉相引而急，病名曰瘈，当此之时，可灸可药。弗治，满十日，法当死。肾因传之心，心即复反传而行之肺，发寒热，法当三岁死，此病之次也。

【语译】

风邪是引起各种疾病的祸首，被称为百病之长。现在风寒邪气侵客人体后，会使人毫毛竖直，皮肤毛孔紧闭而出现发热症状，这个时候可采用发汗的方法来治疗；或者出现肌肉麻痹不仁、肿胀疼痛的症状，这时可采用热水熨以及火罐、艾灸、针刺的方法来去除风寒。如果没有及时治疗，病邪就深入到肺，名叫肺痹，发病为咳嗽，呼吸急促。再不及时治疗，病邪就从肺部传变转行到肝，发病名叫肝痹，另一个名叫肝厥，会出现胁肋疼痛、呕吐的症状，这时可采用按摩或针刺的方法来治疗。再不及时治疗，病邪就从肝传变转行到脾，发病名叫脾风，会出现黄疸、腹中发热、心情烦躁、小便发黄的症状，这时可采用按摩、吃药、药汤热浴的方法来治疗。再不及时治疗，病邪就从脾传变转行到肾，发病名叫疝瘕，会出现小腹郁热疼痛、小便色白混浊的症状，另一个病名叫作蛊病，这时可采用按摩或吃药的方法来治疗。再不及时治疗，病邪就从肾传变转行到心，发病为筋脉牵引拘急痉挛的症状，病名叫瘛病，这时可采用艾灸或吃药的方法来治疗。再不进行治疗，发病满十天后，按道理就会死亡。因为病邪从肾传变转行到心，心就会再反过来把病邪传变转行到肺，发病为寒热，按道理三年就会死亡，这就是病邪在五脏中的传递次序。

【解读】

瘛（chì）：抽风、痉挛。

说完阴病，再讲阳病。岐伯说了一大段话，说明五脏病气怎样传变的。五脏病气的传变是有规律的，什么规律？就是五行相生相克的规律。疾病一般是按照五行相克的规律传变的，比如风邪。文中以"风者百病之长也"为例，详细地介绍了疾病肌表入里传变的过程。风邪是引起各种疾病的祸首，被称为百病之长，风寒邪气侵客人体后，会使人毫毛竖直，皮肤毛孔紧闭而出现发热症状，如果没有及时治疗，病邪深入到肺，就会引起咳嗽、呼吸急促。再不及时治疗，病邪就从肺（金）传变转行到肝（木），就会出现胁肋疼痛、呕吐等症状。再进一步，病邪就从肝传变转行到脾（土），就会出现黄疸、腹中发热、心情烦躁、小便发黄的症状。再进一步，病邪就从脾传变转行到肾（水），就会出现小腹郁热疼痛、小便色白混浊的症状。这一部分较为简单，读者参考译文就能有较为清晰的认识。

然其卒发者，不必治于传，或其传化有不以次，不以次入者，忧恐悲喜怒，令不得以其次，故令人有大病矣。因而喜大虚则肾气乘矣，怒则肝气乘矣，悲则肺气乘矣，恐则脾气乘矣，忧则心气乘矣，此其道也。故病有五，五五二十五变，及其传化。传，乘之名也。

【语译】

然而，如果是突然发病，就不必按传变次序去治疗，或者疾病的传变转化不按次序进行，不按次序传变的疾病，有忧、恐、悲、喜、怒这五志的变化，它们会使得病邪不按照次序传变，所以令人患上严重的疾病。因此，喜乐过度心气大虚，肾气就会乘虚加倍克制心；发怒过度肝气有余，肝气就会乘虚加倍克制脾；悲伤过度肺气有余，肺气就会乘虚加倍克制肝；恐惧过度肾气大虚，脾气就会乘虚加倍克制肾；忧伤过度肺气大虚，心气就会乘虚加倍克制肺。这就是五志过极传变的方法。所以，虽然五脏只对应五种疾病，但发生传变就出现了五五二十五种疾病。传化，就是乘虚克制的别名。

【解读】

以上所讲的病况都是按一定的五行顺序发生的，但这不是疾病的所有状况。我常开玩笑说，有时候心是最不讲道理的。忧、恐、悲、喜、怒等情志过极，人一下子就得病了，而疾病并不按五行的传变规律传变，很难捉摸，而且得的病往往还不是小病，就更难办了。所以养生最重要的是养心，养心是最好的"治未病"。人和人之间较劲，公说公有理，婆说婆有理，只看到自己对的，看不到别人对的，就"怼上"了。如果我们在讨论问题时能够看到别人合理的地方，交流起来就"通"了。双方理解了，事也办成了，心情就舒畅了，身体的气血运行也就正常了。孙思邈讲养生要"啬神"。不要小看我们的每一个念头，这是最耗气血的生命活动，因此要用在追求生命质量的提高上，而不要浪费在没有意义的事情上。生活中要修身养性，和气待人，心中无事方能健康长生。你看那些百岁老人，心态都十分平和。看什么都正常的人，自己也就自然了。

大骨枯槁，大肉陷下，胸中气满，喘息不便，其气动形，期六月死，真脏脉见，乃予之期日。大骨枯槁，大肉陷下，胸中气满，喘息不便，内痛引肩项，期一月死，真脏见，乃予之期日。大骨枯槁，大肉陷下，胸中气满，喘息不便，内痛引肩项，身热脱肉破䐃，真脏见，十月之内死。大骨枯槁，大肉陷下，肩髓内消，动作益衰，真脏来见，期一岁死，见其真脏，乃予之期日。大骨枯槁，大肉陷下，胸中气满，腹内痛，心中不便，肩项身热，破䐃脱肉，目眶陷，真脏见，目不见人，立死，其见人者，至其所不胜之时则死。

【语译】

全身大骨骼干枯软弱，臂、腿和臀部的肌肉消瘦干瘪，胸中气胀满闷，喘气呼吸不畅，呼吸时身形随之摇动，预计六个月就会死亡；出现真脏脉，就能推测出死亡的具体日期。全身大骨骼干枯软弱，臂、腿和臀部的肌肉消瘦干瘪，胸中气胀满闷，喘气呼吸不畅，心中作痛牵引肩项部，预计一个月就会死亡；出现真脏脉，就能推测出死亡的具体日期。全身大骨骼干枯软弱，臂、腿和臀部的肌肉消瘦干瘪，胸中气胀满闷，喘气呼吸不畅，心中作痛牵引肩项部，身体发热，全身肌肉消瘦溃烂，一旦出现真脏脉，十个月以内就会死亡。全身大骨骼干枯软弱，臂、腿和臀部的肌肉消瘦干瘪，两肩下垂，骨髓消损，动作缓慢，日益衰疲，这时，如果没有出现真脏脉，预计一年左右就会死亡；如果出现真脏脉，就能推测出死亡的具体日期。全身大骨骼干枯软弱，臂、腿和臀部的肌肉消瘦干瘪，胸中气胀满闷，腹中疼痛，心中气郁不畅，全身发热，肌肉消瘦溃烂，眼眶凹陷，像这样，出现真脏脉，双目看不到人，就会立即死亡；眼睛还能看见人的，等到病邪传变到所不胜之脏对应的时辰就会死亡。

【解读】

䐃（jùn）：指肌肉的突起部分。

大骨和大肉指的是两肱、两股的骨骼和肌肉。肾主骨，因此大骨枯槁说明肾气衰微了。这里要注意的是，骨头在里面是看不见的，这里的枯槁是一种"象"。同理，脾主肉，肉陷脾虚。胸中气满而喘，说明肺失宣肃。水、土、金三脏同病，最长六个月，到了春夏气机该向上走了，这时就是前面我们讲过的气逆，就会有死亡的危险。如果出现真脏脉，那就是死亡很快来临的征兆。

急虚身中卒至，五脏绝闭，脉道不通，气不往来，譬于堕溺，不可为期。其脉绝不来，若人一息五六至，其形肉不脱，真脏虽不见，犹死也。

真肝脉至，中外急，如循刀刃责责然，如按琴瑟弦，色青白不泽，毛折，乃死。真心脉至，坚而搏，如循薏苡子累累然，色赤黑不泽，毛折，乃死。真肺脉至，大而虚，如以毛羽中人肤，色白赤不泽，毛折，乃死。真肾脉至，搏而绝，如指弹石辟辟然，色黑黄不泽，毛折，乃死。真脾脉至，弱而乍数乍疏，色黄青不泽，毛折，乃死。诸真脏脉见者，皆死不治也。

黄帝曰：见真脏曰死，何也？岐伯曰：五脏者，皆禀气于胃，胃者五脏之本也。脏气者，不能自致于手太阴，必因于胃气，乃至于手太阴也，故五脏各以其时，自为而至于手太阴也。故邪气胜者，精气衰也，故病甚者，胃气不能与之俱至于手太阴，故真脏之气独见，独见者，病胜脏也，故曰死。帝曰：善。

【语译】

　　正气急速虚衰邪气侵入人体，五脏之气竭绝闭塞，脉道阻塞不通，气机不能正常往来运行，譬如从高处堕落或者是溺水这种突发疾病，是不可能预计的。如果脉搏断绝不到来，或者人的脉搏跳动急促，一息之间脉动五六次，即使形体肌肉不见瘦脱，不会出现真脏脉，还是会死亡。

　　肝的真脏脉到来时，脉象内外劲急，如同循摸着刀刃一样锋利，如同按压琴弦一样端直以长，面色青白无光泽，毫毛焦枯，就要死亡了。心的真脏脉到来时，脉象坚实搏手，如同循摸着薏苡子一样圆小坚硬，面色红黑无光泽，毫毛焦枯，就要死亡了。肺的真脏脉到来时，脉象盛大虚浮，如同用羽毛抚摸人的皮肤一样轻虚软弱，面色白红无光泽，毫毛焦枯，就要死亡了。肾的真脏脉到来时，脉象搏击手指断绝欲停，如同用手指弹击石头一样坚实，面色黑黄无光泽，毫毛焦枯，就要死亡了。脾的真脏脉到来时，脉象软弱无力忽快忽慢，面色黄青无光泽，毫毛焦枯，就要死亡了。五脏的真脏脉出现，都是死征，无法救治。

　　黄帝问道：真脏脉出现就是死征，为什么呢？岐伯回答说：五脏的精气都禀赋于胃中水谷和精微物质来滋养，胃是五脏的根本。五脏之气不能自行到达手太阴经寸口穴，必须依赖胃气的推动，才能到达手太阴经寸口穴，所以五脏之气在各自所主的时辰，以不同的脉象与胃气一起到达手太阴经寸口穴。如果邪气亢盛，精气衰弱，导致疾病严重耗伤胃气，胃气虚衰不能和五脏之气一起到达手太阴经寸口穴，就只能单独见到真脏脉，所以说，单独见到真脏脉时，说明邪气太盛脏气受损，因此就会死亡。黄帝说：讲得好。

【解读】

　　最后岐伯重点讲了真脏脉。什么是真脏脉？其实前面已经提到过，就是没有真气、真气败露的脉象。如果出现了真脏脉，人就会死亡。什么叫没有真气？就是没有胃气了。为什么胃气这么重要？"岐伯曰：五脏者，皆禀气于胃，胃者五脏之本也。"五脏的真脏脉是一种什么情况呢？

　　正常的肝脉应该是"春脉如弦"，一旦肝的真脏脉到来，脉象内外劲急，如同按压琴弦一样端直而长，就像循摸着刀刃一样锋利，加上面色发青发白，没有润泽，就要死了。正常的心脉应该是"夏脉如钩"，一旦心的真脏脉到来，这个钩就变得坚实搏手，如同循摸着"薏苡子"——薏米一样圆小坚硬，加上面色红黑无光泽，毫毛焦枯，就要死了。正常的肺脉应该是"秋脉如浮"，一旦肺的真脏脉到来，脉象盛大虚浮，如同用羽毛抚摸人的皮肤一样轻虚软弱，加上面色白红无光泽，毫毛焦枯，就要死了。正常的肾脉应该是"冬脉如营"，一旦肾的真脏脉到来，脉象搏击手指断绝欲停，如同用手指弹击石头一样坚实，加上面色黑黄无光泽，毫毛焦枯，就要死了。正常的脾脉应该像大地上的水一样缓缓地浇灌四方，一旦脾的真脏脉到来，脉象软弱无力、忽快忽慢，加上面色黄青无光泽，毫毛焦枯，就要死了。五脏的真脏脉一旦出现，就是死征，说明无法救治。

这一篇讲的内容还有很多，但主要就是讲了正常的四时五脏脉象和不正常的真脏脉脉象的情况。

黄帝曰：凡治病，察其形气色泽，脉之盛衰，病之新故，乃治之无后其时。形气相得，谓之可治；色泽以浮，谓之易已；脉从四时，谓之可治；脉弱以滑，是有胃气，命曰易治，取之以时。形气相失，谓之难治；色夭不泽，谓之难已；脉实以坚，谓之益甚；脉逆四时，为不可治。必察四难，而明告之。所谓逆四时者，春得肺脉，夏得肾脉，秋得心脉，冬得脾脉。其至皆悬绝沉涩者，命曰逆四时。未有脏形，于春夏而脉沉涩，秋冬而脉浮大，名曰逆四时也。病热脉静，泄而脉大，脱血而脉实，病在中脉实坚，病在外脉不实坚者，皆难治。

黄帝曰：余闻虚实以决死生，愿闻其情。岐伯曰：五实死，五虚实。帝曰：愿闻五实五虚。岐伯曰：脉盛，皮热，腹胀，前后不通，闷瞀，此谓五实。脉细，皮寒，气少，泄利前后，饮食不入，此谓五虚。帝曰：其时有生者何也？岐伯曰：浆粥入胃，泄注止，则虚者活；身汗得后利，则实者活。此其候也。

黄帝说：凡是治病，要诊察病人的形体、正气、面色、光泽，脉象的盛衰，疾病的新旧，然后及时治疗，不要延误时机。病人的形体与神气相一致，就是可治之症；面色有光泽浮润，疾病容易治愈；脉象顺从四时，是可治之症；脉象虚弱滑利，是有胃气，疾病容易治愈，需要及时治疗。病人的形体与神气不一致，就是难治之症；面色枯憔无光泽，疾病难以治愈；脉象充实坚硬，病情日益加重；脉象与四时相逆，是不治之症。必须详细诊察这四种难以治疗的疾病，明白地告诉病人。所说的脉象与四时相逆的，是指春季诊得肺脉，夏季诊得肾脉，秋季诊得心脉，冬季诊得脾脉，并且脉来时都虚浮欲绝、深沉滞涩，命名为脉象与四时

281

相逆。五脏脉象没有随着四时而变化，在春季和夏季脉象应该盛大反而深沉滞涩，在秋季和冬季脉象应该深沉反而轻浮盛大，这就叫作与四时相逆。热病的脉象应该盛大反而平静，泄泻的脉象应该微弱反而洪大，脱血的脉象应该虚弱反而坚实，病邪在内脉象应该软弱反而坚实，病邪在外脉象应该坚实反而虚弱，这些疾病都难以治愈。

黄帝说：我听说根据疾病的虚实就可以决断生死，希望了解其中的详情。岐伯说：五实和五虚都会死亡。黄帝说：希望听你讲一讲什么是五实和五虚。岐伯说：脉象盛大，皮肤蒸热，腹部胀满，大小便不通，眼花心胸闷乱，这是五种实证。脉象细小，皮肤寒凉，呼吸气短，大小便失禁，不能饮食，这是五种虚证。黄帝问道：有时候五实五虚的病人也能存活，这是为什么？岐伯回答说：病人吃些米汤稀粥后胃气恢复，泄泻能够停止，那么五虚的病人就可望存活；身热汗出大小便通利，那么五实的病人就可望存活。这就是五虚五实病人存活的情况。

【解读】

闷瞀（mào）：症见眼目昏花，视物不明，烦乱不安。

诊病时必须诊察病人的形体、正气、面色、脉象，四诊合参来判断治病的难易程度。本段讨论了脉逆四时与脉诊相反的情况，并介绍了五实与五虚。

本篇内容比较多，主要分段讲述了六部分内容：

（1）介绍了四时五脏脉象的变化，说明人体与四时相应。脉象太过与不及是由于病邪侵袭和正气的虚实强弱，同时举例说明了太过与不及的病症。

（2）疾病的传变是按照五行相克的次序进行的，但五志或猝发之病与外感六淫的传变不按五行的顺序传变。

（3）真脏脉的出现可以预决死期。真脏脉的出现是因为胃气衰弱，所以会导致死亡。

（4）疾病应当及时治疗，不然病邪由浅入深后，不仅疗效不好，预后也不良。

（5）指出诊断应当四诊合参，并讨论了脉逆四时与脉诊相反的情况。

（6）解释五种虚证和五种实证的病症，并说明转危为安的情况。

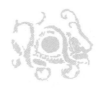

三部九候论篇第二十

《易经》是中华文化的源头，其中蕴含的天、地、人"三才"的思想，是"天人合一"宇宙观、生命观的基本模型。"三"在中华文化中是一个意蕴丰富的数字。老子说："道生一，一生二，二生三，三生万物。"因此，"三"既是有限的终点，又是无限的起点，是万物发展的基数。"三部九候"可以说是《易经》三才模式在诊断中的具体化。不同于本篇所讲的"三部九候"，我们今天所说的"三部九候"通常指的是《难经》中关于寸口脉的诊法，三部指的是"寸""关""尺"，各乘以"浮""中""沉"三种取法，共九候。除了《黄帝内经》和《难经》外，传世文献中较为重要且载有"三部九候"之说的还有《周礼》《伤寒论》等。张仲景在《伤寒论》序中写道："按寸不及尺，握手不及足；人迎、跌阳，三部不参；动数发息，不满五十；短期未知决诊，九候曾无仿佛。"这里的三部九候和《黄帝内经》中的三部九候是一样的，可见它在临床中的重要性。岐伯认为，"三部九候"是"天地之至数"，可以用来断决死生，处理多种疾病，调平各部的虚实状态，祛除病邪。

黄帝问曰：余闻九针于夫子，众多博大，不可胜数。余愿闻要道，以属子孙，传之后世，著之骨髓，藏之肝肺，歃血而受，不敢妄泄，令合天道，必有终始，上应天光星辰历纪，下副四时五行，贵贱更立，冬阴夏阳，以人应之奈何？愿闻其方。岐伯对曰：妙乎哉问也！此天地之至数。

帝曰：愿闻天地之至数，合于人形，血气通，决死生，为之奈何？岐伯曰：天地之至数，始于一，终于九焉。一者天，二者地，三者人，因而三之，三三者九，以应九野。故人有三部，部有三候，以决死生，以处百病，以调虚实，而除邪疾。

【语译】

黄帝问道：我听先生讲解九针的知识后，觉得内容丰富广博，不可能详尽叙述。我希望听听其中最重要的道理，以便嘱咐子孙，传于后世，让他们把这些知识铭心刻骨，永志不忘，歃血盟誓，不敢轻易泄露，使这些道理自始至终都符合天体运行的规律，在上对应日月星辰历法纪年的运转，在下符合四时五行阴阳的变化。四时五行之气不断更迭，秋冬为阴，春夏属阳，人体是怎样适应这些自然变化的？我希望听听这些道理。岐伯回答说：问得妙极了！这是天地之间最为深奥的理论。

黄帝问：我希望听听天地之间最为深奥的理论，它与人的形体气血如何相通？怎样决断死生？岐伯说：天地之间最为深奥的理论，开始于一，终止于九。一代表天，二代表地，三代表人，天地人又各分为三，三三为九，对应九野。所以人体分为三部，每部分为三候，可以用来决断生死，治疗百病，调治虚实，从而祛除邪气疾病。

【解读】

除本篇外，《灵枢·九针论》也提到了"天地之至数"："九针者，天地之大数也，始于一而终于九。故曰：一以法天，二以法地，三以法人，四以法时，五以法音，六以法律，七以法星，八以法风，九以法野。"可见《黄帝内经》所谓的"天地之至数"（大数）是指一至九数。《黄帝内经》重视一、三、六、九等数，这与《周易》和《道德经》不无关系。

《周易》以"六"为阴爻数、以"九"为阳爻数，"九"和"六"分别成为"阳"和"阴"的代称。古人认为自然数起于一而终于九，超过九就是零的增加。《周易》崇阳抑阴，故有崇"九"倾向。在《周易》作者看来，"数"是表"象"的，所以"一"为太极，"二"为天地，"三"为三才（天地人），四为四时、四象，五为五位、五行，六为阴爻、六爻、六位、六虚，八为八卦，九为阳爻……受这种象数思维的影响，《黄帝内经》以为："五"为五时、五方、五音、五色……"六"为六节、六律、六经……"七"为七星……"八"为八风、八方……"九"为九野、九州、九宫……《周易》重视"数"，以数定象，因数明象，创立了数象合一的思维模型。老子的《道德经》也重视"数"，其"道生一，一生二，二生三，三生万物"的宇宙生成论述，创立了一、二、三的生成序列，与《周易》一、二、四的生成序列交相辉映，共同形成中国文化的"数"思维传统。《素问》中所谓的"六六之节，九九制会"是指天度以六六为周期，六个六十甲子为一年；气数以九九为周期，气有三阴三阳，三而成天，三而成地，三而成人，三而三之，合则为九，故在地有九野、九州，在人有九窍、九脏。此外《黄帝内经》还将针具、针法等分为九种，将全书分为九九八十一篇。

这里要补充说明的是，"九野"的说法来自古代的一种数术——星占。它把天分成九野，把地分成与之对应的九州，通过观察九野中的星象来预测相应地域人事的吉凶。上古时代巫医一体，在预知生死这一点上，可能会借用天文星占的办法。

《黄帝内经》依据"数"思维模型，对生命现象、天人现象作了阐述，《三部九候论》将人体分为上、中、下三部，分别对应天、人、地，三部又各分为天、地、人三部：上部天、地、人分别是足少阳经上的悬厘穴、足阳明经上的四白穴、手少阳经上的和髎穴；中部天、地、人分别是手太阴经上的经渠穴和太渊穴、手阳明经上的合谷穴、手少阴经上的神门穴；下部天、地、人分别是足厥阴经上的阴廉穴、足少阴经上的复溜穴、足太阴经上的阴陵泉。这九处脉可以分别反映人体之"九野"的气血状况，九处脉候相互参考，再结合天地阴阳四时五行星辰历法与人身形体血气的关系，就可以诊断人的疾病，得出治疗的方案和预后。

在中国文化中，"三"是一个非常重要的数字，我在20世纪90年代曾发表过一篇文章叫"生命的二体三用模型"，我认为中国人的生命哲学是以"二"为本体，以"三"为作用。"二"就是阴阳，"三"其实代表的是"中"，是阴阳加上中，阴阳中和才能产生万事万物，"三生万物"。"三"在中华文化中是一个意蕴丰富的数字。"三"蕴含的天、地、人"三才"的思想，反映了天人合一、阴阳中和的宇宙观、生命观。《易经》用阴阳两个符号三次组合就是八卦，六次组合就是六十四卦；老子的《道德经》中说"道生一，一生二，二生三，三生万物"，"三"既是有限的终点，又是无限的起点，"三"所体现的中和思想是万事万物生生不息的根源。

我们要学习的这一篇叫《三部九候论》，"三部九候"就是三才思想在诊断中的具体应用。东汉医圣张仲景在《伤寒论》序中提到了《黄帝内经》三部，可见它在早期临床中发挥了重要作用。为什么要分三部九候呢？

岐伯说的人体的三部九候是一种天地之至数。三来源于三才，九是三的乘积。这与《易经》和《道德经》不无关系。《易经》以"六"为阴爻数，以"九"为阳爻数，"九"和"六"分别成为"阳"和"阴"的代称。《道德经》提出了"三生万物"。前面学过的《六节藏象论》则说"天以六六之节""人以九九制会"。

帝曰：何谓三部？岐伯曰：有下部，有中部，有上部，部各有三候，三候者，有天有地有人也，必指而导之，乃以为真。上部天，两额之动脉；上部地，两颊之动脉；上部人，耳前之动脉。中部天，手太阴也；中部地，手阳明也；中部人，手少阴也。下部天，足厥阴也；下部地，足少阴也；下部人，足太阴也。故下部之天以候肝，地以候肾，人以候脾胃之气。

帝曰：中部之候奈何？岐伯曰：亦有天，亦有地，亦有人。天以候肺，地以候胸中之气，人以候心。帝曰：上部以何候之？岐伯曰：亦有天，亦有地，亦有人。天以候头角之气，地以候口齿之气，人以候耳目之气。三部者，各有天，各有地，各有人。三而成天，三而成地，三而成人。三而三之，合则为九，九分为九野，九野为九脏。故神脏五，形脏四，合为九脏。五脏已败，其色必夭，夭必死矣。

帝曰：以候奈何？岐伯曰：必先度其形之肥瘦，以调其气之虚实，实则泻之，虚则补之。必先去其血脉而后调之，无问其病，以平为期。

【语译】

黄帝问：什么叫作三部？岐伯说：人体部位的划分有下部（下肢），有中部（上肢），有上部（头部），每一部各有三候，三候以天、地、人来代表，必须有人当面指导，才能准确掌握部候的位置。上部头部的天候，是额头两旁的动脉；头部的地候，是面颊两旁的动脉；头部的人候，是耳前的动脉。中部上肢的天候，是手太阴肺经的动脉；上肢的地候，是手阴明大肠经的动脉；上肢的人候，是手少阴心经的动脉。下部下肢的天候，是足厥阴肝经的动脉；下肢的地候，是足少阴肾经的动脉；下肢的人候，是足太阴脾经的动脉。所以下部下肢的天候可以诊察肝的病变，下肢的地候可以诊察肾的病变，下肢的人候可以诊察脾胃的病变。

黄帝问：中部的三候是怎样的？岐伯说：中部也有天候，也有地候，也有人候。中部上肢的天候可以诊察肺的病变，上肢的地候可以诊察胸中的病变，上肢的人候可以诊察心脏的病变。黄帝道：上部头部的三候是怎样的？岐伯说：上部头部也有天候，也有地候，也有人候。上部头部的天候可以诊察头部的病变，头部的地候可以诊察口齿的病变，头部的人候可以诊察耳目的病变。人体的三部，各有天候，各有地候，各有人候。一共三个天候，三个地候，三个人候，三乘以三，合成九候，九候分别对应九野，九野对应人的九脏。所以人有五个神脏心、肝、脾、肺、肾，四个形脏膀胱、胃、大肠、小肠，合成九个脏腑。五脏已经败坏，面色必然枯槁，面色枯槁的病人必然会死亡。

黄帝问：怎样用九候诊断疾病呢？岐伯说：必须先度量病人形体的肥瘦，调候病人正气的虚实，实证用泻法，虚证用补法。必须先去除血脉中的瘀滞，然后再调补气血。不论治疗什么疾病，都以平调气血为准则。

【解读】

关于"神脏五"，《素问·宣明五气》《灵枢·九针论》《灵枢·本神》中都讲到：肝、心、脾、肺、肾各藏一"神"，分别是魂、神、魄、意、志，因此五脏又称五神脏。关于"形脏四"，历代医家多将头角、胸中、耳目、口齿作为四形脏，我认为这可能不是最合适的。首先，"脏"在《黄帝内经》中写作"藏"，五脏皆有"藏而不泻"的特点，但头角等处并没有贮藏而不疏泄精气的功能。有一种说法认为，四形脏指的是"四海"：髓海、血海、气海、水谷之海，即脑、冲脉、膻中和胃。这在《灵枢·海论》中有详细的论述。相对于魂、神、魄、意、志来说，髓、血、气、水谷都是有形之物质，并且是生命活动中必不可少的，因此称为"形脏"。

帝曰：决死生奈何？岐伯曰：形盛脉细，少气不足以息者危。形瘦脉大，胸中多气者死。形气相得者生。参伍不调者病。三部九候皆相失者死。上下左右之脉相应如参舂者，病甚。上下左右相失不可数者死。中部之候虽独调，与众脏相失者死。中部之候相减者死。目内陷者死。

帝曰：何以知病之所在？岐伯曰：察九候独小者病，独大者病，独疾者病，独迟者病，独热者病，独寒者病，独陷下者病。以左手足上，上去踝五寸按之，庶右手足当踝而弹之，其应过五寸以上，蠕蠕然者不病；其应疾中手浑浑然者病；中手徐徐然者病；其应上不能至五寸，弹之不应者死。是以脱肉身不去者死。中部乍疏乍数者死。其脉代而钩者，病在络脉。九候之相应也，上下若一，不得相失。一候后则病，二候后则病甚，三候后则病危。所谓后者，应不俱也。察其腑脏，以知死生之期，必先知经脉，然后知病脉，真脏脉见者胜死。足太阳气绝者，其足不可屈伸，死必戴眼。

【语译】

黄帝问：如何决断死生？岐伯说：形体肥盛脉象反而细小，气短不足以维持呼吸，病危。形体瘦弱脉象反而盛大，胸中气塞胀满的，是死征。形体与脉象一致的病人能够生存。色脉参伍相互不调的，表示有疾病。三部九候的脉象都与疾病不相对应的，是死征。上下左右各部脉象相应，搏指如春杵捣谷，病情必然加重。上下左右各部脉象不相应，脉息错乱不可计数的，是死征。中部的脉候虽然单独调匀，但与其他脏腑脉象不相协调的，是死征。中部的脉候相互衰减的，是死征。双目内陷的，是死征。

黄帝问：怎样知道疾病的所在呢？岐伯说：诊察九候的脉象，其中有一部单独脉来细小的有病，有一部单独脉来盛大的有病，有一部单独脉来疾数的有病，有一部单独脉来迟缓的有病，有一部单独脉来发热的有病，有一部单独脉来寒凉的有病，有一部单独脉来凹陷的有病。用左手按压病人左脚内踝上五寸处，用右手弹击病人足内踝，感应到振动，且振动超过五寸以上、轻柔均匀的，没有疾病；振动急促，应手快速混乱的，表示有病；振动微弱，应手徐缓迟慢的，表示有病；振动不能超过五寸，手指弹击没有反应的，是死征。身体肌肉极度消脱，体弱不能行动，是死征。中部的脉候忽快忽慢，是死征。代脉中有钩脉的脉象，是病邪在络脉。九候的脉象相互对应，上下一致，不应该不相调和。九候中有一候的脉象不一致的，就会生病；两候的脉象不一致的，病情就会加重；三候的脉象不一致的，就会病危。所谓脉象不一致，就是九候的脉动不相对应。诊察病邪所在的脏腑，就可以知道病人死生的日期，但必须先知道正常的脉象（四时五脏之脉），然后才能知道病脉是什么样，一旦见到真脏脉，到了克制病脏的时间，病人就会死亡。足太阳经脉气衰竭的，病人的两足就不能弯曲、伸直，死亡时会出现两目上视不能转动的症状。

【解读】

九候体现的是周身内部的气血，因此诊脉之前首先要看外在的胖瘦，即考虑这个人形体的有余与不足。形体丰满的属于有余，消瘦的则为不足。如果这个人"表里如一"，形体与脉气相合，说明病情简单，预后良好。如果形有余而脉不足（脉细、无力等），提示病情复杂，情况危险。反之亦然。三部九候之脉的道理也是这样，相互印证则是吉兆，出现不协调的地方则为有病。如果两候与全身不协调，就提示并重；三候以上不协调的，就有危险。所有的脉都以中土胃气为本，因此中部脉与其他脉的不协调也是危重症候。这些都是作为医生要谨记的——治疗之前首先要"决死生"，判断这个病是否可治，然后在可治的情况下，再开始治疗；不论患者的主诉如何，要以气血的平和作为痊愈的最高标准。"真脏脉见者胜死"，后面有脱简，应当是《平人气象论》中的"肝见庚辛死，心见壬癸死，脾见甲乙死，肺见丙丁死，肾见戊己死，是谓真脏见皆死"，是判断死期的方法。甲乙丙丁戊己庚辛壬癸是十天干，按顺序每两个天干分别对应木火土金水，因此见到肝木的真脏脉，则可以判断庚辛金日是其死期，余者同理。"足太阳气绝"一句，是举例说明将死之状，我们在《诊要经终论》中已经讲到了这个问题，于此不再赘述。

帝曰：冬阴夏阳奈何？岐伯曰：九候之脉，皆沉细悬绝者为阴，主冬，故以夜半死。盛躁喘数者为阳，主夏，故以日中死。是故寒热病者，以平旦死。热中及热病者，以日中死。病风者，以日夕死。病水者，以夜半死。其脉乍疏乍数乍迟乍疾者，日乘四季死。形肉已脱，九候虽调，犹死。七诊虽见，九候皆从者不死。所言不死者，风气之病及经月之病，似七诊之病而非也，故言不死，若有七诊之病，其脉候亦败者死矣，必发哕噫。必审问其所始病，与今之所方病，而后各切循其脉，视其经络浮沉，以上下逆从循之，其脉疾者不病，其脉迟者病，脉不往来者死，皮肤著者死。

【语译】

黄帝道：冬属阴，夏属阳，如何与脉象相应？岐伯说：九候的脉象，都是深沉细小悬浮断绝的，属于阴，与冬季相应，所以病人在夜半阴气最旺盛时死亡；脉象盛大躁动喘疾数的，属于阳，与夏季相应，所以病人在日中阳气旺盛时死亡。因此患寒热交作疾病的人，在平旦阴阳交会时死亡。患里热证和温热病的人，在日中阳气旺盛时死亡。患风病的人，在傍晚阳气衰弱时死亡。患水病的人，在夜半阴极时死亡。脉象忽快忽慢忽缓忽急的病人，在辰戌丑未时死亡。形体与肌肉败坏削脱的病人，虽然九候脉象调和，仍然会死亡。以上七诊的脉象虽然出现了，但九候都与四时脉象相顺应的，就不会死亡。所说不会死亡的情况，是指风邪为病，以及月经疾病，虽然其类似七诊的病脉，但实际不相同，所以说不会死亡。如若出现七诊的病脉，脉候也出现衰坏的情况，就是死征，必然会引发呃逆噫气。治疗时必须审察询问病人刚开始发病的情形和如今的症状，然后按顺序对各候进行切脉，观察经络的浮沉情况，根据上下顺逆情况来诊脉。脉象流利的是没有病，脉象迟缓的是有病，脉象断绝不往来的就会死亡，皮肤干枯附着于筋骨的就会死亡。

【解读】

冬夏是一年之中的阴阳两极，与此相对应，夜半和日中是一天之中的阴阳两极。沉、细、悬绝等脉象为阴脉，主冬，夜半阴气最盛，因此阴脉甚者在这时阴阳相离而死；盛、躁、喘、数之脉为阳脉，主夏，所以日中阳气最旺的时候，阳脉甚大者阴阳离绝而死。这告诉我们，要把握四个字——"阴阳中和"。一年之中有春夏秋冬，一天之内也有相似的周期变化。春、秋是阴阳转换的时候，在一天之中分别对应平旦和日夕，即太阳刚升起（木气升发）和将要落下（金气下降）之时。肝失条达导致寒热往来，即称"寒热病"；"热中及热病者"，说的是内外皆热，这是心火炽盛之象，所以日中阳气最旺时最厉害；木在天属风，因此被克于肃杀之气；冬令寒水，病起于肾，亡于一天阴气最盛之时；脉"乍疏乍数乍迟乍疾"，意味着中土内虚不能四布，在辰、戌、丑、未之时辰死亡，即亡于平旦、日中、日夕、夜半，因此一天之内"乘四季"之时死。

肉脱说明中土之气衰败，后天生化乏源，因此九候即使和调病人也不免死亡。不同的是，七诊之脉，指小、大、疾、迟、寒、热、陷下，见到这些脉象，只要九候仍与天地四时相顺应，就会向愈。张志聪认为，脉小、大、疾、迟、寒、热，病还算是轻的，如果脉气陷下则病非轻；不死的情况，或是气机出现问题而导致风气之病，或是经脉的问题而成经月之病，这些人的生阳之气犹有力量上升，因此他们的脉象是七诊之病而非陷下的重病。若有七诊之病，而正气陷下，其脉候亦衰败，则不免死亡，那是由于生阳不升，因此必定发生哕噫——哕是土气衰败的征兆，噫是土气虚弱的外候，两者有程度的不同。总之，七诊之病，不陷下者不死，陷下则必死。

　　帝曰：其可治者奈何？岐伯曰：经病者治其经，孙络病者治其孙络血，血病身有痛者治其经络。其病者在奇邪，奇邪之脉则缪刺之。留瘦不移，节而刺之。上实下虚，切而从之，索其结络脉，刺其出血，以见通之。瞳子高者，太阳不足，戴眼者太阳已绝，此决死生之要，不可不察也。手指及手外踝上五指留针。

【语译】

　　黄帝道：可以治愈的疾病，应该怎样治疗呢？岐伯说：经脉的疾病就治疗发病的经脉；孙络的疾病就治疗发病的孙络，将其刺出血；至于血的疾病，如果身体疼痛的，就治疗经脉与络脉。疾病在大络，则用缪刺法，即右侧有病针刺左侧，左侧有病针刺右侧。邪气留滞不移动，在骨节交会处针刺。上实下虚的疾病，顺从经脉切按，摸索到脉络郁结的地方，针刺出血，见到出血经脉就通畅了。双目上视是太阳经脉气不足，双目上视且定直不动是太阳经脉气绝，这是判断病人死生的要诀，不可不认真审察。针刺手指以及手外踝上五指端并留针。

【解读】

　　通常外邪入侵人体的顺序是：皮毛——孙脉——络脉——经脉——脏——腑，奇邪为不入于经而流溢于络之邪气。在后面的《缪刺论》中，我们会详细分解。

　　"手指及手外踝上五指留针"，这一句与文意不相衔接，为错简，留待有心人重新发现它的正确位置。

　　三部九候是"天地之至数"，可以用来决死生，处百病，调虚实，是经络的基础知识。本篇详细介绍了三部九候的相关内容，如三部九候与天地相应、三部九候的部位和诊法等，并用三部九候来判断病人的生死与病位，预测死亡时间，最后讲述了不同疾病（经病、络病、血病、奇邪）所采取的针刺方法。三部九候体现了《黄帝内经》三才合一的整体思维，可惜现代很少使用了。

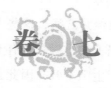

卷七

经脉别论篇第二十一

本篇主要说明了居住环境、情志变化和形体劳逸等内伤因素会影响到经脉血气，导致经脉运行失常、五脏功能紊乱而发病，临床诊断时医者必须结合病人身体强弱、骨肉皮肤状态等因素，才能准确把握病情。同时，详细阐述了饮食的消化、吸收、输布等过程，点明主要是依靠脾的运化和肺的输布功能，全身才得以营养。最后还讲述了六经偏盛时的症状和治法以及三阴三阳经正常的脉象。

黄帝问曰：人之居处动静勇怯，脉亦为之变乎？岐伯对曰：凡人之惊恐恚劳动静，皆为变也。是以夜行则喘出于肾，淫气病肺。有所堕恐，喘出于肝，淫气害脾。有所惊恐，喘出于肺，淫气伤心。度水跌仆，喘出于肾与骨，当是之时，勇者气行则已，怯者则着而为病也。故曰：诊病之道，观人勇怯骨肉皮肤，能知其情，以为诊法也。故饮食饱甚，汗出于胃。惊而夺精，汗出于心。持重远行，汗出于肾。疾走恐惧，汗出于肝。摇体劳苦，汗出于脾。故春秋冬夏，四时阴阳，生病起于过用，此为常也。

【语译】

黄帝问道：人们的居住环境、日常活动、性格的勇敢怯懦各有不同，那么他们的经脉特点也会随之而产生变化吗？岐伯回答说：当人处于惊恐、愤怒、劳累、活动或安静的状态时，经脉血气的状况也会随之而变化。所以在晚上活动会扰乱肾气的运行，使其上行而气喘，妄行之气会伤害肺脏。跌落倒地情绪惊恐，会使肝气上冲而气喘，肝气的乱行还会刑克脾土。而惊恐的情绪还会使肺气运行紊乱，肺金还会反制心火。由于渡水或跌倒，恐惧出于肾和骨，在这种情况下，勇敢无畏的人气血运行无碍就能迅速康复，胆小的人气血运行不畅通就容易生病。所以说：诊病时要留意病人的性格、骨骼大小、肌肉的伸缩、皮肤表面的状况，作为诊病的标尺。所以，吃了很多东西后，胃气外泄，使人出汗。受到惊吓也会使心气精血耗损而出汗。如果身背沉重的货物出门，会使肾气耗散而出汗。快速行走会使肝气受损并且大量出汗。肉体的运动使人劳累，脾气受损也会导致出汗。四季的变化均有规律，病因源自身体的过劳。

【解读】

我们前面阅读过的好几篇都提到了春夏秋冬四季和经脉气血变化的对应关系，今天我们要学的这一篇和前面说的不一样，是从一个特殊的角度来讲经脉问题。这一篇叫《经脉别论》，从题目上可以看出，这是关于经脉的特别的讨论，那就是人的居住环境、日常活动、情绪性情和经脉气血的关系。这个角度是前面没有提到过的，所以叫"别论"。《调经论》中以阴阳为纲来对病因分类，属阳则为外来之邪，"得之风雨寒暑"的是外感；属阴为内在之邪，"得之饮食居处，阴阳喜怒"的是内伤。从中我们可以看出，这里主要是讨论内伤病因对经脉血气的影响。而饮食居处、情绪性情的变化，可谓和我们的生活息息相关，我们就一起通过本文的阅读来了解这些因素会对我们的身体产生怎样的影响，我们如何才能避免伤害，颐养天年。

岐伯先是肯定了内伤因素对经脉血气产生的影响，"凡人之惊恐恚劳动静，皆为变也"，也就是说，我们日常的情绪变化、饮食劳逸都不可避免地会影响到经脉血气的运行，比如遇到喜欢的人就会害羞脸红，遇到悲伤的事情会掉眼泪，这都是短短几秒内人体的经脉气血做出的反应。在文中则是以气喘的五种情况为例，详细回答了这个问题。比如我们剧烈运动后常会气喘吁吁，喘本来是指呼吸急促、上不来气，本文的气喘特指受惊吓引发不同经脉气机逆乱所致。人体内的经脉犹如大地之江河，是气血运行的通道，值得注意的是，这其中变化的关键还是"气"，气逆太过、肺失宣降就会喘，所以说养生的关键还是养气，既不能太过，也不能不及。

这里还提到性格对病情转归的影响。受惊吓后，勇敢的人不再有所畏惧，气血畅通容易痊愈；胆小怯弱的人就会反复思量，脑补一万种可能，越想越怕越靡靡不振，气血留滞，使病情加重。在我们的生活中较为常见的是，胆小的人在夜晚僻静处突然受到惊吓，导致大小便失禁。这是由于大惊卒恐，导致气机下陷太过，肾气亏损。因肾司二阴，一旦失去约束，就会造成大小便失禁，也就是《举痛论》中所提到的"恐则气下"，而胆大不易受惊吓的人则较少出现这种情况，性格对经脉血气的影响由此可见。因此岐伯指出，诊察病情时必须观察患者的性格与形体的状况。

同样是汗出，却也有不同的原因，胃、心、肾、肝、脾都可以出汗。我们不得不感慨《黄帝内经》的深微精妙。但无论是气喘的例子，还是汗出的例子，从中我们都可以看出"过"对身体的影响，所以说"生病起于过用"。而现在"过劳死"的现象频发，这也反映出人们对自己的身体不知爱惜，不知节度，积劳成疾，引发严重的后果。《宣明五气》云："五劳所伤：久视伤血、久卧伤气、久坐伤肉、久立伤骨、久行伤筋。"这也强调了五种"过用"的不良习惯对身体的伤害。因此，要想健康，我们不仅要保持情绪性格的稳定平和，还要学会劳逸结合，改正生活中的不良习惯。

食气入胃，散精于肝，淫气于筋。食气入胃，浊气归心，淫精于脉。脉气流经，经气归于肺，肺朝百脉，输精于皮毛。毛脉合精，行气于腑。腑精神明，留于四脏，气归于权衡。权衡以平，气口成寸，以决死生。饮入于胃，游溢精气，上输于脾。脾气散精，上归于肺，通调水道，下输膀胱。水精四布，五经并行，合于四时五脏阴阳，揆度以为常也。

【语译】

食物进入人的胃中，消化后的精微物质输送到肝，再由肝滋养全身筋膜。还有一部分物质输送到心，经由心脉来滋养全身的血脉。气血流行于经脉之中，向上流到肺脏，肺又将气血运送至全身百脉，直至皮毛。脉和精气汇合之后，运送精气到六腑。六腑的精气，又流注于四脏。这一切取决于阴阳气血的平衡。人的气血平衡，可以通过按压气口的脉象得知。虽然气口的脉位很短小，不到一寸长，却可以判别病人的病情。当水液进入胃里后，脾气散精的功能会将精气首先向上输送到脾，继续向上到肺脏，肺气下降并调控水液的运作，然后向下输布到膀胱。这样，气化水行，散布于全身皮毛，流行于五脏六腑，符合四时五脏阴阳动静的变化是经脉的正常现象。

【解读】

在中国，饮食早已经成为一种文化。民以食为天。从出生到死亡我们天天都需要吃饭喝水，但很少有人思考食物进入身体后会产生怎样的变化。这其实是一个非常有趣的过程。饮和食，是两个不同的过程，我们分开一一来了解。

当我们把美食送入口中后，食物经过牙齿的充分咀嚼，通过食管蠕动被运送到胃里，胃负责受纳和腐熟水谷。食物到达胃后，经过胃的发酵变成食糜，下送小肠进一步吸收。储藏在胆囊里的胆汁，会通过肝的疏泄作用进入肠道，促进身体对水谷物质进行细化的吸收。传入小肠的食糜，经过脾的运化作用再分为清与浊两部分，脾主升清，清者由脾上输到心肺，经过心阳照化作用，化为血液周流全身。充满营养的血液再经由肺的宣发肃降作用，将精微物质由内及外、由上到下布散于人体全身。肝主藏血，可储藏血液，并化生涵养肝气，滋养筋膜。精微物质被消化和输布后，剩下的食物残渣被称为浊，这些浊的残渣和水液经过胃与小肠之气的运化作用，经过幽门到达大肠，大肠将水液吸收干净后就形成粪便，经肛门排出人体外。

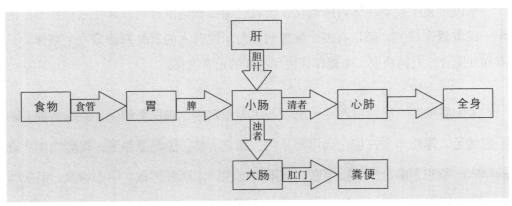

食物进入身体后的变化

我们饮水后，水液由食管入胃，在脾的推动激发作用下到达小肠，小肠会吸收大量的水液，与水谷和精微物质混合为液态物质，依靠脾的升清上输于肺，较为轻清的部分，再通过肺的宣发作用继续向上、向外布散，上至头面，外达腠理，部分可化为汗液；而较为厚重的部分，则通过肺的肃降向内、向下滋养其他脏腑。

小肠将脏腑代谢运化后的浊液经三焦下输至肾脏，这就是尿液的生成之源，再经由肾的蒸化，升清降浊：清者重新流回体内继续参与新陈代谢，浊者储藏在膀胱中为尿液。膀胱开合则将尿液排出人体外。

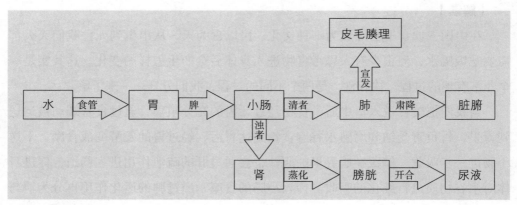

水进入身体后的变化

气口，即寸口，王叔和在《脉经》中有言，"从鱼际至高骨，却行一寸，其中名曰寸口"，从中我们可以了解到寸口的位置。文中提到"权衡以平，气口成寸，以决死生"，水谷精气的流转，最后都归于寸口处脉搏的跳动，医生通过脉诊就可以判断患者的病情，甚至判断生死。一叶知秋，从短短的寸口脉就可以知晓整个身体的状况，不得不感叹中医的神奇。

本段讲述了饮食在体内的消化、吸收、输布和排泄过程，这些过程并不是由单一的脏器完成的，而是有多个脏腑的参与，说明人的五脏六腑是一个整体，只有相互配合、共同协调，才能保证生理功能的正常发挥。

太阳脏独至，厥喘虚气逆，是阴不足阳有余也，表里当俱泻，取之下俞。阳明脏独至，是阳气重并也，当泻阳补阴，取之下俞。少阴脏独至，是厥气也，跷前卒大，取之下俞。少阳独至者，一阳之过也。太阴脏搏者，用心省真，五脉气少，胃气不平，三阴也，宜治其下俞，补阳泻阴。一阳独啸，少阳厥也，阳并于上，四脉争张，气归于肾，宜治其经络，泻阳补阴。一阴至，厥阴之治也，真虚痟心，厥气留薄，发为白汗，调食和药，治在下俞。

帝曰：太阳脏何象？岐伯曰：象三阳而浮也。帝曰：少阳脏何象？岐伯曰：象一阳也，一阳脏者，滑而不实也。帝曰：阳明脏何象？岐伯曰：象大浮也。太阴脏搏，言伏鼓也。二阴搏至，肾沉不浮也。

【语译】

太阳经脉气单独亢盛，就会出现厥逆、气喘、呼吸急促等症状，这是阴不足而阳有余，治疗应当表里两经用泻法，针刺时取束骨穴和太溪穴。阳明经脉气单独亢盛，是足三阳经气都汇聚到阳明经上，治疗时应当采用泻阳补阴的方法，针刺时泻陷谷穴和补太白穴。少阳经脉气单独亢盛，就会发生气机上冲，足少阳经肿大，应当取足少阳经的临泣穴。少阳经脉气单独亢盛，是由于少阳经脉气太盛。太阴经脉的搏动非常强劲，要用心观察是否是真脏脉的现象，如果五脏脉气衰少现象出现，胃气不平，是因为足太阴经太过亢盛，治疗时应当采用补阳的针刺手法，针刺时补陷谷穴和泻太白穴。二阴的经脉单独亢盛，少阴经厥气上冲，阳气都聚集在上部，心、肝、脾、肺四脏脉气互不调和，病气的根源在肾，治疗时适宜针刺经穴和络穴，用泻阳补阴的方法，具体为泻昆仑、飞扬这两个穴位和补复溜穴、大钟穴。厥阴经脉的脉气亢盛，是因为厥阴经脉气上逆，会出现心中疼痛和自汗的现象，除了针刺太冲穴，治疗时可以采取食疗和药物两者相配合。

黄帝说：太阳经的脉象是什么样的？岐伯说：脉象好似三阳之气浮越在外，所以表现的脉象是浮脉。黄帝说：少阳经的脉象是什么样的？岐伯说：脉象好似一阳之气初生，所以脉滑利但不坚实。黄帝说：阳明经的脉象是什么样的？岐伯说：阳明经的脉象粗大浅浮；太阴经的脉象沉伏于指下，跳动得坚实有力；少阴肾经脉象的跳动，应该是沉于内而不浅浮的。

【解读】

人禀受天地阴阳之气而生，化生成我们的身体，其中包括有形的脏腑，也有无形的阴阳，张志聪曾提到"脏不离乎经，经不离乎气，气不离乎脏，经气贯通，脏气并合，阴阳出入，上下循环"。人体内的有形与无形，相辅相成，相互维系，彼此协调平衡，才能保证身体的正常生理运作。本段所论也无外乎有形与无形之间的关系，先讲述了脏腑经脉的几种病态，如"太阳脏独至""阳明脏独至""一阳独啸"等情况，后介绍了三阴三阳经的正常脉象，以常衡变，先知阴阳相合的常度，再遇到偏阴偏阳独至的情况，就知道会出现什么样的病症，这就是所谓的"先知经脉，今识病脉也"。值得注意的是，本段所提及的三阴三阳是根据阴阳之气的多少来排列：少阳是初始；太阳之阳最盛，故为三阳；阳明介于两者之间，为二阳。厥阴是阴衰尽，故为一阴；少阴为阴之初始，为二阴；太阴最盛为三阴。

　　总体来看，本篇主要讲述了中医学的整体观念。首先，人的经脉与自然变化相适应，和于四时方能正常运行；其次，在人的身体方面，脾气散精，上归于肺，体现了五脏六腑内部的运作机制。在生理上，各部分互相为用；在病理上，则体现了喘、汗与五脏之间的相互影响的关系；在诊断方法上，采用取寸口脉的方式以管窥豹，通过表里两经同治的整体观表明人是一个整体。

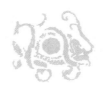

脏气法时论篇第二十二

本篇主要论述了五脏之气与四时五行的密切关系，要根据四时五行的变化规律来养生保健、指导疾病的临床治疗。

黄帝问曰：合人形以法四时五行而治，何如而从？何如而逆？得失之意，愿闻其事。岐伯对曰：五行者，金、木、水、火、土也，更贵更贱，以知死生，以决成败，而定五脏之气、间甚之时、死生之期也。

【语译】

黄帝问道：结合人的形体情况，效法四时五行的变化规律来治疗疾病，什么样是从，什么样是逆呢？我希望了解一下治法的得和失的意义。

岐伯回答说：五行就是金、木、水、火、土，它有生克衰旺的更迭变化，依据这些变化，可以推测疾病的死生，决定治疗的成败，进而确定五脏之气的盛衰、疾病轻重的时间，以及死生的日期。

【解读】

从《脏气法时论》这个题目我们就可以知道这一篇是讲什么的。"脏气"就是五脏之气，"法时"就是效法时间的变化规律。这一篇就是讲五脏之气与时间是一种什么样的对应关系，五脏如何按照时间来调养。

大家还记得吗？我在开篇就说过，整部《黄帝内经》的理论基础就是阴阳五行。这里讲治疗人体疾病要效法四时五行，四时五行其实就是五时五行，依据五行之间的相生相克关系可以预测疾病治疗的成与败。高士宗在《黄帝素问直解》中解释了这一理论："四时之气，不外五行，五行者，金木水火土也。贵者，水旺于春，火旺于夏；贱者，水败于秋，火灭于冬。更贵更贱者，生化叠乘，寒暑往来也。以更贵更贱之理，以知病之死生，以决治之成败，而五脏之旺气可定，病之间甚，死生之期，皆可定也。"

这里提到了一个前面从来没有出现过的概念，即五行的"贵贱"。"更贵更贱，以知死生，以决成败"，什么是五行的贵贱？贵就是旺，贱就是衰。五行在一年四季中的强弱情况是不同的，依其旺衰程度，中国古人归纳出五种情景：旺、相、休、囚、死。旺——最旺，又写作"王"；相——次旺；休——小衰，囚——中衰，死——最衰。旺者为贵，死者为贱。比如木旺于春——春季木当令，木为旺，为贵；木灭于秋——秋天里木为死，因为秋天为金，金克木，故秋天里木为贱。五行之间的复杂关系主要有生克、乘侮、胜复、制化等。正如张介宾所说："五行之道，当其王则为贵，当其衰则为贱。间甚，即轻重之谓。"

帝曰：愿卒闻之。

岐伯曰：肝主春，足厥阴、少阳主治，其日甲乙；肝苦急，急食甘以缓之。

心主夏，手少阴、太阳主治，其日丙丁；心苦缓，急食酸以收之。

脾主长夏，足太阴、阳明主治，其日戊己；脾苦湿，急食苦以燥之。

肺主秋，手太阴、阳明主治，其日庚辛；肺苦气上逆，急食苦以泄之。

肾主冬，足少阴、太阳主治，其日壬癸；肾苦燥，急食辛以润之。开腠理，致津液，通气也。

【语译】

黄帝说：我希望能听你详尽地讲一讲。

岐伯说：肝主旺于春。春天以足厥阴肝经和足少阳胆经为主治，它的旺日是甲乙。肝之性容易为拘急所苦，宜马上食用甘味来缓和它。

心主旺于夏。夏天以手少阴心经和手太阳小肠经为主治，它的旺日是丙丁。

心容易为缓散所苦，宜立即食用酸味来收敛它。

　　脾主旺于长夏。长夏以足太阴脾经和足阳明胃经为主治，它的旺日是戊己。脾容易为湿所苦，宜立即食用苦味来燥它。

　　肺主旺于秋。秋天以手太阴肺经和手阳明大肠经为主治，它的旺日是庚辛。肺容易为气息上逆所苦，宜立即食用苦味来宣泄它。

　　肾主旺于冬。冬天以足少阴肾经与足太阴膀胱经为主治，它的旺日为壬癸。肾容易为燥所苦，宜立即食用辛味来润养它。这样就可以开发腠理，运行津液，通畅气道。

【解读】

　　首先，我们需要了解一下五脏与五行、天干、地支、五味等的对应关系。木、火、土、金、水是中国古人对宇宙万物进行的一种分类原则。从《吕氏春秋·十二纪》《礼记·月令》等开始，以五行为原则类分时令、祭祀、藏象、音律、方位等万事万物。这样一来，原本十分复杂、难以计量的事物就被分为简单的五大类，宇宙一下子变得简单、明晰了。见下表。

宇宙万物归类表

五行 事物	木	火	土	金	水
天干	甲乙	丙丁	戊己	庚辛	壬癸
地支	寅卯	巳午	辰丑戌未	申酉	子亥
五季	春	夏	长夏	秋	冬
五时	平旦	日中	日西	合夜	夜半
五脏	肝	心	脾	肺	肾

　　按五行归类，肝属木，木对应的天干是甲乙，古代的历法就是按照天干和地支来纪年纪月纪时的，所以说其所主的日子为甲日和乙日。其余四脏的对应关系也是这么来的。关于五行与五脏的关系，我们之前已经讲了很多，所以这里不再赘述。

　　在这一段中，我们发现了一个问题。五味的对应和之前不一样了，它既不是配属问题，也不是相生相克的排列次序，这是不是错了呢？当然不是，这里是按照五脏的特性来说的。五脏各有其性，肝苦急而欲散，心苦缓而欲软，脾苦湿而欲缓，而药物的五味则有辛散、酸收、甘缓、苦坚、咸软等作用，可用其性味纠正脏气之偏，利用药物阴阳五味之偏纠正人体阴阳脏气之偏。

"苦"是恶的意思，肝苦急欲散，即恶酸喜辛，所以以酸泻之，以辛补之，违其性则苦，遂其性则欲，本脏所恶即名为泻，所喜即名为补，这是适其性和反其性的补和泻。药物的五味作用为：酸收、苦坚、甘缓、辛散、咸软作用。

岐伯详细地说了五脏对应的季节、日子以及五脏容易发生的病变、适合用的药物，按照五行木、火、土、金、水的次序，对肝、心、脾、肺、肾的情况作了说明。

岐伯说：肝最旺盛的季节是春天。春天以足厥阴肝经和足少阳胆经为主治（肝胆为表里关系），肝胆对应的日子是甲日和乙日（春天、肝胆、甲乙都属于五行的木）。肝容易为拘急所苦——容易发生拘急类疾病（"拘急"指四肢拘挛难以屈伸的症状，多由于风邪所致），应该马上食用甘味药来缓解它。——药物的五味作用：酸收、苦坚、甘缓、辛散、咸软作用。比如甘草，被称为"国老"——掌管教化的官职，国之重臣。李时珍说甘草是"调和众药有功，故有国老之号"，它的功能是清热解毒，祛痰止咳，缓解胃腹挛急疼痛等，比如芍药甘草汤治疗挛急疼痛，疗效非常明显。

心最旺盛的季节是夏天。夏天要以手少阴心经和手太阳小肠经作为主治，它的旺日是丙日、丁日。心容易为缓散所苦——容易发生缓散一类的疾病，应该马上食用酸味药来收敛它。

脾最旺盛的季节是长夏。长夏要以足太阴脾经和足阳明胃经作为主治，它的旺日是戊日、己日。脾容易为湿所苦——容易被湿邪困扰，脾失运化、水湿郁内、饮食不化、痰浊内生，应该马上食用苦味药来燥湿健脾。

肺最旺盛的季节是秋天。秋天要以手太阴肺经和手阳明大肠经作为主治，它的旺日是庚日、辛日。肺容易为气息上逆所苦，应该马上食用苦味药来宣发降泄上逆之气。

肾最旺盛的季节是冬天。冬天要以足少阴肾经与足太阳膀胱经作为主治，它的旺日为壬日、癸日。肾容易为干燥所苦——容易发生干燥的症状，应该马上食用辛味药来润养它。这样就可以开发腠理——发汗，运行津液，通畅气道——使脏腑之气运行通畅。

病在肝，愈于夏；夏不愈，甚于秋；秋不死，持于冬，起于春，禁当风。肝病者，愈在丙丁；丙丁不愈，加于庚辛；庚辛不死，持于壬癸，起于甲乙。肝病者，平旦慧，下晡甚，夜半静。肝欲散，急食辛以散之，用辛补之，酸泻之。

病在心，愈在长夏；长夏不愈，甚于冬；冬不死，持于春，起于夏，禁温食热衣。心病者，愈在戊己，戊己不愈，加于壬癸；壬癸不死，持于甲乙，起于丙丁。心病者，日中慧，夜半甚，平旦静。心欲耎，急食咸以耎之，用咸补之，甘泻之。

病在脾，愈在秋；秋不愈，甚于春；春不死，持于夏，起于长夏，禁温食饱食、湿地濡衣。脾病者，愈在庚辛；庚辛不愈，加于甲乙；甲乙不死，持于丙丁，起于戊己。脾病者，日昳慧，日出甚，下晡静。脾欲缓，急食甘以缓之，用苦泻之，甘补之。

病在肺，愈在冬；冬不愈，甚于夏；夏不死，持于长夏，起于秋，禁寒饮食寒衣。肺病者，愈在壬癸；壬癸不愈，加于丙丁；丙丁不死，持于戊己，起于庚辛。肺病者，下晡慧，日中甚，夜半静。肺欲收，急食酸以收之，用酸补之，辛泻之。

病在肾，愈在春；春不愈，甚于长夏；长夏不死，持于秋，起于冬，禁犯焠㷁! 热食温炙衣。肾病者，愈在甲乙；甲乙不愈，甚于戊己；戊己不死，持于庚辛，起于壬癸。肾病者，夜半慧，四季甚，下晡静。肾欲坚，急食苦以坚之，用苦补之，咸泻之。

【语译】

肝脏有疾病，到了夏天可以痊愈；如果夏天好不了，到秋天病情就会加重；如果秋天不恶化，到了冬天病情就会维持，来年春天病情就会有起色。须注意，不能遭受风邪。患有肝病的人，在丙丁日就会出现好转；如果丙丁日不能痊愈，到了庚辛日病情就会加重；如果庚辛日没有恶化，到了壬癸日病情就会维持，到了甲乙日病情就会有好转。患有肝病的人，在早上（寅卯时辰）会感觉精神较好，到了傍晚（申酉时辰）病情就会较重。到半夜（亥子时辰）就会较为平静。因为肝性条达而恶抑郁，所以需要使用辛味来发散它。如果需要补益，就用辛味补益它；如果需要泻掉，就用酸味来泻它。

心脏有疾病，到了长夏就可以痊愈；如果长夏好不了，到了冬天病情就会加重；如果冬天不恶化，来年春天病情就会维持，到了来年夏天，病情就会有起色。须注意，不能吃过热的饮食和穿着过热。患有心病的人，在戊己日就会出现好转；如果戊己日不能痊愈，到了壬癸日病情就会加重；如果壬癸日没有恶化，到了甲乙日病情就会维持，到了丙丁日病情就会有好转。患有心病的人，在中午（巳午时辰）会感觉精神较好，到半夜就会加重，到了早上天微明（寅卯时辰）就会较为平静。心性需要柔软，应该使用咸味来缓柔它。如果需要补益，就用咸味补益它；如果需要泻出，就用甜味来泻它。

脾脏有疾病，到了秋天可以痊愈；如果秋天好不了，到来年春天病情就会加重；如果春天不死，到了夏天病情就会维持，到了长夏病情就会有起色。须注意，不能过度食用冷食、吃得过饱、住在潮湿的地方、穿湿的衣服。患有脾病的人，在庚辛日就会出现好转；如果庚辛日不能痊愈，到了甲乙日病情就会加重；如果甲乙日没有恶化，到了丙丁日病情就会维持，到了戊己日病情就会有好转。患有脾病的人，在午后（约未时1—3点）会感觉精神较好，到了太阳出来的时候（约卯时）病情就会加重，到傍晚（约申时）就会较为平静。脾病需要缓和，宜急食甘味来缓和它。如果需要泻出，就用苦味泻它；如果需要补益，就用甘味补益它。

肺脏有疾病，到了冬天可以痊愈；如果冬天好不了，到了来年夏天病情就会加重；如果夏天不恶化，到了长夏病情就会维持，秋天病情就会有好转。须注意，不能食用生冷的食物和穿得太薄。患有肺病的人，在壬癸日就会出现好转；如果壬癸日不能痊愈，到了丙丁日病情就会加重；如果丙丁日没有恶化，到了壬癸日病情就会维持，到了庚辛日病情就会有好转。患有肺病的人，在傍晚的时候会感觉精神较好，到了中午病情就会加重，到半夜就会较为平静。肺气欲收敛，宜急食酸味以收敛。如果需要补益，就用酸味补肺；需要泻出，就用辛味泻肺。

肾脏有疾病，到了来年春天可以痊愈；如果春天好不了，到了来年长夏病情就会加重；如果长夏不恶化，到了秋天病情就会维持，冬天病情就会有好转。须注意，不能食用煎爆的食物、穿烘热的衣服。患有肾病的人，在甲乙日就会出现好转；如果在甲乙日不能痊愈，到戊己日病情就会加重；如果戊己日没有恶化，到了庚辛日病情就会维持，到了壬癸日病情就会出现好转。患有肾病的人，在半夜的时候会感觉精神清爽一些，在丑、辰、未、戌这四个时辰病情容易加重，到傍晚比较平静。肾气需要固坚，宜急食苦味来坚固它。如果需要补益，就用苦味补益它；需要泻出，就用咸味来泻它。

【解读】

肝脏有疾病，到了夏天可以痊愈（木生火），为什么？"肝木畏金，火能平之。子制其鬼，故愈。"子脏帮助母脏战胜疾病（子脏能够战胜克制母脏的五行）。如果夏天好不了，到秋天病情就会加重（金克木）；如果秋天不恶化，就可以维持到冬天（水生木），到来年春天病情就会有起色（木旺），需注意不能遭受风邪。患有肝病的人，在丙丁日就会出现好转（木生火）；如果丙丁日不能痊愈，到了庚辛日病情就会加重（金克木）；如果庚辛日没有恶化，会维持到壬癸日（水生木），到了甲乙日病情就会有好转（木旺）。患有肝病的人，在早上（寅卯为木）会感觉精神较好，到了傍晚（申酉为金）病情就会较重（"晡"，音 bū，即申时，午后 3 点至 5 点）。到半夜（亥子为水）就会较为平静——旦慧、昼安、夕加、夜静。因为肝性条达发散而恶抑郁，所以使用辛味药来发散它，用辛味药来补益它——增加肝的发散功能，用酸味药来泻它——用酸味的收敛来减轻肝的发散功能。

下面接着说了心脏、脾脏、肺脏、肾脏的疾病，也都是遵循了"愈、甚、持、起"的四步变化模式：我生时而愈，克我时而甚，生我时而持，本我时有起色。

夫邪气之客于身也，以胜相加，至其所生而愈，至其所不胜而甚，至于所生而持，自得其位而起。必先定五脏之脉，乃可言间甚之时、死生之期也。

【语译】

邪气侵袭人身体的时候，是以强凌弱的，疾病到了它所生的脏腑相应的时间就可以愈，到了它所不胜的脏腑相应的时间就会加重，到了它所生的脏腑对应的时间就可以维持，到了它自身脏腑所旺的时间病情就会有起色。但必须先明确五脏各自的平脉，才能推测疾病的轻重时间和死生日期。

【解读】

总之，邪气侵袭人体的时候，是以强凌弱的，疾病到了它所生的时间就可以治愈，到了它所不胜——也就是克制它的时间就会加重，到了它所生的时间就可以维持，到了它自身脏腑所旺的时间病情就会有起色。但必须先明确五脏各自的平脉，才能推测疾病的轻重时间和死生日期。

那么用什么食物、药物来调理呢？有一个原则就是"顺其性者为补，逆其性者为泻"，就是顺应五脏的属性来补它，逆反它的属性来泻它，如张介宾所言："肝欲散，急食辛以散之，用辛补之，酸泻之。木不宜郁，故欲以辛散之。顺其性者为补，逆其性者为写，肝喜散而恶收，故辛为补，酸为写。"

除了药物治疗，还有针灸治疗，要取和这一脏器相应的经络上的穴位，比如治疗肝病要取足厥阴肝经和足少阳胆经的穴位，治疗心病要取手少阴心经和手太阳小肠经的穴位。

肝病者，两胁下痛引少腹，令人善怒；虚则目䀮䀮无所见，耳无所闻，善恐，如人将捕之。取其经，厥阴与少阳。气逆则头痛，耳聋不聪，颊肿，取血者。

【语译】

肝有病的症状，属肝实的，则两胁下疼痛牵引少腹，使人多怒；如属肝虚的，则两目昏花，视物不清，两耳也听不见声音，多恐惧，好像有人要逮捕他一样。治疗的时候，宜取足厥阴肝经和足少阳胆经的穴位。如若肝气上逆，则会出现头痛、耳聋、听觉失灵、颊肿等症状，宜取厥阴、少阳两经的穴位，并刺出其血。

【解读】

两胁下，即侧胸部，指腋下至腰部，足少阳胆经的循行部位。䀮（huāng），指目光昏花模糊。"厥阴"即足厥阴肝经，"少阳"即足少阳胆经。"颊"，脸的两侧。肝病分实与虚，肝开窍于目，肝胆相表里，足厥阴肝经连目系，足少阳胆经与耳相联系，故而肝有疾病，耳目为之不利。

肝实如肝火上炎、肝阳上亢，针灸治疗需要疏通经络，清利头窍，选择足少阳经、足阳明穴为主。主穴选择百会、头维、风池，按头痛部位配穴同上。肝阳上亢者，加太冲、太溪、侠溪穴；痰浊头痛者，加太阳、丰隆、阴陵泉穴；瘀血头痛者，加阿是穴，血海、膈俞、内关穴。

心病者，胸中痛，胁支满，胁下痛，膺背肩甲间痛，两臂内痛；虚则胸腹大，胁下与腰相引而痛，取其经，少阴、太阳、舌下血者。其变病，刺郄中血者。

【语译】

心有病的症状，属心实的，则出现胸中疼痛，胁部拄撑胀满，胁下疼痛，胸膺部、背部和肩胛间疼痛，两臂内侧疼痛。如果属心虚的，则胸腹部胀大，胁下和腰部牵引作痛。治疗的时候，宜取少阴心经和太阳小肠经的经穴，刺舌下的络脉出血。如果病情发生变化，与初起不同，宜刺委中穴出血。

【解读】

"少阴"即手少阴心经、"太阳"即手太阳小肠经。"膺"，《说文解字》云"胸也"，即胸部两侧的肌肉隆起处。"郄"，作"郄"，"郄中"，别名腘中，郄中，血郄，就是我们常说的委中穴，在腘窝横纹中央，股二头肌腱与半腱肌肌腱的中间。委中穴，《针灸大成》称之为血郄，是针灸四大要穴之一，是足太阳膀胱经之合穴。足太阳经为少气多血之经，是刺血较为理想的穴位。《针灸大成》还记录了《四总穴歌》："腰背委中求。"这句话的意思是腰背部病症可取委中穴治疗，它具有舒筋通络、散瘀活血、清热解毒等作用。马丹阳用此穴位治疗鹤膝风，杨继洲用它治疗丹毒、痈疽。《医宗金鉴》记载，用它可以治疗流注。委中穴具有疏通太阳经气、泄脏腑之里热的作用，刺络放血可治伤暑、霍乱、吐泻，清热泻火、引火下行、凉血止血而止鼻衄。点刺拔罐出血，又能泄血分之热邪，清热利湿除风疹；疏阳邪火毒，除血分积热，解毒祛痰疗疔疮，且能舒筋活血。此外，委中穴也用于治疗下肢痿弱、偏枯、酸楚、肿痛，小腿拘急痉挛等症。

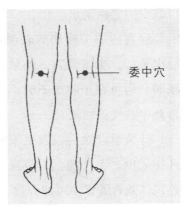

委中穴

委中穴穴位图

脾病者，身重，善肌，肉痿，足不收行，善瘈，脚下痛；虚则腹满肠鸣，飧泄食不化。取其经，太阴、阳明、少阴血者。

【语译】

脾有病的症状，属脾实的，则身体沉重，容易饥饿，肌肉痿软无力，两足痿软不收，行走时容易抽搐，脚下疼痛；如果属脾虚的，则腹部胀满，肠鸣，泄泻且食物不化。治疗的时候，宜取太阴脾经、阳明胃经和少阴肾经外侧的穴位，并刺其出血。

"瘛"，读作 chì，《说文解字》记载，"小儿瘛疭病也。从疒，恝声"，即筋脉痉挛，瘛厥（痉挛、昏厥）；瘛疭（惊风、痫病，泛指手足痉挛）。《汉书·艺文志》记载有瘛疭方。

"飧"，《说文解字》记载："飧，铺也。"《玉篇》："水和饭也。"《孟子·滕文公上》："贤者与民并耕而食，饔飧而治。"朱熹《集注》云："饔飧，熟食也；朝曰饔，夕曰飧。"

张介宾对这一段的解释较为到位："脾属土，主肌肉，土邪湿胜，故令人身重肌肉痿……脾脉起于足大指，过核骨以上内踝，故为脚下痛……足太阴之脉属脾络胃，脾虚则失其健运之用而中气不治，故为此诸病。"脾与胃为表里，所以治疗脾病可取足太阴、足阳明之经。少阴，就是肾经。脾主湿，肾主水，水助湿，所以取少阴之血泄水。

脾胃虚弱型痿病的表现：起病缓慢，肢体软弱无力并逐渐加重，神疲肢倦，肌肉萎缩，少气懒言，纳呆便溏，面色白或萎黄无华，面色浮。舌淡苔薄白，脉细弱。病机在于脾虚不健，生化乏源，气血亏虚，筋脉失养。可选择参苓白术散合补中益气汤加减。

针灸治疗泄泻以取足阳明、足太阴经的穴位为主，慢性加任脉。急性泄泻可选择天枢、上巨虚、阴陵泉、水分穴，慢性泄泻可选择神阙、天枢、足三里、公孙穴，兼有脾虚，可加脾俞、太白穴。

肺病者，喘咳逆气，肩背痛，汗出，尻阴股膝、髀腨胻足皆痛；虚则少气不能报息，耳聋嗌干。取其经，太阴、足太阳之外厥阴内血者。

【语译】

肺有病的症状，属肺实的，则喘咳气逆，肩部和背部疼痛，出汗，尻、股、膝、小腿肚、足等部位皆有疼痛；如果属肺虚的，则少气，呼吸困难而难于接续，耳聋，咽部干燥。治疗的时候，宜取太阴肺经的穴位和足太阳膀胱经的外侧、足厥阴经内侧的穴位，刺出血。

【解读】

"尻"，读作 kāo。《说文解字》记载为"脽也。从尸，九声"，就是我们俗称的屁股，指脊骨的末端，尻骨（坐骨）。

股（gǔ），从月（肉）从殳。膝上为股，膝下为胫。

"髀"，读作 bì，指大腿。有个成语叫作"髀肉复生"，因为长久不骑马，大腿上的肉又长起来了，形容长久过着安逸舒适的生活，无所作为。《三国志·蜀书·先主传》："备曰：'吾常身不离鞍，髀肉皆消；今不复骑，髀里肉生。日月若驰，老将至矣，而功业不建，是以悲耳。'"有个穴位叫髀关，它就在大腿上，是足阳明胃经的穴位，位于大腿前面，髂前上棘与髌底外侧端的连线上，屈髋时，平会阴，居缝匠肌外侧凹陷处，主治髀股痿痹、下肢不遂、腰腿疼痛、筋急不得屈伸。《针灸甲乙经》记载髀关功效，"膝寒痹不仁，不可屈伸，髀关主之"。《针灸大成》说："主腰痛，足麻木，膝寒不仁，痿痹，股内筋络急，不屈伸，小腹引喉痛。"

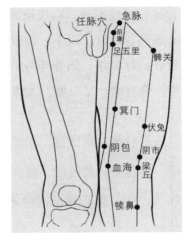

髀关穴穴位图

肾病者，腹大胫肿，喘咳身重，寝汗出，憎风；虚则胸中痛，大腹、小腹痛，清厥，意不乐。取其经，少阴、太阳血者。

【语译】

肾有病的症状，属肾实的，则腹部胀大，胫部肿痛，气喘，咳嗽，身体沉重，就寝后出汗，怕吹风；如果属肾虚的，则胸中疼痛，大腹、小腹有疼痛，手足部厥冷，心中不乐。治疗的时候，宜取足少阴肾经和太阳膀胱经的穴位，并刺出血。

【解读】

胫，小腿，《论语·宪问》记载："原壤夷俟。子曰：'幼而不孙弟，长而无述焉，老而不死是为贼！'以杖叩其胫。"说的是原壤蹲坐着等孔子。孔子批评他说：小时候不谦逊孝悌，长大了又没有什么可称述，老了又不死苟活，这是浪荡子。孔子用手杖轻敲原壤的小腿。

我们可以看一下足少阴肾经的循行："肾足少阴之脉，起于小指之下，邪走足心，出于然谷之下，循内踝之后，别入跟中，以上踹内，出腘内廉，上股内后廉，贯脊，属肾络膀胱；其直者，从肾上贯肝膈，入肺中，循喉咙，夹舌本；其支者，从肺出络心，注胸中。"肺肾为母子关系，二脏病理相互影响，一脏虚弱可导致另一脏不足，故而肾病引发肺喘咳。例如肺肾两虚型喘证表现为：短气息促，动则为甚，吸气不利，咯痰质黏起沫，脑转耳鸣，腰酸腿软，心慌，不耐劳累，或五心烦热，颧红，口干，舌质红少苔，脉细数，或畏寒肢冷，面色苍白，舌苔淡白，质胖，脉沉细。治疗药方：生脉地黄汤合金水六君煎加减。针灸治疗可选择：肺俞、膏肓俞、足三里、太渊、太溪穴。

肝色青，宜食甘，粳米、牛肉、枣、葵皆甘。心色赤，宜食酸，小豆、犬肉、李、韭皆酸。肺色白，宜食苦，麦、羊肉、杏、薤皆苦。脾色黄，宜食咸，大豆、豕肉、栗、藿皆咸。肾色黑，宜食辛，黄黍、鸡肉、桃、葱皆辛。辛散、酸收、甘缓、苦坚、咸耎。

【语译】

肝合青色，适宜食用甘味的食物，粳米、牛肉、枣、葵都是甘的。心合赤色，适宜食用酸味的食物，小豆、犬肉、李、韭都是酸的。肺合白色，适宜食用苦味的食物，小麦、羊肉、杏、薤都是苦的。脾合黄色，适宜食用咸味的食物，大豆、猪肉、栗、豆叶都是咸的。肾合黑色，适宜食用辛味的食物，黄黍、鸡肉、桃、葱都是辛的。所有的食物里辛味发散，酸味收敛，甘味缓急，苦味坚燥，咸味能软。

【解读】

我们知道，五脏和一年、一个月、一天的时间有密切关系，五脏病可以用不同味道的药物来进行补泻治疗。当然五脏也可以通过不同颜色、不同味道的食物来调理。《脏气法时论》最后讲到，五脏适于用不同味道的食物调理。那么食物调理有没有方法呢？有！

先看肝，肝对应的颜色是青色，适宜食用甘甜味的食物，如粳米、牛肉、枣、葵都甘甜的。——因为肝苦急，急食甘以缓之。前面说过："肝欲散，急食辛以散之。"

心对应的颜色是红色，适宜食用酸味的食物，如小豆、狗肉、李、韭菜都是

张其成全解黄帝内经·素问

酸的。——心苦缓，宜酸物收之。前面说过："心欲耎，急食咸以耎之。"

肺对应的颜色是白色，适宜食用苦味的食物，小麦、羊肉、杏、薤（"薤"音"械"，根白如小蒜，似韭而无实）都是苦的。——肺苦气上逆，宜食苦物泄之。前面说过："肺欲收，急食酸以收之。"

脾对应的颜色是黄色，适宜食用咸味的食物。咸从水化，其气入肾，脾宜食咸者，以肾为胃关，胃与脾合，咸能润下，利其关窍，胃关利则脾气运，大豆、猪肉、栗、豆叶都是咸的。——脾贵在平和，为土，苦于干枯、坚硬，咸能润下、软坚。前面说过："脾欲缓，急食甘以缓之。"

肾对应的颜色是黑色，适宜食用辛味的食物，黄黍、鸡肉、桃、葱都是辛的。黄黍就是糯小米，北方叫作黄米。——肾苦燥，宜辛物润之。前面说过："肾欲坚，急食苦以坚之。"

请大家注意，上面提到的五脏适合吃什么食物，是从五脏的特性和不同需要来说的，不能太机械地对待。此外，针对每种味道所例举的食物也不一定完全准确，我们使用的时候要灵活掌握。但有一点是肯定的，那就是五种味道的作用：辛散、酸收、甘缓、苦坚、咸软。

辛味发散，酸味收敛，甘味缓和，苦味坚燥（坚固和干燥），咸味有软化硬块的作用。

酸，能收、能涩，一般说来，固表止汗、敛肺止咳、涩肠止泻、固精缩尿、固崩止带这类药物多具有酸味。酸味药多用于治疗体虚多汗、肺虚久咳、久泻肠滑等病症。例如五味子固表止汗、乌梅敛肺止咳、五倍子涩肠止泻等。

苦，能泄、能燥、能坚，清热泻火、通利大便、清热燥湿等药物多具有苦味。苦味药可以治疗热证、火证、便秘、阴虚火旺等。例如黄芩、栀子清热泻火，大黄、枳实泻热通便。

甘，能补、能和、能缓，滋养补虚、调和药性等药物多具有甘味。甘味药可治疗正气虚弱、身体诸痛、中毒解救等病症。例如人参大补元气，饴糖缓急止痛，甘草调和药性并解药食中毒等。

辛，能散、能行，解表药、行气药、活血药等多具有辛味。辛味药可治疗表证、气血阻滞之症。例如苏叶发散风寒，木香行气除胀等，款冬花润肺止咳，菟丝子滋养补肾等。

咸，能下、能软，泻下、润下通便、消散结块的药物多是咸味。咸味药可治疗大便燥结、痰核、瘿瘤等。例如芒硝泻热通便，海藻、牡蛎消散瘿瘤等。

毒药攻邪，五谷为养，五果为助，五畜为益，五菜为充，气味合而服之，以补精益气。此五者，有辛、酸、甘、苦、咸，各有所利，或散或收，或缓或急，或坚或耎，四时五脏，病随五味所宜也。

【语译】

毒药是用来攻逐病邪的，五谷是用来充养五脏之气的，五果是用来帮助五谷濡养人体的，五畜是用来补益脏腑的，五菜是用来充养脏腑的。和合食物的气味之后服食，可以补益精气。这五类食物具有辛、酸、甘、苦、咸等五种不同的气味，各有作用，或散或收，或缓或急，或坚或软。在治病防病的时候，要根据四时之气和五脏之气的具体情况，合理选用五味。

【解读】

这里的"毒药"泛指药物，它包含以下几个含义：（1）指药物的偏性。如干姜偏热，黄芩偏寒，升麻提气，苏子降气。即用药物之偏性，调整阴阳偏盛。（2）指药物副作用。如常山治疗疟疾，兼有呕吐的副作用。（3）指药物的毒性。有些药物含有毒性，服用过量则导致中毒。如水银、轻粉、钩吻、细辛等。

《周礼·天官·医师》中有"毒药"一词的记载："医师掌医之政令，聚毒药以共医事。"王冰解释"毒药"为："药，谓金玉土石草木菜果虫鱼鸟兽之类，皆可以祛邪养正者也。然辟邪安正，惟毒乃能，以其能然，故通谓之毒药也。"

人有疾病就应该用有偏性的药物，这样才能调整阴阳偏盛，纠偏扶正。"药以治病，因毒为能。"不少药物的确是有毒性的，关键是要对症，还要注意用量。现在有一种倾向，就是抓住中药的毒性大做文章，抹黑中医，致使很多中医不敢用药。这是很危险、很担忧的事。长此以往，中医很难生存下去了。其实有毒的药物往往治大病，比如砒霜就可以治白血病。所以我的基本态度是不能因噎废食，要在正确辨证的基础上，适当用"毒药"。但同时一定要加强"毒药"的科学实验研究，搞清楚它的作用机理。

接下来岐伯讲了饮食养生的四大法则："五谷为养，五果为助，五畜为益，五菜为充。"

五谷指五种谷物：就是稻、黍、稷、麦、菽，也就是粳米、黄黍、小豆、麦、大豆；五果指桃、李、杏、栗、枣等五种果实；五畜指牛、羊、猪、狗、鸡等五种动物的肉类；五菜指五种蔬菜：葵、韭、藿、薤、葱。为什么每一类要分为五种？当然是按照五行，因为每一类的五种食物基本都符合木火土金水五种属性。那么每一类食物是不是只有五种呢？当然不是。这就是由《易经》开创的中国人的思维，就是把复杂的问题简单化，把一个一个的事物分成一类一类的事物，分两类就是阴阳，分四类就是四象，分五类就是五行，分八类就是八卦。按什么分类呢？按照属性、功能来分类。每一类食物都有很多很多，但按照五行的思维模式，所有食物按各自的属性都可以归纳成五种。每一类的五种食物都具有酸、苦、甘、辛、咸等五种不同的气味，有各自的属性作用，有的发散，有的收敛，有的缓和，有的急促，有的坚固，所以就有了五谷、五果、五畜、五菜。

我们再来看看这四类食物对人体所起的作用："五谷为养，五果为助，五畜为益，五菜为充。"五谷是用来营养身体的，五果是用来辅助营养的，五畜是用来补益身体的，五菜是用来补充身体的。显然这里说了两个意思：第一，不能偏食，要荤素搭配，粗细搭配，谷物、水果、肉类、蔬菜都要吃，因为人类是需要各种营养的。第二，谷物是主食，是最重要的，水果、蔬菜、肉类是辅助的。现在不少人觉得自己很懂养生，在饮食上，他们不吃垃圾食品，很少吃肉，不吃辛辣东西，做菜很少放油，吃饭的时候先吃水果，再喝汤，再吃菜，菜是以蔬菜为主，只吃一点点肉。最后问他 / 她要不要主食，头摇得像拨浪鼓。其实最后这一点步入了一个误区。《黄帝内经》讲了"五谷为养"，五谷才是营养我们身体的主食，是一定要吃的。很多人为了减肥，不吃主食，只吃蔬菜、水果，副食吃了不少，结果减肥效果很差。为什么？也是这个原因。

宣明五气篇第二十三

本篇以五行为纲领，介绍了五脏之气表现的十三种情况，包括五味、五精、五恶、五液、五禁、五发、五乱、五神、五劳等，总而言之就是中医的"五行—五脏模型"学说。"五行—五脏模型"是中医学的核心。

五味所入：酸入肝、辛入肺、苦入心、咸入肾、甘入脾，是谓五入。

【语译】

饮食五味进入胃后，各入相应的脏腑：酸味入肝，辛味入肺，苦味入心，咸味入肾，甘味入脾，这就是所说的五味所入。

【解读】

"入"就是"进入"的意思，张介宾曾经说的"五味各从其类，同气相求也"，正是这个道理，我们之前也多次提到过五脏和五味的配属关系，这里再次强调，五味入胃，各归所喜，故酸先入肝，苦先入心，甘先入脾，辛先入肺，咸先入肾。药性气味能充养人体的精气，如果一种味道吃得适度，会增长对应脏器的功能。但是我们也要注意，如果吃太多了、太过了，反而会损害这一脏器的功能，引起疾病。

五气所病：心为噫，肺为咳，肝为语，脾为吞，肾为欠，为嚏，胃为气逆为哕为恐，大肠小肠为泄，下焦溢为水，膀胱不利为癃、不约为遗溺，胆为怒，是谓五病。

【语译】

五脏之气失调各有症状：心气失调则嗳气，肺气失调则咳嗽，肝气失调则多语或失语，脾气失调则吞息，肾气失调则打呵欠、喷嚏。六腑之气失调也有相应的症状：胃气不降则气逆，甚至呃哕，或恐惧；大肠、小肠有病则泄泻；下焦的水液泛溢于皮肤则为水肿；膀胱之气化不利则癃闭，约束失常则遗尿；胆气失调则易发怒。这就是五脏六腑之气失调而发生的病变。

【解读】

"心为噫"，心神一动，相当于长嘘了一口气，这是心神气所动的表现；"肺为咳"，邪气通过咳的方式来排病；"肝为语"，说的是肝气郁滞之人说个不停，或是沉默寡言、郁郁寡欢；"脾为吞"，不能容物而吐出来；"肾为欠"，就是打哈欠，阴阳相引，往里收的一种气，阳气往外挣，那么二气相抵就为欠；"胃为气逆为哕"，胃气以顺降为好，气要顺。"大肠小肠为泄"，大肠小肠不能正常运化传输就会泄；"下焦溢为水"，三焦为气化之路，三焦不利化成有形就为水，同时也包括中焦，比如说肝腹水、肾积水，由于本脏的病变导致气化不利化成有形就成水。水有实水和虚水两种，实水就是利水，纯虚证的，例如一些癌症病人晚期的肝腹水不可利水，越利越严重，要一边补一边利，大法是甘淡，甘以补之，淡以利之。

五精所并：精气并于心则喜，并于肺则悲，并于肝则忧，并于脾则畏，并于肾则恐，是谓五并，虚而相并者也。

【语译】

五脏之精气聚合所发生的疾病：精气并于心则欢喜，精气并于肺则悲伤，精气并于肝则忧，精气并于脾则畏，精气并于肾则惊恐。这就是所说的五并，都是由于五脏乘虚相并所致。

【解读】

"精"，精华，气之聚。"并"，聚也。五脏精气在正常情况下各自藏在不同的脏器中，如果精气合并聚合就会发生疾病。如气并于心，则神有余，所以其志为喜。如并于肺则悲，因肝虚乘肝而为悲。如气并于肝，则乘脾而为忧，原因在于脾虚。如并于脾则畏，原因在于脾实乘肾。如并于肾则恐，原因在于气并于肾而乘心之虚。

五并，因虚而相并。心气过盛则喜，肺气过盛则悲，盛在这里是指邪气盛。这里有一个问题是悲和忧，并于肺则悲，悲伤的时候气往下；并于肝则忧，肝气就不能升发。悲强调的是已然，是对已经发生的事感到悲伤；忧强调的是未然，即为解决不了某件事而担忧的心情，这一点需要我们注意。

五脏所恶：心恶热、肺恶寒、肝恶风、脾恶湿、肾恶燥。是谓五恶。

【语译】

五脏各有所恶：心厌恶热，肺厌恶寒，肝厌恶风，脾厌恶湿，肾厌恶燥，这就是五脏所恶。

【解读】

"心恶热"，心本属火，过热则病，所以恶热。"肺恶寒"，肺属金，主皮毛，金寒则病，所以恶寒。"肝恶风"，肝属木，应风，感风则伤筋，所以恶风。"脾恶湿"，脾属土，应湿，湿胜则伤肌肉，所以厌恶湿。"肾恶燥"，肾属水而藏精，燥胜则伤精，所以肾恶燥。

例如脾恶湿。脾气缓，具有容易凝滞的特点。湿气粘连凝滞，容易使脾本身缓和之气进一步凝滞。湿的产生不应一味利湿，还应注意到脾气凝滞，用药时注意理气、行气之药的灵活运用。

五脏化液：心为汗、肺为涕、肝为泪、脾为涎、肾为唾。是谓五液。

【语译】

五脏各有其化生之液：心之液化为汗，肺之液化为涕，肝之液化为泪，脾之液化为涎，肾之液化为唾。这就是五脏化生五液。

【解读】

"五脏化液"是从五脏所生化之液的角度来讲，这个液体是从五脏出来的。心不停地鼓荡，一松一缩，不停地鼓荡气血，心主血，汗为血之余，汗为心之液。

"肺为涕"，涕出于鼻，鼻为肺之窍；"肝为泪"，泪出于目，目为肝之窍；脾之液化为涎，涎出于口，口为脾之窍；肾之液化为唾，唾生于舌下，因为足少阴肾经循喉咙到达舌根。这就是五脏化生五液。

五味所禁：辛走气，气病无多食辛；咸走血，血病无多食咸；苦走骨，骨病无多食苦；甘走肉，肉病无多食甘；酸走筋，筋病无多食酸。是谓五禁，无令多食。

【语译】

五脏之病各有相应的五味禁忌：辛味走气，气病的人不可多食辛味；咸味走血，血病的人不可多食咸味；苦味走骨，骨病的人不可多食苦味；甜味走肉，肉病的人不可多食甜味；酸味走筋，筋病的人不可多食酸味。这就是五味的禁忌，不可使之多食。

【解读】

"辛走气，气病无多食辛"，辛走气，即辛味的药发散，容易走窜。辛味吃多了会耗气，气不足的时候若再多吃辣的东西，就会把气都搅动起来，气就得不到安养。"咸走血，血病无多食咸"，所谓咸走血，即咸主凝涩、主入里、主浊，血是浊气，咸味就会走血，又能使气凝涩，所以血病不要多食盐。"苦走骨，骨病无多食苦"，苦主破，破力很足，骨气是凝聚的，多食苦就容易伤精华，即凝结之气，所以骨病不宜多吃苦味的东西。"甘走肉，肉病无多食甘"，甘气缓和，就会充养到整个身体里，所以肉虚弱了不要多吃甘味的东西。"酸走筋，筋病无多食酸"，酸主凝聚，筋本身就是凝聚的气，再凝聚就容易出问题。

五病所发：阴病发于骨，阳病发于血，阴病发于肉，阳病发于冬，阴病发于夏。是谓五发。

【语译】

五病各有对应的发生部位或时间：阴病发生在骨，阳病发生在血，阴病发生在肉，阳病发生于冬，阴病发生于夏。这就是五病所发。

【解读】

阴病、阳病有五种发生的部位或时间。"阴病发于骨"，就是里面的病是从骨头、骨髓那个层次出来的。"阳病发于血"，相对于阴病的骨，阳病是从血中出来的。这里的阳病、阴病，从里面发的叫阴病，从外面发的叫阳病。深层次的病叫阴病，表浅的病叫阳病。五脏的病叫阴病，六腑的病叫阳病。五脏六腑的病叫阴病，四肢百骸的病叫阳病。如果气和血相对，阴病发于血，阳病发于气。血与骨相对，骨在里面，血在外面。阳病发于冬，阴病发于夏。冬天容易伤阳，夏天容易伤阴。或者说，四肢在外面，容易伤于冬；五脏六腑在里面，容易伤于夏。夏天阳气都发于外，里都空了，就容易拉肚子、洞泄。冬天阳气都收于里，就容易冻四肢。

五邪所乱：邪入于阳则狂，邪入于阴则痹；搏阳则为巅疾，搏阴则为瘖；阳入之阴则静，阴出之阳则怒。是谓五乱。

【语译】

邪气侵入人体会导致不同的病理乱象：邪气侵入了阳分则躁狂不宁，而侵入了阴分则血痹；邪气与阳相搏则发为巅顶疾患，与阴相搏则发为失声；病邪由阳而入于阴则多静，邪由阴而出于阳则易多怒。这就是所说的五乱。

【解读】

五邪所乱："邪入于阳则狂，邪入于阴则痹"，阳指相对流畅的气，阴指相对凝聚的气。人有阴阳二气，清浊二气，循环不休。邪气搏到流畅的气上，容易使流畅的气加速膨胀，就会出现狂躁。"邪入于阴则痹"，阴气搏到凝滞的气，便容易出现痹，即麻痹，气血无法通过。此处阴阳形容的是两种状态，流畅的、蓬勃的、向上的那种气让邪气搏到，便容易走极端。"搏阳则为巅疾"，指流畅的阳气相撞得很厉害，便容易得癫疾，就会出现手舞足蹈、头痛欲裂等症状。"搏阴则为瘖"，指邪气搏在血分、阴分，在安静凝滞的气上，便停止不动、堵塞，就为瘖。瘖指说不出话来，代表气脉凝固不动了。"阳入之阴则静"，指人的正气、流运之气入到里面就安静了。"阴出之阳则怒"，指气从里面出来了就多怒，"阴出之阳"，指气从阴分走到阳分。

五邪所见：春得秋脉，夏得冬脉，长夏得春脉，秋得夏脉，冬得长夏脉（名曰阴出之阳，病善怒，不治）。是谓五邪，皆同命，死不治。

【语译】

五邪各有所见的脉象：春天却见到秋天的毛脉，夏天却见到冬天的石脉，长夏却见到春天的弦脉，秋天却见到夏天的洪脉，冬天却见到长夏的濡缓脉，这就是所谓的五邪脉。它们的预后都是相同的，都属于不治之症。

【解读】

《黄帝内经》中强调色脉合参，综合判断病情的变化。《脉要精微论》中指出："征其脉小色不夺者，新病也；征其脉不夺其色夺者，此久病也；征其脉与五色俱夺者，此久病也；征其脉与五色俱不夺者，新病也。"也就是说，如果脉与色相一致，为新病，易治；若脉与色不相符，则为旧病，难治。《灵枢·邪气脏腑病形》中说："色青者，其脉弦也；赤者，其脉钩也；黄者，其脉代也；白者，其脉毛；黑者，其脉石。见其色而不得其脉，反得其相胜之脉则死矣。得其相生之脉，则病已矣。"这里指出治病时要色诊与脉诊相参，色之五行应该与脉之五行相应。在色与脉之五行不相应的情况下，如果色脉之五行为相生关系，则病顺易已；如果色脉之五行为相克关系，则病逆凶险（死）。

其实，色脉合参的本质即是要符合"五行—五脏模型"的正常生理，明乎此，便可以举一反三，如根据五色或五脉与季节的"五行—五脏模型"的生克关系来预言预后状况，又如《平人气象论》："脉得四时之顺，曰病无他；脉反四时及不间脏，曰难已。"

张介宾认为："五脉互胜，病胜脏也，故曰五邪。名曰阴出之阳，病善怒不治，《阴阳别论》曰：所谓阴者，真脏也。所谓阳者，胃脘之阳也。凡此五邪，皆以真脏脉见而胃气绝，故曰阴出之阳。阴盛阳衰，土败木贼，故病当善怒，不可治也。真脏义，详《脉色类》二十六七。是谓五邪皆同，命死不治。此明五脉皆然也。"

五脏所藏：心藏神、肺藏魄、肝藏魂、脾藏意、肾藏志。是谓五脏所藏。

【语译】

五脏各有所藏：心中藏神，肺中藏魄，肝中藏魂，脾中藏意，肾中藏志，这就是所说的五脏所藏。

【解读】

《黄帝内经》认为人的精神包括思维、情志、感觉等的精神意识活动。人的形体生成精神，精神是形体的产物；精神意识又反作用于形体，并对形体起一定的主导作用。这些精神意识活动都是在五脏，特别是心的功能的基础上产生的。

张介宾认为，心藏神，为精气之灵明，即"两精相搏谓之神"。肺藏魄，是精气之质地，即"并精而出入者谓之魄"。肝藏魂，乃神气之佐辅也，即"随神往来者谓之魂"。脾藏意，是神有所注，即"心有所忆谓之意"。肾藏志，指意有专一者，即"意之所存谓之志"。

五脏所主：心主脉、肺主皮、肝主筋、脾主肉、肾主骨。是谓五主。

【语译】

五脏各有所主：心主血脉，肺主皮毛，肝主筋，脾主肌肉，肾主骨髓，这就是所说的五脏所主。

【解读】

五脏各有所主。心主血脉是因应火之动而营运周身。肺主皮毛，原因在于金之坚而保障全体，捍御诸邪。肝主筋膜对应木之柔而联系关节。脾主肌肉是应土之浓而蓄养万物。肾主骨髓象水石之沉而为立身之干，是万化之原也。

若五脏功能失常，则会出现各种疾病。例如肾主骨，藏先天之精气，主生长发育。中医儿科中，"五迟"病因就是肾气不足。《医宗金鉴·幼科心法要诀》说："小儿五迟之证，多因父母气血虚弱，先天有亏，致儿生下筋骨软弱，行步艰难，齿不速长，坐不能稳，要皆肾气不足之故。"《张氏医通》指出其病因为"胎弱也，由父母精血不足，肾气虚弱，不能荣养而然"。

五劳所伤：久视伤血、久卧伤气、久坐伤肉、久立伤骨、久行伤筋。是谓五劳所伤。

【语译】

五种过度的疲劳各有所伤的对象：长时间看东西则容易损伤心血，长时间睡卧则容易损伤气，长时间坐着则损伤肌肉，长时间站立则容易损伤骨头，长时间行走则容易损伤筋。这就是五劳所伤。

【解读】

张介宾解释为："血者神气也。久卧伤气，久卧则阳气不伸，故伤气。久坐伤肉，久坐则血脉滞于四体，故伤肉。久立伤骨，立者之劳在骨也。久行伤筋，行者之劳在筋也。是谓五劳所伤。"

现代社会五劳现象非常突出，特别是白领们的"久视""久坐"。长久地使用眼睛会导致视力下降。肝藏血，肝为血脏，而肝开窍于目，目受血而能视，故久视伤血。作家、研究人员等需要在电脑前工作，因过度用眼而耗伤了肝中的精血，导致血不能濡养眼睛，出现眼干、疲劳、五心烦热等阴液不足的症状。长年在办公室工作的一类人缺乏运动，被称为"久坐族"。久坐族的分布人群有 IT 从业人员、会计、编辑、教师、办公室职员等，表现为颈部酸胀、腰背疼痛、全身疲乏，经过周末休息后，才能稍微缓解。其原因在于久坐影响全身气血正常运行，脾胃运化失常。久坐极易引发颈椎病、胃肠道疾病、心血管疾病等。

五脉应象：肝脉弦、心脉钩、脾脉代、肺脉毛、肾脉石。是谓五脏之脉。

【语译】

五脏各有对应四时的脉象：肝脉应春则弦，心脉应夏则钩，脾旺于长夏则脉弱，肺脉应秋则毛，肾脉应冬则石。这就是所谓与四时相应的五脏脉象。

【解读】

脉象是中医学的基础，早在《史记》中就出现"切其脉，得肝气""诊其脉，心气也""脉来数疾去难而不一者，病主在心""肝脉弦，出左口，故曰欲男子不可得也"等大量涉脉记载，因此我们可以知道，在《黄帝内经》成书以前，早期医学对脉象与藏象系统疾病的关系已有丰富的认识，存在着比《黄帝内经》的记载更为丰富多样的关于脉象与脏腑疾病关系的脉学理论。

《黄帝内经》的脉学理论继承了早期医学中以脉象反映藏象的医学思想，并且保留了早期医学中诸如"肝脉弦"这样一些基本的脉学理论，然后重新构建，经过删裁改造后将寸口脉的弦、钩、代、毛、石这五个基本脉象纳入"五行—五脏模型"这个"象"思维模型之中，形成了一套内容完备、纲纪分明、形式对称的脉诊理论，并以此作为寸口诊脉法的纲纪。这一理论是辨别五脏疾病的基本环节，正如《灵枢·邪气脏腑病形》所言，"先定其五色五脉之应，其病乃可别也"，亦如《素问·五脏生成》所言，"诊病之始，五决为纪，欲知其始，先建其母。所谓五决者，五脉也"。

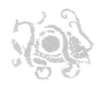

血气形志篇第二十四

  这一篇主要讲述了两个问题，第一个是血气——一个正常的人六经气血是什么情况，以此作为针刺补泻的依据；第二个是形志——形体和情志的苦乐与疾病发生的关系及相应的治疗法则。

  夫人之常数，太阳常多血少气，少阳常少血多气，阳明常多气多血，少阴常少血多气，厥阴常多血少气，太阴常多气少血，此天之常数。足太阳与少阴为表里，少阳与厥阴为表里，阳明与太阴为表里，是为足阴阳也。手太阳与少阴为表里，少阳与心主为表里，阳明与太阴为表里，是为手之阴阳也。今知手足阴阳所苦，凡治病必先去其血，乃去其所苦，伺之所欲，然后泻有余，补不足。

【语译】

  人体各经脉气血的多少是有一个正常比例的，太阳经脉的正常生理状态是多血少气，少阳经脉的正常生理状态是少血多气，阳明经脉的正常生理状态是多气多血，少阴经脉的正常生理状态是少血多气，厥阴经脉的正常生理状态是多血少气，太阴经脉的正常生理状态是多气少血，这是人体先天禀赋的正常数值。足太阳膀胱经和足少阴肾经关系密切互为表里，足少阳胆经和足厥阴肝经关系密切互为表里，足阳明胃经和足太阴脾经关系密切互为表里，这是足三阳经和足三阴经的表里配合关系。手太阳小肠经和手少阴心经关系密切互为表里，手少阳三焦经与手厥阴心包经关系密切互为表里，手阳明大肠经与手太阴肺经关系密切互为表里，这是手三阳经和手三阴经的表里配合关系。现在知道，对于手足三阴三阳经所发生的疾病，凡是治疗疾病，必须先针刺放血，才能去除病苦，再观察病人所欲感觉快通的部位，根据疾病虚实，实则用泻法，虚则用补法。

【解读】

从题目《血气形志》我们就可以猜测出本文的主要内容，无外乎血、气、形、志对人体生理与病理方面的相应影响。

在前面的《阴阳离合论》中，我们知道了六经是分阴阳的，我用了三对"夫妻"经脉做了比喻，太阳和少阴，少阳与厥阴，阳明与太阴，全是"老少配"。"丈夫"主外、在表，"妻子"主内、在里。

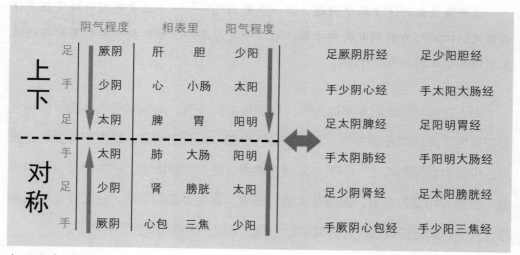

		阴气程度	相表里		阳气程度		
足	上	厥阴	肝	胆	少阳	足厥阴肝经	足少阳胆经
手	下	少阴	心	小肠	太阳	手少阴心经	手太阳大肠经
足	对	太阴	脾	胃	阳明	足太阴脾经	足阳明胃经
手	称	太阴	肺	大肠	阳明	手太阴肺经	手阳明大肠经
足		少阴	肾	膀胱	太阳	足少阴肾经	足太阳膀胱经
手		厥阴	心包	三焦	少阳	手厥阴心包经	手少阳三焦经

十二正经表里相应图

表里关系到底是什么关系呢？第一，表为阳，里为阴，人体内外阴阳相对，各司其职；第二，互为表里的两经各自循行于四肢内外侧相对应的位置，并在四肢末端相交接；第三，十二正经各有络属的脏腑，脏腑之间也互为表里，从而构成了脏腑阴阳表里相合的关系。

十二经脉之间的表里关系，不仅加强了互为表里的两经间的联系，也使互为表里的一脏一腑在生理功能上互相配合，在病理关系上相互影响。在实际治疗中，

张其成全解黄帝内经·素问

互为表里的两经的穴位也经常交叉配合使用，以此取得更好的疗效。

气为阳，血为阴；腑为阳，脏为阴。阴阳相对，如环无端（见太极图），是对立制约、互根互用的。"阳有余则阴不足，阴有余则阳不足"，这是天地盈虚变化的常数，所以气血的多少，也必须遵从天地阴阳的变化，是有常数的，这亦是中医"天人合一"的整体观念在人体中的体现。经脉气血的多少各有常数，但是值得注意的是，唯独阳明经是气血皆多。这是由于足阳明胃经与脾胃相连，脾胃是人体气血生化之源，正如张志聪所言，"血气皆生于阳明"，所以阳明经为多气多血之经。

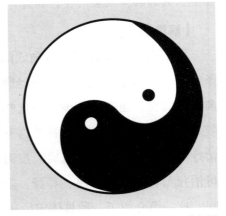

太极图

学以致用，既然我们已经知道了十二经脉的气血的多少与表里关系，一旦十二经脉出现相关的疾病，我们就可以通过"泻有余，补不足"的放血疗法予以治疗。老子《道德经》亦言，"天之道损有余而补不足"，可见"泻有余，补不足"是符合天道公平性原则的，也只有这样，才能维持人体阴阳气血的相对稳定，从而达到中和平衡的本然状态。

欲知背俞，先度其两乳间，中折之，更以他草度去半已，即以两隅相拄也，乃举以度其背，令其一隅居上，齐脊大椎，两隅在下，当其下隅者，肺之俞也。复下一度，心之俞也。复下一度，左角肝之俞也，右角脾之俞也。复下一度，肾之俞也。是谓五脏之俞，灸刺之度也。

【语译】

想要知道背部五脏特定俞穴的位置，可以先用一根草度量患者两乳间的距离，从中间对折；更换一根同样长度的草，折去对折后的一半，用来撑住第一根草的两头组成一个三角形，然后来度量患者背部。让一个角在上面，与脊背的大椎穴齐平，另外两个角在下面，下面的两个角所指的位置，就是肺的俞穴。以这个三角形作为度量标准，三角形往下移一个长度，下面的两个角所指的位置就是心的俞穴。三角形再往下移一个长度，下面左边的角是肝的俞穴，右边的角是脾的俞穴。三角形再往下移一个长度，下面的两个角所指的位置就是肾的俞穴。这就是五脏俞穴的具体位置所在，亦是针灸取穴的法度。

【解读】

接下来介绍了背部五脏俞穴的具体位置。人的背部正中线两边各 1.5 寸有一条经脉叫足太阳膀胱经，这条经脉从上到下排列着肺俞、心俞、肝俞、脾俞、肾俞五个穴位，也叫五脏俞穴。这些穴位好比是五脏在人体背部的五个反应点，五脏之气输送到这里，所以针灸这五个穴位不仅可以治疗相应的脏腑病症，还可以治疗与五脏相关的五官九窍、皮肉筋骨等病症。比如针刺肾俞既能治疗肾病，也可治疗与肾有关的耳鸣、耳聋、阳痿及骨病等病症。那么五脏俞穴应该如何寻找呢？这一篇介绍了一种具体定位法，就是用草组成一个等腰三角形来度量的方法，但是这种方法现在已经很少使用了。为了便于大家理解，特意作出如下之图，供大家参考。

这种用等腰三角形定位五脏俞穴的方法，虽然现在已经很少使用，但在实际操作中，无论是所需材料，还是准确定位，都是非常简单易操作的，有兴趣的朋友，不妨自己尝试一下。

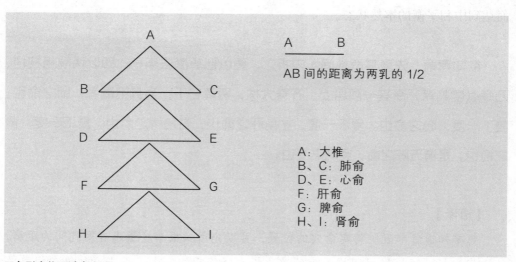

AB 间的距离为两乳的 1/2

A：大椎
B、C：肺俞
D、E：心俞
F：肝俞
G：脾俞
H、I：肾俞

三角形定位五脏俞穴法

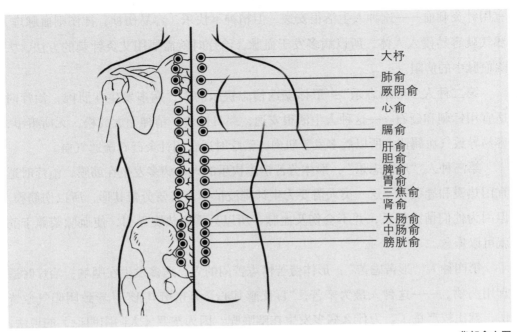

背部俞穴图

　　形乐志苦，病生于脉，治之以灸刺。形乐志乐，病生于肉，治之以针石。形苦志乐，病生于筋，治之以熨引。形苦志苦，病生于咽嗌，治之以百药。形数惊恐，经络不通，病生于不仁，治之以按摩醪药。是谓五形志也。

【语译】

　　形体安逸而情志苦闷的人，病多发生在血脉，治疗时适宜用针灸刺血。形体安逸情志快乐的人，病多发生在肌肉，治疗时适宜用针刺和砭石。形体劳苦情志快乐的人，病多发生在筋膜，治疗时适宜用药烫和导引。形体劳苦情志苦闷的人，病多发生在咽喉，治疗时适宜用众多药物。多次受到惊吓恐惧的人，经络气机紊乱不通畅，病多发生为肌肤麻木不仁，治疗时适宜用按摩和药酒。这就是五种形体和情志方面发生的疾病及其治法。

【解读】

　　本段讲述形体与情志的共同作用下人体的各种疾病和相应的治法。这里一共讲到了五种人。

　　第一种人"形乐志苦"：形体安逸情志苦闷的人，病多发生在血脉，治疗时适宜用针灸刺血——这种人生活很安逸，但精神不快乐，容易伤神，神伤则血脉虚，邪气就容易侵入人体，所以病多发于血脉，治疗时就需要用艾灸针刺的方法，去除血脉中的痹阻。

第二种人"形乐志乐"：形体安逸情志快乐的人，病多发生在肌肉，治疗时适宜用针刺和砭石——这种人生活很安逸，终日饱食，精神上太放松，无所事事，容易导致气血羁留，所以病多发于肌肉，治疗时适合用针灸砭石疏通气血。

第三种人"形苦志乐"：形体劳苦情志快乐的人，病多发生在筋膜，治疗时适宜用热熨和导引——这一类人需要为生计奔波忙碌，需要劳苦其形，所以伤筋膜。但因为他们情志快乐，并不会伤及血脉，所以只需要热熨导引，使血脉荣养于筋就可以痊愈。

第四种人"形苦志苦"：形体劳苦情志苦闷的人，病多发生在咽喉，治疗时适宜用药物。——这种人最为辛苦，"百忧感其心，万事劳其形"，导致阴阳气血皆伤，就比较严重了。为什么病多发生在咽喉呢？因为按照《太阴阳明论》的说法，"喉主天气，咽主地气"，咽是咽门，喉是喉管；咽连接食管而通于胃，喉连接气管而通于肺。喉主天气——阳气，咽主地气——阴气，阴阳气血都已经受损，所以就容易在咽喉发病，这时就要用药物了。比如可以用甘味的药物调理脾胃，以补后天之本。

除了这四种人，还有一种人，是形体受到惊吓，导致身体和精神都失常的情况。《举痛论》中说"惊则气乱""恐则气下"，频繁地受到惊恐，则必神志失守，气血紊乱，而致经络不通，荣卫不行，所以出现肌肤麻木、不能随意运动的情况。治疗宜按摩开通闭塞，导气行血，配合药物治疗以养正祛邪，调中理气，渐渐地，机体麻木不仁的症状就会得到改善。

这一部分讲了形体和情志对健康的影响，并不单单是指情志的变化，而是形体劳逸与情志苦乐共同作用下产生的五种疾病以及五种相应的治疗方法。

刺阳明出血气，刺太阳出血恶气，刺少阳出气恶血，刺太阴出气恶血，刺少阴出气恶血，刺厥阴出血恶气也。

【语译】

针刺阳明经能够出血泻气，针刺太阳经能够出血但不宜泻气，针刺少阳经能够泻气但不宜出血，针刺太阳经能够泻气但不宜出血，针刺少阴经能够泻气但不宜出血，针刺厥阴经能够出血但不宜泻气。

【解读】

这一篇的最后一段讲了针刺放血，呼应了开头六经气血多少时应该怎么治疗这一问题。例如，"刺阳明出血气，刺太阳出血恶气"，针刺阳明经能够出血泻气，针刺太阳经能够出血但不适合泻气。为什么？因为阳明经是多气多血之经，所以针刺时既可以放血，也可以泻气；而太阳经是多血少气之经，所以针刺时就只适宜放血，不能泻气，应当保留气。其他经脉不再一一而论，总之是要遵循"泻有余，补不足"这一大原则。